神经内科疾病诊治思维

苗丽霞 ◎著

JC 吉林科学技术出版社

图书在版编目（CIP）数据

神经内科疾病诊治思维 / 苗丽霞著. -- 长春 :吉林科学技术出版社, 2019.5

ISBN 978-7-5578-5543-7

Ⅰ. ①神… Ⅱ. ①苗… Ⅲ. ①神经系统疾病-诊疗 Ⅳ. ①R741

中国版本图书馆CIP数据核字(2019)第113967号

神经内科疾病诊治思维

SHENJING NEIKE JIBING ZHENZHI SIWEI

出 版 人　李　梁
责任编辑　李　征　李红梅
书籍装帧　山东道克图文快印有限公司
封面设计　山东道克图文快印有限公司
开　　本　787mm × 1092mm　1/16
字　　数　322千字
印　　张　13.75
印　　数　3000册
版　　次　2019年5月第1版
印　　次　2020年6月第2次印刷

出　　版　吉林科学技术出版社
发　　行　吉林科学技术出版社
地　　址　长春市福祉大路5788号出版集团A座
邮　　编　130000
发行部电话/传真　0431-81629529　81629530　81629531
81629532　81629533　81629534
储运部电话　0431-86059116
编辑部电话　0431-81629508
网　　址　http://www.jlstp.net
印　　刷　北京市兴怀印刷厂

书　　号　ISBN 978-7-5578-5543-7
定　　价　98.00元

前　言

21 世纪是生命科学的世纪，而神经科学又是其中的重中之重。虽然神经病学的发展经历了很多坎坷，现在也面临很多问题，神经内科疾病的患病率及病死率日趋上升，引起全社会及医学界高度重视。近年国内外在神经系统疾病危险因素、早期预防、早期诊断及治疗方面有圈套研究突破，随着国内外研究的进展，以及一系列治疗指南和专家建议的出台，神经系统疾病的诊断和治疗在国际范围内日趋规范化。

全书共九章，内容包括脑血管疾病、头痛、周围神经疾病、脊髓疾病、中枢神经系统感染、运动障碍疾病、脱髓鞘疾病、神经肌肉接头与肌肉疾病、神经系统变性疾病等内容。对各类神经系统疾病临床问题进行总结分析，在病因、病理、诊断步骤、诊断对策、治疗对策、病程观察和处理以及预后方面进行阐述，办求为神经内科临床医生提供一本可以学习并随时查询的参考工具书。

本书内容涉及疾病种类较多，编者能力和经验有限，书中难免有不足或遗漏之外，敬请读者详解，并批评指正。

编者

目　　录

第一章　脑血管疾病

第一节　急性脑血管疾病概述

急性脑血管疾病是指在脑血管壁病变或血流障碍基础上发生的急性局限性或弥漫性脑功能障碍。主要病因为高血压性脑动脉硬化和脑动脉粥样硬化，其他病因包括心脏病、先天性脑动脉病变、脑动脉炎、肿瘤、外伤和血液病等。可分为短暂性脑缺血发作和脑卒中。脑卒中又称中风、脑血管意外，症状一般持续 24 小时以上，可分为缺血性和出血性两大类，包括脑梗死、脑出血、蛛网膜下腔出血等。

第二节　短暂性脑缺血发作

【概述】

短暂性脑缺血发作（TIA）是各种病因引起的急性、缺血性、局灶性脑功能障碍，临床表现为突发短暂性、可逆性神经功能缺失。TIA 的病因和发病机制尚未完全明确，主要相关因素有：微栓塞、脑血管狭窄、痉挛或受压、血流动力学因素和血液成分改变等。TIA 是缺血性卒中最重要的独立危险因素，近期频繁发作的 TIA 常是脑梗死发生的前驱表现。

【诊断步骤】

（一）病史采集要点

1.起病情况

多发生于 50 岁以上的中老年人，男性较多。起病突然，症状多在 2 分钟内发展至高峰，一般不超过 5 分钟，常反复发作，每次发作神经缺失症状基本相同，持续时间一般 2～20 分钟，24 小时内完全恢复，不遗留神经体征。

2.主要临床表现

颈内动脉系统 TIA 表现为短暂性单肢或偏侧无力，面部、单个肢体或偏身麻木，同向偏盲、单眼一过性失明等单个症状或多个症状组合。发生在优势半球时可有失语、失读、失写；椎-基底动脉系统 T〗渔多见为眩晕、复视、平衡失调和吞咽困难等脑神经和小脑症状，眩晕常伴有恶心、呕吐，一般无耳鸣。脑干不同部位损害时，可有单个肢体、偏侧或交叉性瘫痪，甚至双侧肢体无力或感觉障碍。脑干网状结构缺血可导致猝倒发作，不伴有意识障碍，是椎一基底动脉系统 TIA 的一种特殊表现。大脑后动脉颞支缺血累及边缘系统时，可表现为短暂性全面性遗忘症。

3.既往病史

多合并有高血压、动脉硬化、糖尿病、高脂血症、冠心病或颈椎骨质增生等病史。

(二)体格检查要点

TIA 发作期可有上述颈内动脉系统或椎基底动脉系统等局灶神经系统定位体征,发作间期无异常发现。

(三)门诊资料分析

血常规和血生化检查多无异常,或可见合并疾病的表现,如血细胞增多、高凝状态、高血糖、高血脂等。

(四)进一步检查项目

1.影像学检查

头颅 CT 或 MRI 多无异常发现,MRI 弥散加权成像(DWI)在部分患者可显示片状缺血灶;数字减影血管造影(DSA)可发现动脉粥样硬化及狭窄的部位和程度;单光子发射计算机断层扫描(SPECT)和正电子发射断层扫描(PET)可显示局灶脑灌流量减少和代谢障碍。

2.经颅彩色多普勒(TCD)和颅外血管超声检查

可显示颅内、外血管动脉粥样硬化及狭窄的部位和程度等,也可监测微栓子状况。

【诊断对策】

(一)诊断要点

诊断主要依靠病史,TIA 最常见表现为运动障碍,仅有肢体或面部感觉障碍、失语或视觉、视野缺失时,诊断应慎重。明确不属于 TIA 表现的有:意识丧失而不伴有椎-基底动脉系统的其他体征、强直性或阵挛性发作、躯体多处持续进展性症状,以及闪光暗点等。1995 年第四届全国脑血管病会议组对 TIA 的诊断标准如下:①为短暂的、可逆的、局部的脑血液循环障碍,可反复发作,少者 1～2 次,多至数十次。多与动脉粥样硬化有关,也可以是脑梗死的前驱症状。②可表现为颈内动脉系统和/或椎-基底动脉系统的症状和体征。③每次发作持续时间通常在数分钟至 1 小时左右,症状和体征应该在 24 小时以内完全消失。

(二)鉴别诊断要点

1.局限性癫痫

多表现为抽搐、麻木等刺激性症状,并可按皮质功能区扩展。大多为症状性,脑内可发现器质性病灶。

2.晕厥

为短暂性发作的意识丧失而无局灶性神经功能缺失,发作时血压多过低。

3.内耳性眩晕

一般发病年龄较轻,常有眩晕、耳鸣和呕吐,体查可发现眼球震颤、共济失调等,发作时间较长,超过 24 小时,反复发作后出现持久听力减退。

4.偏头痛

多于青春期起病,以偏侧头痛和厌食、呕吐等自主神经症状为主,多无局灶性神经功能缺失。

5.心脏疾病

如 Adams-Stokes 综合征、严重心律失常等，可引起发作性全脑供血不足，通常缺乏局灶性神经症状和体征，心电图可有异常。

（三）临床类型

按照缺血累及的部位，可分为颈内动脉系统 TIA 或椎-基底动脉系统 TIA 两静大类，前者持续时间较短，发作较少，较多进展为脑梗死；后者持续时间较长，发作较多，较少进展为脑梗死。

【治疗对策】

（一）治疗原则

积极治疗病因、减少及预防复发、保护脑功能，对短期内频繁出现的 TIA 应给予有效干预措施，防止其进展为脑梗死。

（二）治疗计划

1.抗血小板聚集治疗

常用阿司匹林 75～150mg 口服，每日 1 次，注意其胃肠道刺激作用，可能引起胃出血；氯吡格雷 75mg，每日 1 次，疗效比阿司匹林强，副作用较少，尤其适用于既往有心脑血管疾病病史或合并有糖尿病等危险因素的患者；阿司匹林不耐受时，也可改用氯吡格雷；噻氯匹定 0.125～0.25g 口服，每日 1～2 次，但须注意白细胞、血小板减少等副作用。也可选用奥扎格雷 80mg，加入生理盐水 500mL 中静脉滴注，每日 2 次，10～14 日为一疗程。

2.抗凝治疗

对反复发作的患者，尤其是有心源性栓子来源的可能时，可用出血并发症较少的低分子肝素 7500～15000U，腹壁皮下注射，每日 1～2 次，连用 10 日。也可月肝素 100mg 加入 5%葡萄糖液 1000mL 中，以 10～20 滴/min 的速度静脉滴注，或用微泵泵入，每 30 分钟检测时间(APTT)控制在 1.5 倍左右并维持 24 小时，后改为华法林 2～4mg 口服，每日 1 次，同时注意监测凝血状态，每周 1 次。

3.降纤治疗

可改善血液高凝状态，对血纤维蛋白原水平高的患者，可选用降纤酶首剂 5～10U，隔日 5U，稀释后静脉滴注，3 次为一疗程，较抗凝安全，但仍须注意出血并发症。确切疗效仍在进一步观察中。常用药物包括蛇毒降纤酶、巴曲酶及安克洛酶、蚓激酶等。

4.扩张血管治疗

可用罂粟碱 30～60mg 或培他司汀 20mg 加入 5%葡萄糖液 500ml 中静脉滴注，每日 1 次，连用 7～10 日；或选用烟酸 0.1～0.2g、培他司汀 6～20mg 口服，每日 3 次。

5.钙离子拮抗剂

可选用尼莫地平 20～40mg 口服，每日 3 次；或盐酸氟桂利嗪 5mg 口服，每晚睡前 1 次。

6.中药活血化瘀治疗

常用丹参、川芎、红花、三七等。

7.手术治疗

通过血管内介入手段，扩张血管狭窄部位和置人血管内支架，或行颈动脉内膜剥除术等，使脑血流保持通畅，可改善 TIA 症状。

8.病因治疗

积极寻找 TIA 的病因，针对病因进行治疗是防止 TIA 再发的关键。

（三）治疗方案的选择

大多数 TIA 患者或高危人群可考虑长期抗血小板聚集治疗，首选阿司匹林或氯吡格雷，对于阿司匹林不能耐受或应用阿司匹林无效的患者，改用氯吡格雷。抗凝治疗不作为常规治疗，但对于心源性栓子引起的 TIA（感染性心内膜炎除外），或虽经抗血小板聚集治疗，症状仍频繁发作，可考虑选用抗凝治疗。对于高纤维蛋白血症引起的 TIA 患者，可考虑使用降纤治疗。手术治疗适用于经血管造影证实颅外颈内动脉粥样硬化引起管腔严重狭窄（75%以上），并伴反复 TIA 者。

【病程观察及处理】

（一）病情观察要点

（1）治疗期间注意观察 TIA 的频度、类型，以及是否出现持久的神经系统定位体征。

（2）如使用噻氯匹定，在治疗过程前 3 个月应注意检测血常规。

（3）抗凝治疗须定期监测凝血功能，注意消化道出血、颅内出血等严重并发症。

（二）疗效判断与处理

1.有效

TIA 频度减少或消失，可继续现有治疗。

2.无效或加重

除考虑改用抗凝或降纤治疗外，还应着重对病因进行积极治疗，以控制卒中危险因素。

【预后评估】

未经治疗或治疗无效的 TIA，约 1/3 发展为缺血性卒中，1/3 继续反复发作，另外 1/3 可自行缓解。

【出院随访】

（1）出院带药。

（2）定期门诊复查和取药。

第三节　缺血性脑卒中

一、概述

缺血性脑卒中又称脑梗死，是指各种原因导致脑动脉血流中断，局部脑组织发生缺氧缺血性坏死，而出现相应神经功能缺损。导致脑动脉血流中断的原因主要有动脉血栓形成、栓塞、痉挛、动脉壁外受压和血流动力学改变等。按病理机制可将脑梗死分为动脉血栓性、栓塞性、腔隙性脑梗死等类型。脑梗死一般形成白色梗死，但大面积脑梗死或栓塞性脑梗死可发生出血性梗死，其好发的闭塞血管依次为颈内动脉、大脑中动脉、大脑后动脉、大脑前动脉和椎-基底动脉等。

二、动脉血栓性脑梗死

【概述】

动脉血栓性脑梗死是在脑动脉粥样硬化等动脉壁病变的基础上形成管腔内血栓，造成该动脉供血区血流中断，局部脑组织发生缺血、缺氧和坏死，而出现相应的临床症状。包括“动脉一动脉栓塞”和旧称的“脑血栓形成”，约占各类脑卒中的30%。

【诊断步骤】

（一）病史采集要点

1.起病情况

多发生于50岁以上的中老年人，常在安静或睡眠中起病，部分患者起病前有频繁出现的TIA症状。一般无头痛、呕吐、意识障碍等全脑症状，脑干梗死或大片梗死可出现昏迷。多见于有高血压、糖尿病或冠心病史的老年人。

2.主要临床表现

多有明确的定位症状和体征，在数小时至3天内逐渐加重。按解剖部位，临床上可将脑梗死分为颈内动脉系统（前循环）脑梗死和椎一基动脉系统（后循环）脑梗死两大类，主要表现为单肢或偏侧无力和麻木，同向偏盲、失语、失读、失写等大脑半球症状，以及眩晕、复视、平衡失调、吞咽困难、交叉性或双侧肢体无力、麻木等脑干和小脑症状，可出现不同的临床表现和综合征。

3.既往病史

多合并有高血压、动脉硬化、糖尿病、高脂血症或冠心病等病史。

（二）体格检查要点

1.生命体征

体温一般正常或在起病后2～3天内出现低热，高热应注意是否为大面积脑梗死或并发感染所致；呼吸一般正常，大面积脑梗死或脑干受累时呼吸可不规则。

2.心脏和周围血管

多可发现不同程度的心脏和动脉病变，如冠状动脉供血不足、心律失常、动脉搏动减弱或消失等。颈部动脉听诊有时可听到血管杂音。眼底视网膜动脉多呈硬化改变，可在一定程度上反映脑内动脉硬化的程度。

（三）门诊资料分析

血常规和血生化检查多无异常，明显的白细胞增高常提示并发感染。也可见合并疾病的表现，如血细胞增多、高凝状态、高血糖、高血脂以及心电图异常等。

（四）进一步检查项目

1.影像学检查

头颅CT发病24小时后检查：可显示梗死区为边界不清的低密度灶，对明确病灶、脑水肿情况和有无出血性梗死有帮助；头颅MRI能发现24小时内，以及脑干、小脑或其他部位CT不能显示的小病灶；CT或MRI血管造影（CTA、MRA）、数字减影血管造影（DSA）可发现病变动脉狭窄、闭塞和硬化情况，有时能发现Moyamoya病或脑动静脉畸形。

2.经颅彩色多普勒(TCD)和颅外血管超声检查

可发现颈部大动脉狭窄或闭塞,或颅内大动脉狭窄或闭塞所致血流速度减慢或中断。

3.腰穿

不作为常规检查。无CT检查条件时,对颅内高压不明显的患者,可行腰穿检查。梗死灶小时,脑脊液可正常;大梗死灶时脑脊液压力高;出血性梗死者脑脊液中有红细胞。

【诊断对策】

(一)诊断要点

1995年第四届全国脑血管病会议组制定的动脉血栓性脑梗死诊断标准如下:①常于安静状态下发病。②大多数发病时无明显头痛和呕吐。③发病较缓慢,多逐渐进展或呈阶段性进行,多与脑动脉粥样硬化有关,也可见于动脉炎、血液病等。④一般发病后1～2天内意识清楚或轻度障碍。⑤有颈内动脉系统和/或椎-基底动脉系统症状和体征。⑥应作CT或MRI检查。⑦腰穿脑脊液一般不应含血。

(二)鉴别诊断要点

1.脑出血

少量脑出血的临床表现有时与脑梗死的表现相类似,可突发局灶神经系统定位症状和体征,而无明显头痛、呕吐和意识障碍,但活动中起病、病情进展快、多年高血压病史为其特点,CT或MRI检查可以确诊。

2.脑栓塞

起病急骤,症状和体征在数秒至数分钟达到高峰,出血性梗死或大脑中动脉栓塞引起的大面积脑梗死多见,常有确切的栓子来源部位,如心脏疾病、静脉血栓等。

3.颅内占位病变

颅内肿瘤、外伤性颅内血肿和脑脓肿可呈卒中样发作,详尽的病史询问和体查可发现各自相应的病变特点,如病程较长、头部外伤史、高热等,CT或MRI检查可以确诊。

(三)临床类型

1.根据起病方式和病情进展情况,将缺血性脑卒中分为

①可逆性缺血性神经功能缺损(RIND):脑缺血所致的神经症状和体征较轻,可在3周内完全恢复;②进展型缺血性脑卒中:脑缺血所致的神经症状在起病6小时至2周仍逐渐加重;③完全型缺血性脑卒中:起病6小时内症状即达高峰,神经功能缺失症状和体征较完全。

2.根据临床表现和受累血管情况,将缺血性脑卒中分为

①完全前循环脑梗死(TACI):常为大面积脑梗死,以完全大脑中动脉综合征为主要表现,出现大脑高级神经活动障碍(意识障碍、失语、失算、空间定向障碍等)、同向偏盲、对侧偏身运动和/或感觉障碍等三联征,多为大脑中动脉主干近端或颈内动脉虹吸部闭塞;②部分前循环脑梗死(PACI):较TACI局限,有以上三联征中的两个,或只有高级神经活动障碍,或感觉运动缺失,多为大脑中动脉主干远端、各级分支或大脑前动脉各分支闭塞,也可见于大脑中动脉主干近端闭塞,但皮质侧支循环良好;③后循环脑梗死(POCI):表现为各种程度的椎-基底动脉综合征,出现同侧颅神经瘫痪及对侧运动感觉障碍(交叉)、双侧运动感觉障碍、双眼协同运动和小脑功能障碍、长束征或视野缺损等,多为椎-基底动脉主干及各级分支闭塞;④腔隙性脑

梗死(LACI):表现为腔隙综合征,出现纯运动性轻偏瘫、纯感觉性卒中、共济失调性轻偏瘫、构音障碍一手笨拙综合征、感觉运动性卒中、腔隙状态等。

【治疗对策】

(一)治疗原则

超早期治疗是关键,应争取在起病3～6小时治疗时间窗内溶栓治疗,以抢救梗死灶周围缺血半暗带内的神经细胞,防止梗死灶进一步扩大。强调卒中的个体化治疗及并发症的防治,有条件时应收入卒中单元,进行专科化管理和治疗。

(二)治疗计划

1.急性期治疗

(1)一般治疗

1)保持呼吸道通畅:必要时应予开放气道及呼吸机辅助通气。维持营养和水电解质平衡,加强护理,注意呼吸道、泌尿道感染和褥疮等的防治。

2)调整血压:首先要去除血压升高的诱因,有颅内压高时给予脱水降颅压治疗。至于血压应该控制在何种水平,目前意见不一。有建议血压高于200/120mmHg或可能损害心脏功能时,才谨慎采用容易控制药量的降压方法,如严密监测血压下,用硝酸甘油25mg加入5%葡萄糖注射液500ml中,以10～100μg/min的速度静脉滴注,一旦血压下降,即减缓滴速,使血压维持在185/105mmHg左右为宜。也有提倡血压高于185/105mmHg时就应药物控制血压在150/90mmHg左右。但急性期不宜过快、过度降低血压是比较公认的。避免舌下含服哨苯地平或肌注利血平降压,以免降压过速加重脑缺血。主要由低血压所致的脑分水岭区脑梗死,血容量减少是主要原因,应及时输液,同时避免过度脱水。必要时可用升压药。

(2)溶栓治疗起病后极早期溶栓治疗是恢复梗死区血流的主要方法。目前公认的溶栓时间窗是起病4.5小时内,4.5～6小时可根据神经影像学检查结果慎重选择病例,6小时后疗效不佳,并有较大的出血危险性。溶栓治疗目前主要适用于年龄75岁以下、瘫痪肢体肌力3级以下、无明显意识障碍、用药时血压低于180/110mmHg的动脉血栓性脑梗死患者,禁用于有出血倾向、CT检查可见脑部大片低密度灶、深昏迷及严重心、肝、肾疾病者。常用的药物有重组组织型纤溶酶原激活剂(rtPA)、尿激酶(UK)等。给药方法常采用静脉途径,如r-tPA 0.9mg/kg体重静脉滴注,或UK100万～150万U加入生理盐水200ml中静脉滴注,或也可采用脑动脉给药途径,可减少溶栓药物剂量,出血并发症少,但必须在DSA监测下进行,疗效也在进一步评定中。溶栓治疗前必须行头颅CT检查,必要时用TcCD监测颅内血流情况。溶栓治疗有颅内或身体其他部位出血的危险,有的可导致死亡。因此,必须强调要在有条件的医院,专业医生应慎重选择合适病例,并征得患者家属同意后,才能采用。

(3)抗血小板聚集、抗凝治疗:抗血小板聚集和抗凝药物对已形成的血栓没有直接溶解作用,但可用于溶栓后的辅助治疗。抗血小板聚集药物,可能治疗动脉血栓性脑梗死有效,并能预防血栓形成,可尽早使用。抗凝治疗适用于部分进展性脑卒中,尤其是椎-基底动脉血栓形成者;抗凝和抗血小板聚集的治疗方法和注意事项与TIA治疗基本相同。

(4)降纤酶也可用于早期溶栓治疗:常用药物包括蛇毒降纤酶、巴曲酶及安克洛酶、蚓激酶等。一般用降纤酶首剂5～10U,隔日5U,稀释后静脉滴注,3次为一疗程,仍须注意出血并发症。确切疗效仍在进一步观察中。

(5)血液稀释疗法:适用于血液黏度过高、血容量不足的患者,适量补充血容量即能改善其循环状况。常用10%低分子右旋糖酐500ml静脉滴注,每日1次,以降低血液黏稠度,10～15日为一疗程。使用前应做皮试,使用中必须重视出现过敏反应,心功能不全者慎用,糖尿病者应加用适量胰岛素。

(6)扩血管治疗:梗死灶小、无明显脑水肿,或水肿消退后可用,出血性梗死或低血压者禁用。常用药物和方法与TIA的治疗基本相同。

(7)脱水降颅压:大面积脑梗死有明显颅内高压时,应使用脱水降颅压药物,常用20%甘露醇125～250ml快速静脉滴注,每6～12小时一次;呋塞米20～40mg静脉注射,每6～12小时一次;或交替使用,可减少甘露醇所致的肾损害。甘油脱水作用弱,可用于水肿程度较轻、后期水肿程度已减缓者,常用10%甘油250ml静脉滴注,每日1～2次,其副作用较少,滴速过快时,可引起溶血、血红蛋白尿。糖皮质激素疗效未被临床证实,而且可导致上消化道出血和增加感染机会,不建议使用。

(8)脑保护治疗:复流与脑保护相结合可能是脑梗死最有效的治疗方法,但目前脑保护剂的作用仍未最后肯定。可用的制剂有①自由基清除剂:如依达拉奉等;②钙通道拮抗剂:对急性脑梗死的疗效尚未肯定,临床可选用尼莫地平、氟桂利嗪等药;③胞磷胆碱:可用0.5～1.0g加入生理盐水250～500ml中静脉滴注,每日1次,10～14日为1疗程;④其他脑保护剂:如谷氨酸拮抗剂、一氧化氮相关毒性调节剂、钠通道拮抗剂、7-氨基丁酸增强剂、5-羟色胺协同剂、抗感染药物和抗白细胞介质剂等药物正进入临床试验,迄今尚未公报经临床研究证明确实有效并予以推荐的药物。

(9)中医治疗:可用丹参、川芎、红花、三七等。有昏迷者,可用开窍醒脑药物,如安宫牛黄丸等。

(10)外科治疗:大面积脑梗死导致颅内高压、脑疝,危及生命时,可行开颅去骨瓣减压术。血管内介入治疗有颅内外血管经皮腔内血管成形术、血管内支架置入等多种方法。

2.恢复期治疗

(1)康复治疗:早期进行系统、规范及个体化的康复治疗,有助于神经功能恢复,降低致残率,应在脑水肿消退后尽早进行。

(2)药物治疗:如B族维生素、三磷酸腺苷、吡拉西坦、钙通道拮抗剂等药。

(3)二级预防:控制血压、血糖和其他危险因素,服用抗血小板聚集剂和他汀类药物均对预防复发有益。

(三)治疗方案的选择

符合溶栓条件的缺血性脑卒中患者,起病4.5小时内首选r-tPA静脉溶栓治疗;起病4.5～6小时或虽起病在4.5小时内但无条件使用r-tPA时,可应用尿激酶静脉溶栓治疗,也可考虑动脉溶栓治疗,但患者选择须更严格,尤其重视神经影像学检查结果;基底动脉血栓形成的溶栓治疗时间窗和适应证可以适当放宽。应该强调,超过时间窗溶栓多不会增加治疗效果,且会增加再灌注损伤和出血等并发症,恢复期更应禁用溶栓治疗。对不适用溶栓的患者,尽早使用抗血小板治疗。脑梗死早期(起病12小时至数天)伴有高纤维蛋白原血症时,可选用降纤治疗。部分进展性脑卒中,尤其是椎-基底动脉血栓形成者,可选用抗凝治疗;此外抗凝和抗血小板聚集治疗可在溶栓治疗后24小时使用。

【病程观察及处理】

(一)病情观察要点

1.治疗期间

注意观察患者生命体征、神志以及神经系统定位体征是否改变,以随时调整治疗措施。

2.溶栓治疗

应定期检查凝血功能和血常规,注意消化道出血、颅内出血等严重并发症,用药24小时内避免插胃管、尿管,如血纤维蛋白原小于0.7g/L,应及时补充新鲜血浆。24小时后复查CT如无脑内出血可给予抗凝或抗血小板聚集剂。

(二)疗效判断与处理

急性期经超早期溶栓治疗、抗凝和抗血小板聚集等治疗后,神经系统局灶定位症状和体征好转或消失,CT或MRI显示脑梗死灶无进一步扩大,可尽早进行康复治疗,以利神经功能的进一步恢复;对于治疗无效或出现严重并发症的重症患者,应予积极的对症支持治疗,挽救生命。

【预后评估】

随着超早期溶栓治疗和卒中单元等规范化治疗的深入,缺血性脑卒中患者的死亡率已大为降低,但多数患者仍残留有不同程度的神经功能缺损,部分患者可反复多次发作。

【出院随访】

(1)出院带药。

(2)定期门诊复查和取药。

三、脑栓塞

【概述】

脑栓塞是指血液中的各种栓子进入脑动脉,阻塞脑血流,当侧支循环不能及时代偿时,该动脉供血区脑组织缺血性坏死,从而出现相应的脑功能障碍,占脑卒中的15%~20%。栓子多来源于心脏疾病,主要病因是风湿性心瓣膜病、心内膜炎、先天性心脏病、心肌梗死、心律失常等;此外,还有心脏手术、动脉内介入治疗、长骨骨折等。

【诊断步骤】

(一)病史采集要点

1.起病情况

以青壮年多见,可在安静或体力活动时发生,起病急骤,数秒至数分钟内达最高峰,是各种类型脑卒中起病最快的类型,且多无前驱症状。

2.主要临床表现

颈内动脉系统栓塞多于椎-基底动脉系统栓塞,神经功能障碍取决于栓子的数目、范围和部位,可引起偏瘫、偏身感觉障碍、视野缺损、失语等症状(参见本节“动脉血栓性脑梗死”)。少数患者有头痛、呕吐和癫痫发作。可有短时意识障碍,但椎-基底动脉或大血管栓塞时可迅速昏迷,并有广泛性脑水肿及明显颅内高压表现。

3.既往病史

有与栓子来源有关的原发病症状,如心脏病、骨折、气胸、静脉血栓形成等。

(二)体格检查要点

(1)可能发现内脏或下肢动脉栓塞的表现,如呼吸困难、腹痛、便血、下肢动脉搏动消失等。

(2)感染性脑栓塞可伴有发热、头痛、乏力等全身表现。

(三)门诊资料分析

血常规和血生化检查多无异常,白细胞增高常见于感染性脑栓塞,如来源于感染性心内膜炎的栓子。心电图多可发现心肌梗死、风湿性心脏病、心律失常等异常。

(四)进一步检查项目

1.影像学检查

头颅CT或MRI检查能明确病变部位,有时可发现梗死灶呈多发,绝大多数位于双侧大脑中动脉供血区,易合并出血性梗死等。如早期进行血管造影,10日左右再复查,能发现一些患者的脑动脉闭塞征已消失,这种闭塞征消失现象,可作为血管造影诊断脑栓塞的指标之一。此外,如血管造影发现脑动脉结构正常、无动脉粥样硬化征象,也有助于诊断脑栓塞。

2.心脏和颈动脉超声检查

可发现心源性栓子的部位,以及评价颈动脉狭窄和动脉斑块情况。

3.腰穿

血性脑脊液或脑脊液中白细胞明显增多,有助于出血性脑梗死或感染性栓塞的诊断。

【诊断对策】

(一)诊断要点

1995年第四届全国脑血管病会议组制定的脑栓塞诊断标准如下:①多为急骤发病。②多数无前驱症状。③一般意识清楚或有短暂性意识障碍。④有颈动脉系统和/或椎-基底动脉系统的症状和体征。⑤腰穿脑脊液一般不含血,若有红细胞可考虑出血性脑梗死。⑥栓子的来源可为心源性或非心源性,也可同时伴有其他脏器、皮肤、黏膜等栓塞症状。

(二)鉴别诊断要点

主要应与动脉血栓性脑梗死和脑出血相鉴别,脑栓塞头痛、呕吐、意识障碍等全脑症状较轻,且起病急骤,多可发现有栓子来源的证据可供鉴别。

(三)临床类型

可参见“动脉血栓性脑梗死”的临床分类。

【治疗对策】

(1)脑栓塞治疗原则、计划和方案与动脉血栓性脑梗死的治疗基本相同,但应注意:①对大脑中动脉主干栓塞的患者,应争取在时间窗内实施静脉溶栓治疗,但由于出血性梗死多见,溶栓适应证应更严格掌握。②感染性栓塞禁用溶栓或抗凝治疗,以免感染在颅内扩散,应加强抗感染治疗。③心腔内有附壁血栓或瓣膜赘生物,或脑栓塞有复发可能者,或房颤患者应长期抗凝治疗,以防栓塞复发;有抗凝禁忌证者,有时可选用抗血小板聚集治疗。④脂肪栓塞可用5%碳酸氢钠溶液或10%酒精250ml静脉滴注,每日2次,有利于脂肪颗粒溶解。⑤气栓应取头低、左侧卧位,如为减压病应尽快用高压氧治疗,如有癫痫发作应予抗癫痫治疗。⑥补液、脱水治疗过程中注意保护心功能。

(2)原发疾病治疗:控制心律失常,手术治疗先天性心脏病和风湿性心瓣膜病,积极对感染性心内膜炎行抗感染治疗,可根除栓子来源,预防栓塞复发。

【病程观察及处理】

病情观察要点、疗效判断与处理可参见"动脉血栓性脑梗死"相关内容。

【预后评估】

脑栓塞急性期死亡率为10%～15%,存活者多遗留有严重后遗症。如不能消除栓子来源,10%～20%可能在起病后10天内再发。大脑中动脉主干或颈内动脉远端闭塞所致的恶性大脑中动脉梗死,病死率高达68%。

【出院随访】

(1)出院带药。

(2)定期门诊复查和取药。

四、腔隙性脑梗死

【概述】

腔隙性脑梗死是指发生在大脑半球深部或脑干的小灶性梗死,约占脑卒中的20%以上。主要由长期高血压所致的脑内细小动脉硬化和闭塞引起,少数可能与动脉粥样硬化或心源性栓子有关。临床表现与病灶部位有关。

【诊断步骤】

(一)病史采集要点

1.起病情况

多见于有多年高血压病史的老年人,尤其是65岁以上者,多在安静时急性或逐渐起病,部分可以TIA样起病。

2.主要临床表现

症状较轻,无头痛、意识障碍等全脑症状,临床表现多样,常见有纯运动性轻偏瘫、纯感觉性卒中、感觉运动性卒中、共济失调性轻偏瘫、构音障碍一手笨拙综合征等腔隙综合征之一。多次发作后可出现包括假性延髓性麻痹、帕金森综合征表现、精神行为异常、痴呆等在内的腔隙状态。

3.既往病史

多合并有长期高血压、动脉粥样硬化等病史。

(二)体格检查要点

腔隙性脑梗死体征单一,体查可发现上述腔隙综合征的各型表现,也可发现不同程度的高血压心脏和血管病变,如冠状动脉供血不足、心律失常、动脉搏动减弱或消失、眼底视网膜动脉硬化等。颈部动脉听诊有时可听到血管杂音。

(三)门诊资料分析

血常规和血生化检查多无异常。

(四)进一步检查项目

1.影像学检查

头颅 CT 或 MRI 检查可显示内囊基底节区、皮质下白质单个或多数圆形、卵圆形小梗死灶，最大直径小于 1.5cm。脑血管造影无异常发现。

2.脑电图、脑脊液

一般正常。

【诊断对策】

（一）诊断要点

1995 年第四届全国脑血管病会议组制定的腔隙性脑梗死诊断标准如下：①发病多由于高血压动脉硬化引起，呈急性或亚急性起病。②多无意识障碍。③应进行 CT 或 MRI 检查，以明确诊断。④临床表现都不严重，较常见的为纯感觉性卒中、纯运动性轻偏瘫、共济失调性轻偏瘫、构音不全-手笨拙综合征或感觉运动性卒中等。⑤腰穿脑脊液无红细胞。

（二）鉴别诊断要点

应与小量脑出血、感染、脱髓鞘疾病、血管炎等引起的腔隙综合征相鉴别，头颅 CT 或 MRI 可明确诊断。

【治疗对策】

腔隙性脑梗死治疗与动脉血栓性脑梗死的治疗基本相同，但必须避免溶栓、过度降血压和脱水等不当治疗，以免诱发脑出血或加重脑缺血。恢复期在控制高血压的同时，可用小剂量阿司匹林等抗血小板聚集药物，以防复发。

【病程观察及处理】

病情观察要点、疗效判断与处理可参见“动脉血栓性脑梗死”相关内容。

【预后评估】

一般预后良好，多数可完全或近于完全康复，死亡率和致残率均较低，但复发率较高。

【出院随访】

（1）出院带药。

（2）定期门诊复查和取药。

第四节　出血性脑卒中

一、脑出血

【概述】

脑出血是指非外伤性脑实质内的自发性出血，占各类型脑卒中的 20%～30%。主要由高血压性脑内细小动脉病变引起，也称高血压动脉硬化性脑出血或高血压性脑出血。一般认为，长期高血压促使的微小动脉瘤或小血管透明样变性节段破裂是脑出血的主要原因，约 70%的高血压性脑出血发生在基底节区，其次为脑叶、脑干和小脑等部位。

【诊断步骤】

（一）病史采集要点

1.起病情况

多发生在50岁以上、血压控制不良的高血压患者，常在体力活动或情绪激动时突然发病，多有血压明显升高。

2.主要临床表现

症状在数分钟至数小时内达高峰，常有头痛、头昏、呕吐、肢体瘫痪、失语和意识障碍。出血量大者，发病后立即昏迷，全脑症状明显，甚至出现脑疝，最后呼吸、心跳停止死亡。最常见类型为壳核出血（内囊外侧型出血），其次为丘脑出血（内囊内侧型出血）；此外，脑叶出血、脑干出血、小脑出血、脑室出血等亦可见到，临床表现各异。

3.既往病史

多合并有高血压、动脉硬化、糖尿病、高脂血症或冠心病等病史。

（二）体格检查要点

1.生命体征

体温一般正常或在起病后2～3天内出现低热，呼吸一般正常，重症患者可出现脉细速、高热、血压降低、呼吸不规则或呈潮式呼吸。

2.心脏和周围血管

多可发现不同程度的高血压心脏和动脉病变，如冠状动脉供血不足、心律失常、动脉搏动减弱或消失等。颈部动脉听诊有时可听到血管杂音。眼底视网膜动脉多呈硬化改变，可在一定程度上反映脑内动脉硬化的程度。

（三）门诊资料分析

血常规可见白细胞增高，血尿素氮增高，可有轻度糖尿和蛋白尿，也可见合并疾病的表现，如血高凝状态、高血糖、高血脂以及心电图异常等。

（四）进一步检查项目

1.影像学检查

头颅CT可发现脑内相应部位高密度影，能明确出血部位、范围和脑水肿程度以及脑室系统情况。CTA、MRA、DSA可显示血管走行的移位，有的尚可发现动脉瘤、血管畸形。

2.无CT

无CT时，无明显颅内高压者可慎重进行腰穿脑脊液检查，脑脊液压力一般增高，多呈均匀血性。

3.TCD

有助判断颅内高压和脑血流情况。

【诊断又寸策】

（一）诊断要点

1995年第四届全国脑血管病会议组制定的脑出血诊断标准如下：①常于体力活动或情绪激动时发病。②发作时常有反复呕吐、头痛和血压升高。③病情进展迅速，常出现意识障碍、偏瘫和其他神经系统局灶症状。④多有高血压病史。⑤CT应作为首选检查。⑥腰穿脑脊液多含血和压力增高（其中20%左右可不含血）。

（二）鉴别诊断要点

1.脑梗死

脑梗死与少量脑出血临床表现有时类似，但多于安静状态下起病，病情进展较慢，CT 或 MRI 检查可以确诊。

2.外伤性脑出血

出血部位常见于额极和颞极，可有外伤史，CT 或 MRI 可发现头皮血肿、硬膜下血肿、脑血肿等。

3.其他原因引起的脑出血

如脑肿瘤卒中、血液病、凝血功能异常等，除颅内可发现出血外，可有各自相应的临床表现：脑肿瘤卒中多在慢性病程中突然加重，血液病和凝血功能异常可有全身出血等。

4.中毒、低氧、低血糖等全身疾病引起的昏迷

脑内无出血灶，可根据病史、相关实验室检查、CT、MRI 等加以鉴别。

（三）临床类型

1.基底节区出血

典型者可见病灶对侧偏瘫、偏身感觉缺失和偏盲的三偏体征，大量出血时出现意识障碍，并可破入脑室。高血压脑出血部位多在壳核和丘脑，尾状核头部出血时无偏瘫体征，表现为头痛、呕吐和脑膜刺激征。

2.脑叶出血

多由脑动静脉畸形、血管淀粉样变性、Moyamoya 病等引起，可出现头痛、呕吐、脑膜刺激征，以及各脑叶损害时相应的表现，也可有癫痫发作。

3.脑桥出血

多由基底动脉脑桥支破裂出血所致，少量出血出现交叉性肢体瘫痪，或共济失调性轻偏瘫，可无意识障碍；大量出血迅速出现昏迷、高热、四肢瘫痪、去大脑强直、中枢性呼吸衰竭等，常致死亡。

4.小脑出血

多由小脑齿状核动脉破裂出血所致，少量出血出现头痛、眩晕、共济失调和眼球震颤等；大量出血迅速出现昏迷、四肢瘫痪、中枢性呼吸衰竭等，常致死亡。

5.脑室出血

多由脑室内脉络丛动脉或室管膜下动脉破裂出血所致，少量出血可出现头痛、呕吐、脑膜刺激征；大量出血迅速出现昏迷、四肢瘫痪、去大脑强直、中枢性呼吸衰竭等，常致死亡。

【治疗对策】

（一）治疗原则

急性期应积极抢救患者生命，以支持对症治疗为主；恢复期加强功能锻炼，减少神经功能残障，针对病因治疗，降低复发率。

（二）治疗计划

1.急性期治疗

（1）一般治疗原则上就地诊治，避免长途搬运，尽量让患者安静卧床休息。保持呼吸道通畅、维持营养和水电解质平衡，加强护理，注意呼吸道和泌尿道感染、上消化道出血、褥疮等的防治。

(2)脱水降颅内压通常使用20%甘露醇125～250ml静脉滴注，每6～8小时1次；呋塞米20～40mg静脉注射，每6～8小时1次，或二者交替使用，可减轻副作用，一般需用10～14日。也可用20%或25%人血白蛋白50～100ml静脉滴注，每日1～2次。重症患者可试用糖皮质激素，但作用不确切。

(3)调控血压脑出血时，血压升高是维持有效脑灌流所必需的，过度降血压可能会减少脑灌流量。目前认为收缩压>180mmHg，舒张压>100mmHg时才须作降血压处理，但不宜急速、过低降血压。应谨慎采用容易控制药量的降血压方法(参见本节“动脉血栓性脑梗死”的治疗部分)，避免舌下含服硝苯地平或肌注利血平、硫酸镁以降低血压，以免降压过速加重脑缺血。血压持续过低，应选用升压药以维持所需的血压水平。

(4)止血剂和凝血剂：对高血压性脑出血无效果，但因凝血障碍性疾病所致脑出血时，必须应用止血剂和凝血剂。

(5)手术治疗：对发病时出血量大，小脑、丘脑出血量大于10ml或血肿直径大于3cm者，壳核出血量大于50ml，或颅内压明显增高，保守治疗显然无效的重症患者，以及少数病情不断恶化，CT证实血肿继续扩大者，应及时手术清除血肿。手术方法的选择应根据经验和具体情况决定，可选择开颅血肿清除术、钻颅穿刺吸除术、脑室引流术等。

2.恢复期治疗

治疗与动脉血栓性脑梗死相同，尤其注意控制高血压，预防复发。

(三)治疗方案的选择

脑水肿可导致颅内压增高、脑疝形成，通常在脑出血后2～3天水肿达到高峰，可持续5～7天，因此，必须根据颅内压增高的程度和心、肾功能等全身情况来考虑选用脱水剂及其剂量。手术治疗宜在起病后6～24小时内进行，术前意识状态与预后直接相关，昏迷患者通常手术效果较差。

【病程观察及处理】

(一)病情观察要点

(1)治疗期间注意观察患者生命体征、神志以及神经系统定位体征是否改变，以随时调整治疗措施。

(2)感染、应激性溃疡、中枢性高热、癫痫发作、稀释性低钠血症等并发症，可使脑出血病情加重，导致死亡，须注意加强防治。

(二)疗效判断与处理

急性期经脱水降颅内压、血压调控和并发症防治等措施，患者意识障碍减轻或转清，CT复查脑出血已开始吸收，占位效应减轻，可考虑尽早进行康复治疗。对于治疗无效或出现严重并发症的重症患者，应予积极的对症支持治疗，挽救生命。

预后与出血量、部位、原发病以及全身状况等有关，通常脑干、丘脑和大量脑室出血预后较差。病死率较高，多于起病后2日内死亡，存活者中可部分或基本恢复生活和工作能力。

【出院随访】

(1)出院带药。

(2)定期门诊复查和取药。

二、蛛网膜下腔出血

【概述】

原发性蛛网膜下腔出血，简称蛛网膜下腔出血，约占各类型脑卒中的6%～8%，是指脑表面血管破裂后，血液直接流入蛛网膜下腔，与外伤性蛛网膜下腔出血或脑实质出血破人蛛网膜下腔引起的继发性蛛网膜下腔出血不同，最常见的原因是颅内动脉瘤、脑动静脉畸形，以及高血压脑动脉硬化、各种原因的脑动脉炎、Moyamoya 病、颅内肿瘤、血液病、溶栓或抗凝治疗后等。部分病例出血原因不明。

【诊断步骤】

(一)病史采集要点

1.起病情况

各种年龄均可发病，多见于30岁以上成年人，先天性颅内动脉瘤和动静脉畸形常在青壮年发病。少数发病前有头痛、头晕、视物模糊或长期间歇慢性头痛史。

2.主要临床表现

突然起病，可有剧烈运动、情绪激动、咳嗽、用力等诱因，头部剧烈胀痛或炸裂样痛，常伴恶心、喷射状呕吐，或有短暂意识障碍或烦躁、谵妄等精神症状，少数有癫痫发作。动脉瘤破裂致大出血者，在剧烈头痛、呕吐后随即昏迷，出现去大脑强直，甚至立刻呼吸、心跳停止。常见并发症有再出血、脑积水、脑动脉痉挛等。

3.既往病史

可能发现引起蛛网膜下腔出血的各种病因：颅内动脉瘤、血管畸形、高血压动脉硬化、Moyamoya 病、各类动脉炎、血液病等。

(二)体格检查要点

1.生命体征

起病后2～3天内可出现血压增高、脉搏加快、低热等，呼吸一般正常。

2.脑膜刺激征明显

可有一侧动眼神经麻痹和眼底玻璃体后片状出血。少数患者可有神经系统局灶定位体征，如偏瘫、偏盲、失语、偏身感觉缺失等。

(三)门诊资料分析

血常规可有白细胞增高，可能出现尿糖阳性或蛋白尿，血糖大多正常，也可见合并疾病的表现。

(四)进一步检查项目

(1)影像学检查：头颅CT检查是本病的首选检查方法。一般在出血5日内可发现脑池、脑沟或脑室内有高密度的出血影，增强扫描有时可发现较大的动脉瘤或血管畸形。DSA、MRA及CTA可明确动脉瘤或动静脉畸形的部位和供血动脉，了解侧支循环和动脉痉挛情况，并指导治疗，又以DSA的价值最大。

(2)TCD可了解颅内动脉血流状况，并可获取脑血管痉挛信息。

(3)腰穿脑脊液检查可见脑脊液呈均匀血性或黄变。

【诊断对策】

（一）诊断要点

1995 年第四届全国脑血管病会议组制定的蛛网膜下腔出血诊断标准如下：①主要是指动脉瘤、脑血管畸形或颅内异常血管网症等出血引起。②发病急骤。③常伴剧烈头痛、呕吐。④一般意识清楚或有意识障碍，可伴有精神症状。⑤多有脑膜刺激征，少数可伴有脑神经及轻偏瘫等局灶体征。⑥腰穿脑脊液呈血性。⑦CT 应作为首选检查。⑧全脑血管造影可帮助明确病因。

（二）鉴别诊断要点

1.脑出血

多有明显的局灶定位体征，如偏瘫、偏身感觉缺失、失语等。原发性脑室出血、小脑出血、脑叶出血、尾状核头部出血等无明显偏瘫，不易与蛛网膜下腔出血区分，CT、MRI、DSA 等有助于鉴别。

2.颅内感染

多先有发热，然后出现头痛、呕吐和脑膜刺激征，脑脊液提示为感染性改变，头颅 CT 无出血表现。

（三）临床类型

动脉瘤性蛛网膜下腔出血的 Hunt 和 Hess 临床分级标准：①0 级：神志清楚，未破裂动脉瘤；②Ⅰ级：神志清楚，无或轻微头痛和颈强直；③Ⅱ级：神志清楚，中度头痛和颈强直，部分有轻微神经功能缺失（如颅神经麻痹）；④Ⅲ级：意识模糊，部分有局灶性神经功能缺失；⑤Ⅳ级：昏睡，部分有局灶性神经功能缺失；⑥Ⅴ级：昏迷，部分呈去大脑强直状态。

【治疗对策】

（一）治疗原则

主要是病因治疗，去除蛛网膜下腔出血的病因，防止复发。

（二）治疗计划

1.一般治疗

就地诊治，保持安静，避免搬动。必须绝对卧床休息 4～6 周，保持大小便通畅，避免一切用力因素或情绪激动。

2.严重头痛、躁动不安者

给予适当镇痛、镇静或抗精神病药物。有肢体抽搐时，应及时用抗癫痫药物。

3.止血治疗

为防止动脉瘤破裂口血块溶解引起再出血，应使用抗纤维蛋白溶解药物以延迟血块的溶解，使纤维组织和血管内皮细胞有足够时间修复破裂处口。常用药物有：①6-氨基己酸：初次剂量 4～6g 溶于 100mL 生理盐水或 5%～10%葡萄糖液静脉滴注，15～30 分钟滴完，以后维持剂量为 1g/h，维持 12～24 小时，7～10 日后逐渐减量，可根据病情用 2～3 周。②氨甲苯酸（抗血纤溶芳酸，止血芳酸）：剂量为 100～200mg 加入 5%葡萄糖液或生理盐水 100mL 内静脉滴注，每日 2～3 次，维持 2～3 周。

4.脱水治疗

可选用甘露醇、呋塞米、白蛋白或甘油制剂等(参见脑出血的脱水治疗)。

5.手术治疗

为降低颅内压、挽救生命或减少并发症,可行清除血肿、脑脊液引流及置换术等。动脉瘤或血管畸形破裂所致者,除全身情况甚差,病情极严重者外,一般应早期手术治疗。手术方法主要有:血管内介入栓塞治疗和开颅直接处理病变血管。

6.防治并发症

与脑出血的并发症防治基本相同,但应注意:

(1)防治脑积水脑脊液置换可减少脑积水发生。治疗病因后,急性梗阻性脑积水应行脑室穿刺引流,并加强脱水降颅压治疗。交通性脑积水可选用醋氮酰氨 0.25~0.5g 口服,每日 2~3 次,以减少脑脊液分泌,症状无缓解者必须行脑室-腹腔分流。

(2)防治脑血管痉挛:早期手术处理动脉瘤、脑脊液置换、避免过度脱水可减少脑血管痉挛的发生。治疗病因后,尼莫地平 20~40mg 口服,每日 3 次或按 0.5~1mg/h 速度持续静脉滴注,连用 7~10 日,可能缓解脑血管痉挛。

(三)治疗方案的选择

1.未破裂动脉瘤

无症状性小动脉瘤可保守治疗,年轻、有动脉瘤破裂家族史可考虑手术。

2.破裂动脉瘤

手术可改善 Hunt 和 Hess 分级Ⅰ~Ⅲ级患者的预后,对Ⅳ~Ⅴ级患者效果不确切。

【病程观察及处理】

(一)病情观察要点

(1)治疗期间注意观察患者生命体征、神志以及神经系统定位体征是否改变,以随时调整治疗措施。

(2)再出血、脑血管痉挛、脑积水、癫痫发作、稀释性低钠血症等并发症可使蛛网膜下腔出血病情加重,导致死亡,须注意加强防治。再出血、脑血管痉挛多发生于病后 2 周内,而脑积水可发生于病后数周内。

(二)疗效判断与处理

急性期经绝对卧床、止血、脱水降颅内压和并发症防治等措施,患者意识障碍减轻或转清,CT 复查蛛网膜下腔出血吸收,部分患者可考虑择期进行手术治疗。对于治疗无效或出现严重并发症的重症患者,应予积极的对症支持治疗,挽救生命。

【预后评估】

预后与病因、年龄、动脉瘤部位和大小、出血量以及全身状况有关,通常动脉瘤破裂者预后差,再出血较多,死亡率高,而动静脉畸形出血预后较好,再出血较少。

【出院随访】

(1)出院带药。

(2)定期门诊复查和取药。

第五节　高血压脑病

【概述】

高血压脑病是指由于血压急剧升高，超过脑血管自动调节范围所致的急性脑功能障碍，可发生于各种原因所致动脉性高血压急剧增高，或长期服用降压药物突然停药时。脑内细小动脉持续而严重痉挛后可出现被动性扩张，引起过度灌注，临床上产生以脑水肿和颅内压增高为主要表现的急性脑循环障碍。如果能在短时间内有效降低血压水平，可迅速控制病情并完全恢复。

【诊断步骤】

（一）病史采集要点

1.起病情况

多呈急性或亚急性起病，发病年龄与病因有关，肾性高血压多见于青少年和儿童，恶性高血压多见于成年，子痫则多见于年轻女性，病情常在1～2天内达高峰。

2.主要临床表现

多表现为脑水肿和颅内压增高的临床症状和体征，头痛、痫性发作和意识障碍等构成了高血压脑病的三联征：①严重的头痛、恶心、呕吐和视盘水肿；②痫性发作：可为部分性或全面性发作，甚至癫痫持续状态；③精神行为异常，或出现谵妄、嗜睡、昏迷等意识障碍；④局灶神经系统体征：出现偏瘫、偏身感觉障碍、失语、皮质盲、黑蒙等。

3.既往病史

多合并有急进型高血压、急慢性肾炎、妊娠高血压、嗜铬细胞瘤、皮质醇增多症等疾病。

（二）体格检查要点

1.生命体征

血压通常显著增高，尤以舒张压增高更为明显，舒张压可达120～160mmHg，平均动脉压多为150～200mmHg，心率多较缓慢。

2.心脏和周围血管

多可发现不同程度的心脏和动脉病变，如左心室肥厚、心律失常、心功能障碍等。颈部动脉听诊有时可听到血管杂音。眼底视网膜动脉多呈硬化性痉挛样改变和视盘水肿，部分可见渗出和出血。

（三）门诊资料分析

血常规和血生化检查多无异常，或可见合并疾病的表现，如肾性高血压可见尿蛋白阳性、细胞管型等，以及心电图异常等。

（四）进一步检查项目

1.影像学检查

头颅CT/MRI可见脑水肿所致弥漫性脑白质密度降低，枕顶叶水肿具有相对特异性。侧脑室多受压变小，中线结构尚居中，有时可见到脑内微梗死病灶或点状出血灶。

2.脑电图

可见非特异性弥漫性慢波,可见散在痫性放电,无特异性。

3.腰穿

不作为常规检查。脑脊液压力多增高,呈无色透明状,细胞、糖、蛋白质和氯化物多正常。

【诊断对策】

(一)诊断要点

1995年第四届全国脑血管病会议组制定的高血压脑病诊断标准如下:有高血压病史,发病时常有明显的血压升高,特别是舒张压,常伴有头痛、呕吐、意识障碍、抽搐、视盘水肿等症状和体征。

(二)鉴别诊断要点

1.高血压危象

由于全身小动脉-过性痉挛所致,以收缩压增高为主,颅内压增高和痫性发作不明显,心率多偏快,自主神经功能症状和心、肾功能损害多见,可与高血压脑病相鉴别。

2.脑卒中

脑卒中发病时血压也多有增高,但增高程度不如高血压脑病显著,且多有明确的局灶神经系统定位体征或脑膜刺激征,即使在血压恢复正常后也不能迅速缓解。高血压脑病可伴有微梗死灶和点状出血灶,但一般占位效应不显著,头颅CT或MRI检查可以确诊。

3.其他疾病所引起的昏迷

如尿毒症、低血糖、肝性脑病等所致高血压和脑部症状,多伴有原发疾病的表现可资鉴别。

【治疗对策】

(一)治疗原则

高血压脑病发病急骤、变化快,应尽快使用有效降压药物降低血压,控制脑水肿和抽搐,同时保护靶器官功能。

(二)治疗计划

1.迅速降低血压

一般应使血压迅速降低至160/100mmHg以下或接近患者平常血压水平,但血压不宜下降过低,以免发生脑血流灌注不足,诱发缺血性卒中,在老年患者更应谨慎降压。推荐使用快速而又易于控制药物剂量的静脉用药途径,常用药物如下:

(1)乌拉地尔:具有中枢和外周双重降压作用,常先缓慢静脉注射乌拉地尔10~50mg,同时监测血压变化,在数分钟内即有降压效果,若效果不够满意,可重复用药。后可将乌拉地尔250mg加入生理盐水或葡萄糖溶液中持续点滴,或使用输液泵静脉输注,一般静脉输液最大药物浓度不超过4mg/ml,初始速度为每分钟2mg,并根据血压调整剂量。不良反应较少,若血压降低过快可能出现头痛、头晕、呕吐、乏力、心悸、心律失常、上脸部压迫感或呼吸困难等症状,通常在数分钟内消失而无须停药,必要时可补充血容量。

(2)硝普钠:可直接扩张小动脉、小静脉和毛细血管,降低心室前、后负荷,适于发生左心衰或急性冠状动脉功能不全者。初始剂量为10~25μg/min,其后可根据血压每隔5~15分钟增加一次剂量。本药对光敏感,需新鲜配制并避光,因降压迅速需行血压监护。大剂量应用时可发生硫氰酸中毒。

(3)硝酸甘油：可扩张动静脉血管床，以扩张静脉为主，除使冠状动脉扩张外，还可降低心室前、后负荷，适于合并冠心病和心功能不全者。初始剂量为5～10μg/min，其后可根据血压每隔5～15分钟增加一次剂量，直至血压控制满意。

2.降低颅内压

有明显颅内高压时，应使用脱水降颅压药物，常用20%甘露醇125～250ml快速静脉滴注，每6～12小时一次；呋塞米20～40mg静脉注射，每6～12小时一次；或交替使用，可减少甘露醇所致的肾损害。亦可选用白蛋白、肾上腺皮质激素、甘油等。

3.抗癫痫治疗

癫痫发作频繁者首选地西泮10mg静脉缓慢注射，必要时可重复给药，亦可将地西泮50～100mg加入生理盐水或葡萄糖液中缓慢静脉滴注，注意呼吸抑制。也可使用其他抗癫痫药物，如苯巴比妥、丙戊酸钠、卡马西平等。

4.靶器官保护和原发疾病治疗

对心脏、肾脏等疾病给予积极治疗，妊娠高血压患者应及早终止妊娠。

(三)治疗方案的选择

迅速有效地降低血压是治疗高血压脑病的关键，应根据患者原发疾病情况选用合适的降压药物(详见治疗计划)。

【病程观察及处理】

(一)病情观察要点

(1)治疗期间注意观察患者生命体征、神志以及神经系统定位体征是否改变，以随时调整治疗措施。

(2)老年患者个体差异大，血压易波动，更应避免血压下降过低，同时注意靶器官功能的保护。

(二)疗效判断与处理

急性期经降压、控制脑水肿、抗癫痫以及靶器官功能保护等治疗后，头痛减轻或消失、意识转清，无局灶神经系统定位体征，可继续针对原发疾病进行治疗，防止再次发作。对于治疗无效或出现严重并发症的重症患者，应予积极的对症支持治疗，挽救生命。

【预后评估】

高血压脑病如不经治疗，可因颅内压增高、脑疝形成、癫痫持续状态，或心、肾功能衰竭而于数小时内死亡。如能及时有效地降低血压，可使症状在1～2天内完全缓解，少数患者可遗留有认知功能减退等。

【出院随访】

(1)出院带药。

(2)定期门诊复查和取药。

第二章　头痛

第一节　概述

【概述】

头痛是一个极常见的临床症状，据统计 50%～96%的人在其一生中经历过头痛。40 岁以前经历过严重头痛者为 40%。在神经科门诊，因单纯头痛就诊者，约占全部就诊人数的 40%。头痛的病因和发病机制十分复杂，据统计有 3。0 余种生理和病理的情况可以引起头痛，这些情况可以是颅内的或系统的、功能的或结构的障碍，也可以是人格或境遇问题。这些因素可以单独出现，也可以联合出现。虽然大多数头痛并非由至关重要的原因引起，通常预后良好；只有少数头痛是由于某些严重疾病所致，此时，头痛往往是病人的一个危险信号。由于引起头痛的情况甚为复杂，头痛的严重程度与病理改变间并不完全一致，故头痛的预后估计并非容易。因此，面对一个头痛患者，无论可能呈良性经过或恶性经过的，都应认真对待，及时和正确处理；否则就会导致病人的身心痛苦，甚至危及生命。

1.头痛的痛敏组织

头痛是感觉刺激症状中最为常见的表现之一，大多数头痛的产生是由于致病因素作用于颅内外痛觉敏感组织内的感受器或感觉器官，经特定的感觉传导通路到达痛觉中枢而产生的一种异常感觉。

痛敏结构：

(1)头皮、皮下组织、肌肉、帽状腱膜、骨膜及颅外动脉；

(2)眼、耳、牙、鼻窦、口腔、咽部及鼻腔黏膜；

(3)颈部肌肉和第 2、第 3 颈神经；

(4)颅内大静脉窦及其分支；

(5)颅底硬脑膜；

(6)硬脑膜动脉(脑膜前动脉及脑膜中动脉)；

(7)脑底动脉环及其主要分支；

(8)第Ⅴ、第Ⅵ、第Ⅶ、第Ⅹ对颅神经，可能还有第Ⅲ、第Ⅳ对颅神经；

(9)脑干导水管周围的灰质，可能还有丘脑感觉神经核。

脑组织本身并没有感觉神经分布，大多数硬脑膜、软脑膜、脑室的室管膜和脉络丛及颅骨没有或者少有感觉神经分布，对疼痛不敏感。

2.头痛的病因

头痛不是一种单纯的疾病，而是由许多病因引起的综合征，常见病因如下：

(1)急性疼痛(病程<2 周)：

1)常见原因：①蛛网膜下腔出血；②其他出血性脑血管疾病；③脑炎或脑膜炎；④眼源性头痛(如青光眼、急性虹膜炎等)；⑤头外伤；⑥神经痛(如枕神经炎、眶上神经痛等)。

2)少见病因：①中毒后头痛；②腰穿后头痛；③高血压性脑病；④颅外感染后头痛等。

(2)亚急性头痛(病程>2 周，≤3 个月)：①巨细胞动脉炎；②颅内占位性病变(肿瘤、硬膜下血肿、脑脓肿等)；③假性肿瘤(良性颅内压升高)；④三叉神经痛；⑤舌咽神经痛；⑥疱疹后神经痛；⑦高血压性头痛。

(3)慢性头痛(病程>3 个月)：①偏头痛；②丛集性头痛；③紧张性头痛；④药物依赖性头痛；⑤颈脊髓病引起的头痛；⑥鼻窦炎；⑦神经性头痛。

3.头痛的发病机制

(1)神经刺激：病变刺激支配头部的三叉神经、舌咽神经、迷走神经、颈神经，均可引起头痛，国际分类中的神经痛主要指病变直接作用于头部感觉神经引起的头痛。

(2)血管病变：各种病因致血管牵拉、移位、挤压，动静脉扩张都可引起头痛的发生，偏头痛、蛛网膜下腔出血等引起的头痛常与这种血管病变有关，颞浅动脉炎所致的头痛与血管的炎症和痉挛有关。

(3)脑膜病变：炎性渗出、出血对脑膜神经或血管的刺激、脑水肿对脑膜的牵拉也是引起头痛发生的重要原因。

(4)生化因素：P 物质、肠道活性多肽、前列腺素、组胺等可通过刺激神经末梢，引起动脉扩张导致头痛的发生。

(5)精神因素：这类头痛患者无颅内结构损伤，但有明显的精神症状。

4.头痛的分类

2004 年国际头痛学会提出了头痛疾病的国际分类第 2 版(ICHD-Ⅱ)，将其分为 14 类：

(1)原发性头痛：

①偏头痛；

②紧张性头痛；

③丛集性头痛和其他三叉自主神经性头痛；

④其他原发性头痛；

(2)继发性头痛：

①头和/或颈部外伤引起的头痛；

②颅脑和颈部血管疾病引起的头痛；

③与非血管性颅内疾病有关的头痛(颅内压增高、降低，颅内感染等引起的头痛)；

④依赖某些物质或某些物质的戒断性头痛；

⑤感染引起的头痛；

⑥内环境失调引起的头痛(缺氧、低血糖、透析后头痛)；

⑦颅骨、颈部、眼、耳、鼻子、鼻窦、牙齿、口腔或其他面部或头颈结构疾患引起的头痛或面痛；

⑧精神疾病引起的头痛；

(3)颅神经痛、中枢性和原发性面痛：

①颅神经痛和中枢源性面痛；

②其他头痛、颅神经痛、中枢性或原发性面痛。

(4)附：继发性头痛的诊断标准：

1)头痛具有以下1个或多个特点，满足标准第3～4项；

2)经证实伴有可引起头痛的其他疾病；

3)头痛的发作与其他疾病有密切的、短暂的相关性和(或者)有其他证据证明其相互之间有因果关系；

4)在导致头痛的疾病经治愈或自发缓解3个月内(部分疾病可能更快)头痛得到明显的缓解或消失。

5.头痛诊断中的注意事项

(1)仔细的病史询问：头痛的预后差别很大，有些患者头痛数十年不会引起严重后果，而有些患者的头痛可在几小时或几天内引起死亡。因而，对头痛患者一定要仔细询问病史寻找病因，根据诊断需要进行合理的检查，特别注意以下几点：

1)是否真正的头痛：头痛是一种主观症状，也是一种比较含糊的症状，每个患者所反映的头痛含义可能都不同，患者常将头晕、头部沉重感也称为头痛，需注意区别。

2)头痛或面痛：头痛或面痛在医学上有明显的区别，病因各异。但患者并不熟悉这种情况，常将发生在面部的疼痛称为头痛，误导医生。因而，在做出头痛的诊断前，要仔细询问病史，将医学上的头痛与面痛分开。

3)起病缓急：突然起病的头痛可能系蛛网膜下腔出血、脑膜炎、脑外伤、高血压脑病或青光眼。数周到数月内逐渐加重，要考虑颅内占位性病变；反复发作的慢性头痛，主要见于偏头痛、丛集性头痛；持续多年的头痛常为紧张性头痛。

4)诱发因素：诱因是认识头痛病因的桥梁。紧张性头痛病前可有精神创伤、紧张等诱因存在；进食或咀嚼常诱发舌咽神经痛；酒精、硝酸甘油引起的头痛与丛集性头痛有关；口服避孕药易诱发偏头痛的产生；性交后头痛常在性交后发生。

5)头痛部位：额部头痛一般由幕上病变所致，但也见于鼻窦炎或颅内压升高；枕部头痛常反映后颅窝病变；单侧头痛见于丛集性头痛、偏头痛、青光眼、颞动脉炎等；紧张性头痛常为双侧；同时合并单侧眼痛注意有无青光眼或急性虹膜炎、视神经病变；占位性病变引起的头痛多为局限性，但随着颅内压增高，可出现双侧枕部或额部的疼痛；三叉神经分布区内的发作性疼痛，要考虑原发或继发三叉神经痛；外耳道的疼痛最常见于舌咽神经痛。

6)头痛的性质：搏动性疼痛是偏头痛和高血压性头痛的常见表现；烧灼、针刺样疼痛主要见于神经痛；胀痛、钝痛、持续性疼痛最常见于舌咽神经痛。

7)伴随症状：头痛伴有恶心、呕吐，主要见于偏头痛、丛集性头痛、头外伤后综合征或颅内占位性病变；头痛与体位有关，要考虑低颅内压性头痛的可能；头痛伴有体重下降，则可能系癌肿、巨细胞动脉炎或抑郁症；伴有寒战、发热，可能与全身感染或脑膜炎有关；伴视神经功能障碍，提示偏头痛、视神经病变(青光眼等)；伴畏光则主要见于偏头痛和蛛网膜下腔出血；肌痛见于巨细胞动脉炎；伴短暂性意识丧失要考虑偏头痛、高血压脑病和舌咽神经痛，发作性头痛伴有血压升高、心动过速和出汗是嗜铬细胞瘤的特征。

(2)全面细致的体格检查:对头痛患者应进行详细体格检查。体温升高往往提示有全身或脑部感染的可能性,如脑膜炎、脑脓肿、脑炎等;血压测定可发现高血压性头痛;心率加快见于紧张性头痛或其他重症疾病引起的头痛;任何形式的呼吸困难都可能通过升高颅内压致头痛;眼压测定有助于青光眼诊断;有脑膜刺激征.提示蛛网膜下腔出血、脑膜炎;颞动脉增粗变硬是巨细胞动脉炎的表现;压迫颈动脉头痛减轻可能系偏头痛;有肢体瘫痪、锥体束损伤的头痛,要注意颅内占位性病变的可能。

(3)必要的辅助检查:X线片对明确鼻窦炎、颈椎病的诊断有帮助,对某些发育障碍引起的头痛,如额窦发育不全引起的头痛也有帮助;疑有颅内占位性病变者需作头颅CT扫描或MRI检查。

第二节　偏头痛

【概述】

偏头痛是一种由多种病因引起的,颅内外神经、血管功能障碍导致的,以发作性单侧或双侧头痛为特征的疾病。其主要的临床特征是发作性头痛、自发性缓解、反复发作、间歇期正常。多在儿童和青年期发病,女性多于男性。根据症状,可将偏头痛分为:典型偏头痛、普通偏头痛、特殊类型的偏头痛等。

【诊断步骤】

(一)病史采集要点

1.起病情况

首次头痛的发作时间,头痛发生的部位,反复发作,可自发缓解,间歇期正常。头痛发生的频率,不出现头痛的最长时间是多少,最短时间是多少,头痛的性质,头痛有无固定模式,有无先兆,头痛有无伴随呕吐、复视、视力改变,每次持续多长时间,头痛的严重程度,是否影响工作、学习、睡眠等。头痛自起病以来有无恶化,有无促使头痛发生或加重的因素,有无因素可使头痛症状改善,头痛在哪些时间段好发,与食物、饮酒、刺激、月经有无关系。有无伴其他神经病症状,起病时有无精神或心理性因素。平素有无接触一些药物或毒物。

2.主要临床表现

(1)有先兆的偏头痛(migraine with aura):以往称为典型偏头痛(classic migraine),占全部偏头痛的15%~18%。好发于青年女性,20%发生在10岁内,90%以上发生在40岁前。头痛前有以视觉症状为主的先兆,是此类偏头痛的主要特征。可表现为闪光、暗点、视物模糊、异彩或较复杂的视幻觉。均从中央区开始,逐渐向周边扩大,偶尔形成单眼全盲。先兆持续约10~40分钟,然后迅速消失,下次发作可出现同侧或对侧。除视觉症状外,先兆也可表现为咽、喉、舌、唇或肢体的感觉异常,偶有偏瘫和失语,这些症状可与视觉先兆同时出现,也可单独发生。先兆之后出现头痛。多从眼眶深部或额颞部开始,逐渐加剧,波及到一侧头部,少数可影响到双侧。头痛以搏动性为典型表现,也可出现钻痛、胀痛等。头痛剧烈,常影响患者的日常活动,上下楼梯或类似的活动均可使头痛加重、大多数偏头痛发作时伴有恶心、呕吐、流泪、畏光、恐惧响声等症状。多数患者每次头痛持续时间在4～72小时,睡眠可缓解。发作频率不等,50%以上每周发作少于1次,妊娠后6～9个月和绝经后头痛可自发性缓解。

(2)无先兆的偏头痛(rnigraine witholn aura):也称普通偏头痛(common migraine),比典型偏头痛常见,大多无先兆,头痛的性质和部位与典型偏头痛相似,头痛的持续时间稍长。

(3)特殊类型的偏头痛:除头痛外,少数患者可有局限性神经系统损伤。其中常见的有①眼肌麻痹性偏头痛:一般先有典型或普通型偏头痛,在发作性头痛消失后出现头痛侧的眼肌麻痹,受累神经主要为动眼或展神经,持续数日或数周后恢复。多次发作后部分患者的眼肌麻痹可经久不愈。②偏瘫型偏头痛:患者先有偏瘫或偏身感觉障碍,少数患者有失语,随后出现对侧或同侧的头痛。③基底动脉型偏头痛:先兆除出现视觉症状,如闪光、暗点、视物模糊或全盲外,还可出现眩晕、讷吃、双侧耳鸣、共济失调、部分患者可有意识模糊和跌倒。先兆后出现头痛。头痛主要发生在枕部,也有恶心、呕吐。④等位发作:有偏头痛病史,常有典型或普通型偏头痛发作,但有时头痛不明显,甚至全无头痛,而先兆症状突出,称为偏头痛等位发作。主要见于老年人。儿童表现为反复发作性腹痛、恶心、呕吐、腹泻,一般持续数小时。

(4)儿童期周期性综合征(childhood periodic syndrome):通常是偏头痛的先兆。可分为以下三类:①周期性呕吐(cyclical vc)miting):反复阵发性的呕吐及严重恶心发作,于个别病人常有固定模式的发作。发作时常脸色苍白及嗜睡,于两次发作间症状完全消失。②腹痛型偏头痛(abdominal migraine):发作性腹痛,持续1～72小时,发作间隙期正常,发作时可伴有恶心、呕吐和面色苍白。③良性儿童期发作性眩晕(benign paroxysmal vertigo of chiIdhood):可能为异质性疾患,特征是在健康儿童反复发作无预警的短暂、阵发性眩晕,并会自行缓解。

3.既往病史

既往有无过敏、二尖瓣脱垂、低血压、高血压、卒中、抑郁焦虑。

(二)体格检查要点

1.一般情况

无特殊。

2.神经系统检查

除眼肌麻痹性偏头痛、偏瘫型偏头痛、基底动脉型偏头痛可有神经性系统阳性体征外,其他类型偏头痛一般无阳性体征。此外,压迫颈动脉头痛减轻可能系偏头痛。

(三)门诊资料分析

血常规、生化检查等一般无阳性发现。

(四)进一步检查项目

1.辅助检查

头颅CT或MRI检查排除器质性病变。做EEG注意与癫痫的鉴别,约1%的成年偏头痛,EEG也可见到棘波或尖波。

2.其他

心肺功能试验,颈椎x线检查,脑脊液检查,TCD,及耳、鼻及鼻窦、口腔等检查。

【诊断对策】

(一)诊断要点

反复发作的单侧或双侧头痛，具有搏动性，伴有恶心、呕吐、怕光、怕声，痛时日常活动受限，要考虑偏头痛的存在，如有家族史更支持诊断。2004 年国际头痛学会编制了各种头痛的诊断标准。

1.无先兆偏头痛的诊断标准

(1)符合下述 2～4 项，发作至少 5 次以上。

(2)若不治疗，每次发作持续 4～72 小时。

1)具有以下特征至少 2 项①单侧性；②搏动性；③程度中度到重度；④日常活动(如行走、爬楼梯等)后头痛加重或不敢活动。

2)发作期间有下列之一①恶心和呕吐；②畏光和畏声。

3)排除其他疾病引起，以下至少 1 项①病史和体格检查提示，无器质性和其他系统代谢性疾病证据；②或经相关检查已排除；③或虽有某种器质性疾病，但偏头痛初次发作与该病无密切关系。

2.有先兆偏头痛的诊断标准

(1)符合下述 2～4 项，发作至少 2 次以上。

(2)先兆包括下列至少 1 项，但无运动障碍。

1)完全可逆性的视觉症状包括阳性症状(如闪光、暗点或折线)和/或阴性症状(如视野缺损)；

2)完全可逆性的感觉症状包括阳性特征(如针刺感)和/或阴性特征(如麻木感)；

3)完全可逆性的言语困难。

(3)包括下列至少 2 项：

1)同侧的视觉症状和/或单侧感觉症状；

2)至少一种先兆持续≥5 分钟和/或不同的先兆连续出现，间隔≥5 分钟；

3)每种先兆症状持续≥5 分钟，≤60 分钟。

(4)先兆症状后 60 分钟内出现符合无先兆偏头痛标准的 2～4 项的头痛症状(头痛也可与先兆症状同时发生)。

(5)排除其他疾病引起，以下至少 1 项：

1)病史和体格检查不提示有器质性疾病的证据；

2)病史和体格检查提示有某种器质性疾病的可能性，但经相关的实验室检查已排除；

3)虽然有某种器质性疾病，但偏头痛的初次发作与该病无密切联系。

3.基底动脉型偏头痛的诊断标准

(1)至少 2 次发作符合 2～4 项。

(2)有完全可逆性的下列先兆症状至少 2 个(非运动障碍)：

1)构音困难；

2)眩晕；

3)耳鸣；

4)听力下降；

5)复视；

6)两眼颞侧和鼻侧的视觉症状；

7)共济失调；

8)意识水平降低；

9)双侧感觉异常。

(3)至少有下列1项

1)至少一种先兆持续≥5分钟和/或不同的先兆连续出现，间隔≥5分钟；

2)每种先兆症状持续≥5分钟，≤60分钟。

(4)先兆症状后60分钟内出现符合无先兆偏头痛标准的2～4项的头痛症状(头痛也可与先兆症状同时发生)。

(5)排除其他疾病引起。

4.偏瘫型偏头痛

可分为家族性和散发性，两者的诊断标准不同在于第4项：

(1)至少2次发作符合2～3项。

(2)先兆除包括完全可逆性的运动障碍外，至少应有以下1项：

1)完全可逆性的视觉症状包括阳性症状(如闪光、暗点或折线)和/或阴性症状(如视野缺损)；

2)完全可逆性的感觉症状包括阳性特征(如针刺感)和/或阴性特征(如麻木感)；

3)完全可逆性的言语困难。

(3)包括下列至少2项：

1)至少一种先兆持续≥5分钟和/或不同的先兆连续出现，间隔≥5分钟；

2)每种先兆症状持续≥5分钟，≤60分钟；

3)先兆症状后60分钟内出现符合无先兆偏头痛标准2～4项的头痛症状(头痛也可与先兆症状同时发生)。

(4)最少有1个一级或二级亲属符合上述标准的为家族性；一级或二级亲属中无类似病患者为散发性。

(5)排除其他疾病引起。

5.儿童周期性综合征的诊断标准

(1)周期性呕吐多见于2岁以下儿童，其诊断标准为：

1)至少5次发作符合标准B和C；

2)周期性发作，个别患儿呈刻板性，严重恶心和呕吐持续1小时～5天；

3)发作期呕吐至少4次/h，或至少1小时；

4)发作间期症状完全缓解；

5)排除其他疾病引起。

(2)腹痛型偏头痛的诊断标准：

1)至少5次发作符合标准B-D；

2)腹痛持续1～72小时(未经治疗或治疗无效);

3)腹痛具有以下所有特点位于中线、脐周或难以定位,性质为钝痛或微痛,程度中度或重度;

4)腹痛期至少有以下2项食欲减退,恶心,呕吐,苍白;

5)排除其他疾病引起。

(3)良性儿童期发作性眩晕:

1)至少5次发作符合标准B;

2)多数为重度眩晕,发作前没有先兆,数分钟至数小时内自行缓解(常伴有眼球震颤和呕吐;部分发作伴有单侧搏动性头痛);

3)发作间期神经系统检查、听力测试和前庭功能检查正常;

4)脑电图正常。

6.视网膜型偏头痛的诊断标准

(1)至少2次发作符合2～3项。

(2)单眼阳性和/或阴性症状(如闪光、暗点或失明),发作期检查或通过病人自己画单眼视野缺损图(适当指导后)证实该症状为完全可逆性的。

(3)视觉症状后60分钟内出现符合无先兆偏头痛标准的2～4项的头痛症状(头痛也可与视觉症状同时发生)。

(4)排除其他疾病引起。

7.偏头痛状态的诊断标准

(1)无先兆偏头痛患者该次发作的症状除了持续时间不同外,与以往发作性质相同。

(2)头痛具有以下两个特点

1)不间断的头痛持续>72小时;

2)程度为重度。

(3)排除其他疾病引起。

(二)鉴别诊断要点

注意与一些临床表现和辅助检查结果相似的疾病进行鉴别。

1.蛛网膜下腔出血

突然起病、剧烈头痛,尤其是伴有恶心、呕吐、短暂性意识丧失的椎-基底动脉型偏头痛,要与蛛网膜下腔出血鉴别。后者的头痛多为持续性,常有脑膜刺激征,很少反复发作,睡眠不缓解是二者的鉴别要点,如腰穿发现有血性脑脊液或头颅CT扫描发现蛛网膜下腔有高密度影,则支持蛛网膜下腔出血的诊断。

2.高血压脑病

高血压脑病引起的头痛与偏头痛相似,也可突然起病,出现剧烈头痛,伴有恶心、呕吐,个别患者有不同程度的意识障碍,测血压有助于诊断。

3.低颅压或高颅压引起的头痛

原发性低颅内压综合征表现为突然起病,剧烈头痛,恶心、呕吐,易与偏头痛混淆。注意头痛在直立时明显,卧位减轻或消失,常为胀痛而非搏动性,可与偏头痛区别;颅内压增高的头痛多呈持续性，伴有阵发性加重，可有局限性神经系统损害的症状和体征，眼底检查有视盘水肿，易与偏头痛鉴别，行头颅 CT 或 MRI 检查对两者的鉴别有帮助。

(1)癫痫：偏头痛易与癫痫混淆的原因是：

1)两者均系临床上常见的反复发作性、短暂性脑功能紊乱性疾病，在人群中广泛存在。偏头痛患者中有 2%～3%有癫痫家族史，癫痫患者有相当部分同时存在偏头痛，提示两者间可能有某些共同的遗传特征和类似的发病机制。

2)偏头痛的先兆如视幻觉、肢体的麻木、感觉异常、失语以及一些少见症状，如精神异常等与枕叶癫痫、部分感觉性癫痫和复杂部分性发作相似，增加了临床鉴别的困难。

3)发作性意识障碍是癫痫的常见表现，但椎-基底动脉型偏头痛也可有意识障碍发生；偏头痛等位发作中的反复腹痛、恶心、呕吐、眩晕等，与癫痫的自主神经性发作相似，易引起混淆。

4)脑电图上的棘波、尖波是癫痫的典型表现，但有 1%的成年人偏头痛，脑电图也可见到棘波或尖波。它们的主要鉴别点有：癫痫头痛程度较轻，多在发作前后出现，偏头痛则以偏侧或双侧的剧烈头痛为主要症状；癫痫脑电图为阵发性棘波或棘-慢复合波，偏头痛主要是局灶性慢波；简单视幻觉两者都有，但复杂视幻觉以癫痫常见；癫痫的意识障碍发生突然，很快终止，程度重；基底动脉型偏头痛的意识障碍发生缓慢，易唤醒。

(2)血管性头痛：如高血压或低血压、未破裂颅内动脉瘤或动脉畸形，慢性硬膜下血肿等均可出现偏头痛样头痛，但无典型偏头痛发作过程，部分病例有局限性神经功能缺失体征，癫痫发作或认知功能障碍，颅脑 CT、MRI 及 DSA 检查可显示病变。

(3)痛性眼肌麻痹：又称 Tolosa-Hunt 综合征，是海绵窦特发性炎症伴头痛和眼肌麻痹。可发生于任何年龄，壮年多见。头痛发作常表现眼球后及眶周的顽固性胀痛、刺痛和撕裂样疼痛，常伴恶心、呕吐，数日后出现疼痛侧动眼、滑车或外展神经麻痹，表现为上睑下垂、眼球运动障碍和光反射消失等。持续数日至数周缓解，数月至数年后又可复发。皮质类固醇如泼尼松 60mg/d 口服有效。

【治疗对策】

(一)治疗原则

医生在选择药物的过程中应该与患者及家属共同探讨。对于大多数患者(急性除外)需要行抑制发展性治疗；在考虑预防性治疗之前，应选择抑制发展性治疗。对于预防性治疗仍有偏头痛发作的患者，治疗的重点应放在药物控制发作上。在不同的患者间，发作的严重程度、伴随症状、致残性、对社会活动的影响均不同；偏头痛抑制发展性药物的疗效也各异，因此要根据每个患者的具体情况"量体裁定"。这个原则也适用于预防性治疗。

(二)治疗计划

1.急性偏头痛发作的治疗

医师首先必须明确诊断，特异性药物如麦角胺、曲坦类药物只对偏头痛发作有效，而对紧张性头痛发作无效。因此，医师应该认识到：患者偏头痛发作间期的头痛一般是紧张性头痛。否则容易出现抗偏头痛药物过量。医师应该弄清哪些是偏头痛，哪些不是偏头痛。应该让患者检查及头痛日记，以便于查阅详细的病史情况；应与患者进行沟通，以明确患者能否区分偏头痛和其他类型的头痛。患者应注意，只有当偏头痛发作时，才使用抗偏头痛药物。

(1)药物的选择:应根据偏头痛发作的特点;在同一患者,不是所有的发作都用同一种药物,轻度及部分中度发作可用阿司匹林、非甾体类抗感染药物治疗,最好联合促进吸收的药物,如甲氧氯普胺。若发作严重,使用5-羟色胺1B和1D增效剂麦角胺、双氢麦角碱、舒马曲坦、左米曲坦、那拉曲坦、利扎曲坦;若不能肯定头痛是否发展成偏头痛发作,应进行分期治疗,先用普通药,如阿司匹林、对乙酰氨基酚、NSAIDs。当偏头痛发作很剧烈时,最好用特异性抗偏头痛药物。当短期先兆(≤30分钟)临近时,应使用针对中枢神经系统的药物,如麦角胺或曲坦类药物。部分有先兆期的患者也需分期治疗,先使用阿司匹林,直到明确其头痛是否轻微。

(2)伴随症状:偏头痛伴随症状如恶心、呕吐,可以和头痛一样严重。由于胃肠淤滞,使口服药物吸收延迟。因此,治疗开始时就应用止吐药和胃肠动力药物,如甲氧氯普胺,以改善胃肠蠕动,从而促进药物快速、更完全地吸收。大多数曲坦类药物可减轻恶心、呕吐,而抗偏头痛药物可缓解畏光症状。大多数药物都有胃肠外用药剂型,但疗效有很大差别。

(3)既往用药效果:应注意既往用药的疗效和不良反应。既往无效的药物需要重新调换;应明确患者既往是否分期治疗。药物的不良反应,如服用麦角胺后呕吐,可能是因为剂量过高。所有的药物都有不良反应,因此,医师应认真对患者讲解。

(4)禁忌证:既往病史或危险因素如缺血性心脏病或心血管疾病的个人、家族史,高血压未控制以及妊娠禁用麦角胺和曲坦类药物。一些医师认为:所有5-HT1B/1D增效剂都应对血管性疾病患者慎用。阿司匹林和NSAIDs禁用于胃溃疡和出血性疾病患者。

(5)药物剂量:抗偏头痛药物的吸收程度(尤其是麦角胺)存在个体差异,首次用药应小剂量,根据对发作的治疗情况(剧烈程度、发作频率)逐渐加量。最后,安全、有效的最大剂量应使用在发作初始。

(6)给药方法:根据发作的特点和治疗时的状态,选择合理的用药方法,若呕吐不能口服,可改用皮下注射、栓剂、鼻吸等。若患者情况不好,必须尽快控制发作时,最好选用胃肠道外用药。

2.预防性治疗

(1)何时应用:偏头痛发作的预防性用药治疗需要医患双方认真探讨。偏头痛可在健康人群中发生,药物有不良反应,药物花费也是不小的开支。因此,预防性用药需要在以下情况时考虑:发作频率每日>2～3次;剧烈发作,妨碍了正常活动;心理上不能承受发作;抑制发展性治疗失败或不良反应严重。

对于想要生育的患者,不采用预防性治疗。预防治疗前,育龄妇女要节育、尽量避免使用甾体类药物。注意预防应采用单一用药治疗,因为还未有令人信服的临床研究证实联合治疗的效果,并且联合治疗可能会增加不良反应,药物之间的相互作用还不清楚。

患者应坚持记头痛日记至少1个月,预防性治疗前就能够清楚地知道疾病的特点和存在的问题。一些患者在频繁偏头痛发作的间期也有头痛、药物使用过量或滥用,这些均可从日记中发现,而这些情况必须在实施预防性治疗前妥善处理。在预防性治疗期间,患者应坚持简单的头痛情况日记,记录头痛治疗的疗效;然而,常会带来患者顺应性问题。患者根据头痛的剧烈程度、发作频率和药物的不良反应情况,每2～3个月,随诊复查1次。

(2)治疗时间:偏头痛发作的频率随时间会有变化,常不能肯定何时开始恢复,是药物作用还是疾病自然消退。应注意,当生活状况发生了巨大变化时,其本身会促进偏头痛发作频率的消退。即使预防性治疗很成功,也须在6～12个月后逐渐撤药。

(3)选择的药物:预防偏头痛的常见药物禁忌证:β-受体阻滞药是哮喘、心动过缓;NSAIDs是胃溃疡;苯噻啶(pizotifen)、三环类抑郁药、丙戊酸钠是病性肥胖;氟桂利嗪是抑郁。

不良反应常会限制偏头痛药物的日常使用。应告诉患者常见的药物不良反应。让患者参与决定何时使用预防性治疗药物很重要。

医师应该查用药剂量、疗程。一些患者由于过量使用症状性药物,导致预防性药物治疗不成功。在这种情况下,不应视为预防治疗无效。

1)药物剂量:偏头痛预防性药物治疗的生物活性差异很大,如普萘洛尔波动可相差10倍。因此,目前尚无偏头痛预防性药物的标准推荐剂量。一般地,药物的水平不是从血液或尿液中测量,因此对药物水平的检测缺乏说服性。治疗应从小剂量开始,根据疗效和不良反应情况每隔2～4周逐步增加。

2)药物交叉反应:同时使用预防性和抑制发展性药物治疗可产生药物交叉反应。例如,NSAIDs可治疗急性发作,若此类药物同时用于预防,将可增加胃肠道应激和出血的危险。镁西麦角联合麦角类或曲坦类药物,会增加血管收缩并发症。医生在用药时,必须检查药物相互作用情况。

3)妊娠用药:有关妊娠期抗偏头痛药物治疗的资料很少。治疗发作,可考虑对乙酰氨基酚。对于顽固性剧烈偏头痛可住院输液治疗。偏头痛的预防也是类似的原则。是否预防性用药应与产科专家共同探讨。

3.治疗方案的选择(方案适应证,内容优缺点,注意事项)

(1)非甾体类抗感染药:非甾体类抗感染药治疗偏头痛的机制目前尚未完全清楚,可能的机制有:阻止前列腺素涉及神经性炎症反应,如血浆外渗;止痛作用,尤其对脑干三叉神经和抗伤害感受系统有特效。在对偏头痛的治疗中,药动学的重要参数之一是吸收速度。这类药口服吸收良好,血浆浓度高峰时间不到2小时。阿司匹林也吸收很快,血浆浓度高峰时间不到半小时,并很快代谢成水杨酸。由于对于偏头痛发作,口服药的吸收速度较慢,NSAIDs常联合促进胃动力止吐药使用,如甲氧氯普胺。阿司匹林和对乙酰氨基酸是最常使用的药物。对于无效的患者可联用甲氧氯普胺10mg口服,或高溶性阿司匹林+甲氧氯普胺;也可增大药物剂量,使药物在开始初期就显效。若仍无效,可分别尝试NSAIDs+甲氧氯普胺、曲坦类药物、麦角胺。但NSAIDs联合曲坦类药物的相对疗效尚有争议。

NSAIDs可用于麦角胺滥用患者的撤药期,也可用于曲坦类药物滥用的撤药期。在急诊室,二氯芬肌酸注射效果较好。NSAIDs的不良反应有:胃痛、腹泻。禁忌证有:对阿司匹林或NSAIDs过敏、胃溃疡、口服抗凝药治疗。

(2)麦角碱类:麦角胺于1918年从麦角中分离出来,是一种碱性化合物,具有抗交感活性,1926年用于偏头痛的治疗。1938年,有人指出,麦角胺可收缩颅外血管。1945年,双氢麦角碱由于更有力的抗交感作用,被用于偏头痛的治疗。麦角碱可与多种受体相互作用,麦角胺和双氢麦角碱与5-羟色胺、多巴胺、去甲肾上腺素受体均有亲和力。目前一般认为麦角碱治疗偏头痛主要是其收缩血管作用。

(3)麦角胺:麦角胺在一些国家仍广泛用于治疗剧烈偏头痛发作。在合理使用下,安全、有效。在一些国家,麦角胺和曲坦类药物是治疗偏头痛剧烈发作的首选药。

按疗效、不良反应逐渐增高的顺序排列,麦角胺给药途径有:舌下和口服片剂、吸入、栓剂、静脉。除胃肠道外用药外,患者之间的生物活性差异很大。没有标准剂量,需要根据患者的具体情况裁定。安全用药的方式是:先从小剂量开始,根据疗效和不良反应情况逐渐增加,最后达到最佳剂量。严重的不良反应,如心绞痛、间歇性跛行,应停用本药(无论剂量怎样)。在临床实践中,口服或直肠用药后,呕吐患者为10%～20%。频繁呕吐常会影响本药的使用。麦角胺可直接作用于延髓化学感受器诱发区。麦角胺在有效剂量下引起的呕吐可同时加用甲氧氯普胺对症治疗。若患者感到头痛进一步进展,应立即调整用药剂量。建议麦角胺不要分次给药。

对于口服的麦角胺,可给予舌下片剂或普通片剂。推荐开始剂量为2mg,最大剂量为6mg。对于片剂,1mg麦角胺酒石酸联合100mg咖啡因,以增加麦角胺的吸收。对于直肠用药,推荐初始剂量为1mg(半枚栓剂),最大剂量为4mg(2枚栓剂)。直肠用药可能最有效,常用来治疗伴有严重恶心、呕吐的发作。麦角胺也可皮下注射或肌内注射,初始剂量为0.25mg,最大剂量0.5mg。注射用药由于不良反应较大,尤其易呕吐,因而不常用。

麦角胺一次治疗剂量的血管收缩作用较为长久(至少24小时)。麦角胺不必每日给药,因为会导致慢性血管收缩或依赖性。理想情况下,患者每日用药不应超过2次。对于先兆持续超过30分钟的患者,应避免使用麦角胺治疗。

麦角胺单次用药后的不良反应有恶心、呕吐、腹部不适、肢端感觉异常、腿抽筋。长期每日服用,会产生不必要症状,包括血管性痉挛引起的症状(如间歇性跛行)和麦角胺诱发的头痛。

明显的麦角胺中毒虽然少见,但应及早大力治疗,使用直接扩张血管药至少维持24小时。即使坏疽前症状(如发绀)未发现,若患者有肢体疼痛,也应立即治疗,以免发生缺血性神经障碍。若血管扩张治疗无效、有坏疽的可能,应球囊导管血管内扩张。另外,也可考虑前列腺素输液。

缺血性心脏病患者,麦角胺治疗会引起变异性心绞痛、心肌梗死、心脏骤停,甚至猝死。麦角胺也会引起脑血管痉挛。麦角胺会引起营养血管收缩,而导致腓神经麻痹。神经生理研究证实,长期使用麦角胺后会出现外周神经障碍和脊髓背侧柱损害的体征。由于美西麦角也有收缩血管的作用,联合用药时,应用单用有效剂量的一半。联合受体阻滞药时也应慎用。曲坦类药物有轻微的收缩外周血管的作用,和麦角胺联用时要小心。

(4)双氢麦角碱:双氢麦角碱可皮下、肌内注射(1mg)和静脉注射(0.5～1mg)治疗剧烈的偏头痛发作。剂量主要根据临床经验,胃肠外最大剂量推荐为3mg/d。

双氢麦角碱吸入的推荐剂量为1mg(单鼻孔1口气吸入)。若有必要,15分钟后可重复1mg吸入。

不良反应:对于胃肠外双氢麦角碱,最大不良反应是恶心,推荐静脉用药时合并甲氧氯普胺。经鼻吸入的不良反应有:一过性鼻充血、恶心、喉头不适。

禁忌证:包括对麦角碱过敏及妊娠、冠心病患者,高血压没有控制者。

(5)曲坦类药物:曲坦类药物是新型的5-羟色胺化合物受体增效剂。曲坦类药物治疗偏头痛的主要机制在于扩张颅外的血管。另外，曲坦类药物可减少神经肽类物质的释放和血浆蛋白从硬膜血管外渗、抑制在三叉神经一血管系统中的神经冲动传人。但曲坦类对于神经受体的作用，还有待于进一步研究。目前，临床上使用的曲坦类药物主要有舒马曲坦、佐米曲坦、那拉曲坦、利扎曲坦。近年来，药物的不良反应，特别是曲坦类药物对心血管的作用，一直备受人们关注。有人认为，不必过于夸大其不良反应，毕竟合并心血管疾患的偏头痛患者只占少数。当然，若患者合并有缺血性心脏病，就不能使用曲坦类药物。

由于部分偏头痛患者还合并有抑郁、焦虑等病症，对这些患者还需要进行心理治疗。而通常会选择血清素重摄取抑制剂(SSRIs)。但舒马曲坦和 SSRIs 合用后，少数患者会出现血清素综合征，因此对于使用 SSRIs 治疗的患者，曲坦类药物应慎用。而对于使用单胺氧化酶抑制剂(MAO)的患者，曲坦类药物属于禁忌。

典型的"曲坦"综合征主要为胸部症状(主要是发紧、压迫感，文献报道为 40%)。当症状出现时，患者经常很惊慌。因此，需要事先向患者说明这是良性表现。然而，若胸部症状持续、剧烈，可考虑给药物对症治疗。镇静症状对于开车和从事复杂活动的患者尤应注意。

大多数患者选择口服用药。然而当出现恶心、呕吐时，会延误药物的吸收，有时甚至将药吐出，此时，皮下注射可能是最佳的选择。

(6)星状神经节阻滞：星状神经节阻滞治疗偏头痛是一种非常有效的方法。通常阻滞 2～4 次即可达到满意的效果。个别患者可达到治愈的程度。常选用 1% 利多卡因阻滞患侧的星状神经节。

(7)偏头痛的预防用药：

1)受体阻滞药：不良反应一般为 10%～15%，最常见的是疲乏、肢端发冷，胃肠道症状和头晕、多梦、梦魇、失眠、抑郁、记忆障碍。阳痿相对罕见。禁忌证有：哮喘、慢性阻塞性肺气肿、充血性心力衰竭、部分或完全性房室传导阻滞、外周血管病、脆弱性糖尿病。在麦角胺滥用的患者中慎用，因为会诱发麦角胺中毒。

2)抗血清素药物：美西麦角：预防偏头痛的剂量是 3～6mg/d，分 3 次。为减小剂量，由 1mg/d 逐渐递增(每 3 天增加 1mg)。由于会导致后腹膜纤维化，不能长期使用，服用 6 个月后，间隔 2 个月，再重新开始服用。撤药时，逐渐减量，1 周后停用，以免头痛反弹。由于美西麦角的不良反应较大，通常用于其他预防药物无效的严重病例。

不良反应：恶心、呕吐、消化不良、头晕、镇静、抑郁，长期服用会导致后腹膜纤维化、心瓣膜病、胸膜纤维化。

禁忌证：包括心血管疾病、严重高血压、血栓性静脉炎、胃溃疡、妊娠、家族性纤维疾病(如肺病、胶原病)。

由于美西麦角有收缩血管的作用，所以在治疗偏头痛时，麦角胺用常量的一半。

苯噻啶：用于预防偏头痛的剂量一般为 1.5mg/d(0.5mg，每日 3 次或晚上 1 次口服，以减少镇静并发症)。剂量逐渐递增，从 0.5mg 开始，每 3 天增加 0.5mg，直到 1.5mg/d。在顽固性病例，可增加到 3～4.5mg/d，分 3 次口服。不良反应：食欲、体重增加、镇静。禁忌证：肥胖。用药后，患者不要开车。

麦角乙脲：用于预防偏头痛的剂量为 0.025mg，每日 3 次。禁忌证：外周血管疾病、冠心病、精神病。

3)钙拮抗药:维拉帕米:当其他药物无效时,可考虑维拉帕米预防偏头痛。理想剂量是:240～320mg/d,80mg/次口服。若有可能,也可使用长效剂型。不良反应:便秘、低血压、房室阻滞、水肿、头痛、恶心。禁忌证:心动过缓,房室传导阻滞,病窦综合征,正在服用受体阻滞剂。

氟桂利嗪:若预防偏头痛的首选药物受体阻滞剂无效或禁忌时,可考虑用氟桂利嗪。标准剂量是:10mg/d,每天1次;若有不良反应,可5mg/d。氟桂利嗪可持续使用2个月。儿童的剂量为5mg/d。不良反应:镇静、体重增加、抑郁、锥体外系症状(帕金森病)。禁忌证:妊娠、帕金森病、既往抑郁或情绪改变、一级亲属有抑郁病史。

4)抗癫痫药:若预防偏头痛的首选药物受体阻滞剂无效或禁忌时,可考虑用丙戊酸钠,但剂量小于抗癫痫用量。初始治疗为500mg/d,根据疗效和不良反应逐渐增加剂量。当丙戊酸钠的血药浓度未达到抗癫痫剂量前,不能认为是无效。不良反应:胃肠道反应最常见,此外还有体重增加、脱发、震颤、急性重型肝炎。禁忌证:血小板减少、肝脏疾病、妊娠。

【病程观察及处理】

(一)病情观察要点

主要观察发作的频率及头痛的严重程度。

(二)疗效判断与处理

1.治疗发作

是否是偏头痛,让患者坚持记头痛日记至少1个月。查阅既往用药情况。

2.药物选择

发作轻微还是剧烈,轻微头痛可用阿司匹林;严重头痛应用特异性药物;先兆期治疗,若先兆期少于30分钟用麦角胺,舒马普坦对先兆期无效;伴随症状,恶心呕吐用止吐药和胃肠动力药,如甲氧氯普胺;既往用药情况,既往用药剂量是否合理,药物不良反应;禁忌证,麦角胺、曲坦类药物禁用于缺血性血管病及妊娠;不良反应,患者应提供出现不良反应的药物;药物剂量,根据患者具体情况裁定,开始低剂量,根据2次发作的疗效,逐渐增加;规律用药,若呕吐不能口服,可皮下注射、直肠给药或鼻吸。

3.预防性治疗

用药时机,每月＞2次发作,抑制发展性治疗无效,若频繁发作注意药物滥用情况;记录疗效,患者在治疗期间,是否坚持记头痛日记。

4.选择用药

禁忌证,哮喘禁用β-受体阻滞剂,抑郁禁用氟桂利嗪,肥胖禁用苯噻啶(pizotifen),胃溃疡、出血性疾病禁用NSAIDs;要把不良反应告诉患者;既往用药的剂量,时间窗,药物滥用情况;无“标准”用药剂量,根据患者具体情况裁定,从小剂量开始。

5.其他

一般在临床中,经过数天的观察,使用某种药物后仍有反复的发作,可考虑更换其他药物。

【预后评估】

关于偏头痛的预后报道相对较少,基因或环境因素对预后的影响还不完全清楚。总之,有可能随着年龄的增大,偏头痛逐渐减轻或消失;但有些病例可有偏头痛复发,即存在长短不一的偏头痛静止期。需要进一步长期随访,以便更准确地评估预后。

【出院随访】

1.出院带药

根据发作期还是发作间期选择用药。

2.检查项目与周期

若一种药物使用效果不佳,除换药外,还可检查血药浓度。

3.定期门诊检查与取药

患者根据偏头痛的剧烈程度、发作频率和药物不良反应情况,每 2～3 个月,随诊复查 1 次。

4.应当注意的问题

患者应当坚持记头痛日记、用药情况,以及出现的身体不适情况,及时向医生反应,以便医生合理选择用药。

第三节　紧张性头痛

【概述】

紧张性头痛是指没有明显的病因、缺乏偏头痛或丛集性头痛特征的慢性头痛,在国际分类中紧张性头痛为最常见的头痛之一,曾被称为肌收缩性头痛、原发性头痛、精神性头痛、应激性头痛、精神肌紧张性头痛等。

【诊断步骤】

(一)病史采集要点

1.起病情况

首次发作的时间、有无情绪诱因、有无用药等,基本参照偏头痛的起病情况询问病史。

2.主要临床表现

好发于 20 岁以后,女性多见。缓慢起病,逐渐加重,头痛的部位以两颞部和/或额部、后枕部为主,偶可为一侧,个别患者表现为全头痛。胀痛、钝痛、非搏动性疼痛为多,持续性。疼痛的程度较轻,一般不影响患者的日常生活。常伴有失眠、焦虑、抑郁表现,一般无恶心、呕吐,也无明显的视觉症状,患者就医积极。

(1)反复性紧张性头痛:

1)疼痛的特点:通常为钝痛或非搏动性痛,描述为紧压感、压迫感、紧箍感;也有描述为束带感或头沉。搏动性头痛很少发生,紧张性头痛最常见的头痛性质为非搏动性和压迫感。根据发作的频度可分为少发反复性和频发反复性两种。

2)疼痛的严重程度:根据 IHS 诊断标准,紧张性头痛的典型疼痛是轻至中度,且轻-中度疼痛的患者占 87%～99%。紧张性疼痛的严重程度随发作频率的增加而加重。

3)头痛部位:典型的患者表现为双侧头痛,且疼痛的严重程度与疼痛的部位改变有关。紧张性疼痛发生的频率,脑各部位不同,顺序为枕叶、顶叶、颞叶、额叶。少数情况下,紧张性疼痛表现为单侧头痛。严格讲，单侧头痛的发生率4%～12.5%，不过，头痛不总是发生在同侧。

4)伴随症状：恶心和呕吐不包括在IHS的诊断标准中，出现恶心和呕吐，通常可以排除发作性紧张性头痛。但是，有些发作性紧张性头痛的患者发作时伴有轻度至中度的食欲减退，因此鉴别恶心和食欲减退很重要。畏光和畏声可以出现，但不包括在IHS的诊断标准中。有时可伴有颅周触压痛，根据是否伴有颅周触压痛上述两种分类可各再分为2种亚型。伴随症状可以描述为出现或不出现。

5)与睡眠的关系：到目前为止发现与睡眠障碍有一定相关性。

(2)慢性紧张性头痛：除了发作频率外，慢性紧张性头痛与反复性紧张性头痛在临床特征上相似，IHS分类委员会区分二者的原因是二者在处置上有所不同。慢性紧张性头痛通常是由于药物滥用或过量所致，且疼痛严重，伴随症状较多，而受日常生活琐事及紧张影响较小。

1)临床特征：典型的慢性紧张性头痛患者多为中年发病，男女均有发病，一般有10～20年的头痛病史，经常有每日头痛。多数病例与偏头痛共存，家族聚集性也多见。多数患者在青春期表现为发作性紧张性头痛或无先兆性偏头痛，以后发作频率逐渐增加，经过若干年后演变为慢性型。

2)疼痛特点：疼痛为压迫性、紧缩性、胀满感，针刺样疼痛不多见。患者经常描述类似帽子紧箍感，头沉重。最近研究表明，压迫性头痛占83%，72%～95%的患者几乎每天都有紧张性头痛发作。

3)疼痛部位：双侧头痛为主，有研究表明双侧头痛者占88%。不同患者，疼痛部位变化很大，通常枕叶、颞叶、额颞叶疼痛共占66%，而枕叶头痛仅占25%。

4)疼痛的严重程度：根据IHS分类委员会的诊断标准，疼痛通常是轻度至中度。有资料表明，慢性紧张性头痛轻度头痛占16%，中度头痛占78%，另有4%呈严重头痛。

5)伴随症状：患者可出现畏光或畏声，发生频率32%，也可出现恶心，发生率为25%。同样根据是否伴有颅周触压痛可分为两种亚型。

3.既往病史

无特殊。

(二)体格检查要点

检查出偶有肌阵挛及颅周触压痛外，无异常发现。在额肌、颞肌、咬肌、翼内外肌、胸锁乳突肌、头夹肌、斜方肌上用力压迫，会加重头痛的强度和频率，如出现上述情况可认为伴有颅周触压痛。检查前应注意先与患者沟通。

(三)门诊资料分析

同偏头痛。

(四)进一步检查项目

辅助检查：生化，电生理，头颅MRI等。

【诊断对策】

(一)诊断要点

紧张性头痛的诊断主要依据患者的临床表现，但需要排除颅内和颈部器质性病变，如外伤、肿瘤、炎症、退行性病变等。2004年IHS对紧张性头痛的诊断标准做了明确的规定。

1.少发反复性紧张性头痛

(1)发作频率每月不满 1 日(每年不满 12 日),共发作 10 次以上。

(2)头痛持续 30 分钟至 7 天。

(3)至少具有下列特征中 2 项:

1)两侧性;

2)性质为压迫感或紧缩感(非搏动性);

3)强度为轻度～中度;

4)不因步行、上下楼梯等日常活动而加重。

(4)满足以下 2 项:

1)无恶心或呕吐,有时可有食欲不振;

2)至多有畏光、畏声(光、声音过敏)中的 1 项。

(5)除外其他疾病引起。

2.频发反复性紧张性头痛

(1)发作频率每月超过 1 日,不足 15 日(每年超过 12 日,但不满 180 日),共发作 10 次以上。

(2)头痛持续 30 分钟至 7 天。

(3)至少具有下列特征中 2 项:

1)两侧性;

2)性质为压迫感或紧缩感(非搏动性);

3)强度为轻度～中度;

4)不因步行、上下楼梯等日常活动而加重。

(4)满足以下 2 项:

1)无恶心或呕吐,有时可有食欲不振;

2)至多有畏光、畏声(光、声音过敏)中的 1 项。

(5)除外其他疾病引起。

3.慢性紧张性头痛

(1)发作频率每月超过 15 日,每年超过 3 个月以上发作(每年超过 180 日)。

(2)头痛持续数小时或长时间持续不间断。

(3)至少具有下列特征中 2 项:

1)两侧性;

2)性质为压迫感或紧缩感(非搏动性);

3)强度为轻度～中度;

4)不因步行、上下楼梯等日常活动而加重。

(4)满足以下 2 项:

1)无呕吐,可有轻度恶心,无中度到重度恶心;

2)至多有畏光、畏声(光、声音过敏)中的 1 项。

(5)除外其他疾病引起。

注：如果头痛满足“慢性紧张性头痛”的诊断标准，患者能清楚地回忆，首次发作在3天内持续不间断，则应诊断为“新发持续性每日头痛”；如果患者不能回忆起病的方式或不能确定，则诊断为“慢性紧张性头痛”。

4.伴颅周触压痛的紧张性头痛

(1)符合上述紧张性头痛的诊断标准。

(2)至少符合下述其中1项①触诊或压痛计检查颅周肌肉有压痛；②肌电图检查发现有颅周肌电活动增高。

5.不伴颅周触压痛的紧张眭头痛

(1)符合上述紧张性头痛的诊断标准。

(2)至少符合下述其中的1项①触诊或压痛计检查颅周肌肉有压痛；②肌电图检查发现有颅周肌电活动增高。

(二)鉴别诊断要点

注意与一些临床表现和辅助检查结果相似的疾病进行鉴别。

1.良性颅内压增高(假性脑瘤)

有时与慢性紧张性头痛相似，前者有高颅压症状，如视神经盘水肿，多见于年轻人，肥胖女性，可以出现恶心、呕吐、眼眶痛、复视、视野缺失等，腰椎穿刺显示颅内压增高，CSF蛋白和细胞正常，可以鉴别。

2.无先兆性偏头痛

发作性紧张性偏头痛有时与无先兆性偏头痛难于鉴别，发作性紧张性偏头痛也可以有搏动性头痛(18%)、恶心和呕吐(4%)、单侧头痛(10%)、畏光([illegible]1%)、日常活动头痛加重(28%)，因此，有些学者已经假设紧张性头痛和偏头痛可能是一个连续统一体，而不是一个可以区分的疾病实体，但目前的研究并没有证实这种说法。我们必须记住，紧张性头痛和偏头痛经常共存，合并有偏头痛的紧张胜头痛患者头痛发作程度更严重，发作频率更高。

3.其他

颈椎骨强硬、脑瘤、口一下颌功能障碍(OMD)有时与慢性紧张性头痛临床上相似，注意进行鉴别。

4.临床类型

2004年IHS分类委员会将TTH分为如下亚型：

(1)少发反复性紧张性头痛：

1)伴有颅周肌肉收缩的发作性紧张性头痛；

2)不伴有颅周肌肉收缩的发作性紧张性头痛。

(2)频发反复性紧张性头痛：

1)伴有颅周肌肉收缩的发作性紧张性头痛；

2)不伴有颅周肌肉收缩的发作性紧张性头痛。

(3)慢性紧张性头痛：

1)伴有颅周肌肉收缩的发作性紧张性头痛；

2)不伴有颅周肌肉收缩的发作性紧张性头痛。

(4)可能的紧张性头痛。

【治疗对策】

(一)治疗原则

基本与偏头痛相同。

(二)治疗计划

①一般疗法;②心理疗法;③物理疗法等。

(三)治疗方案的选择(方案适应证,内容优缺点,注意事项)

1.一般疗法

有特殊原因引起的TTH应以病因治疗为主,如药物滥用者应戒除对药物的依赖;躯体性疾病导致的TTH发作应治疗躯体疾病;精神因素所致的头痛应向心理医生咨询,以求解脱;由于头、颈、肩部姿势不良引起的头痛,应矫正不良姿势等。

2.心理疗法

适合于药物滥用或过量、合并精神病、儿童和青少年的TTH患者。常用的方法有:EMG生物反馈训练,可以帮助患者学习控制紧张情绪,每日进行30分钟;松弛训练法,包括渐进性松弛训练(PRT)和自然训练,被动地对精神和躯体进行调节;此外,还有认知一行为疗法等。

3.物理疗法

药物滥用或过量所致的头痛,应逐渐停药或立即停药,同时给予物理疗法,包括经皮神经电刺激、按摩、放松等。放松要掌握一定的技巧,首先在避光的环境里采取舒适的斜躺姿势开始训练;然后,坐在周围环境不太安静的地方进行训练;最后,必须每天坚持练习。

另外,以家庭为基础的训练程序有时甚至超过临床治疗效果。下面这套程序对缓解TTH会有很大帮助:①坐在椅子上,背靠紧,双手放在膝盖上,双脚放在地板上;②头靠着墙;③肩放低;④放松下颌、上下齿间留有间歇;⑤闭眼,平静而有节律地呼吸;⑥从头到脚感觉全身在放松;⑦每次吸气时,选择一个线索词,如"放松";⑧30秒后,睁开眼睛,深呼吸,结束。

4.治疗口-下颌功能障碍(OMD)

可采用非手术治疗,连续咬合夹板训练;也可以对颞-下颌关节进行选择性手术。

5.TTH的急性期药物治疗

(1)单纯止痛药:①阿司匹林:是TTH急性期的常用药物,临床研究中常用650mg作为标准剂量。欧美人推荐剂量为首次975mg(3片),1~2小时后,复给975mg。②对乙酰氨基酚:临床效果与阿司匹林相似,单独应用,效果不如非甾体抗感染药物疗效好。推荐剂量为1000mg,1~2小时后复给1000mg。

(2)非甾体抗感染药(NSAIDs):①布洛芬:一般可用400mg或800mg,当服用200mg时,疗效优于阿司匹林500mg;推荐TTH急性期首选布洛芬,首次剂量800mg,1~2小时后复给400mg。②萘普生:可以缓解各种头痛,维持时间长,早期应用效果好。推荐首次剂量为825mg,1~2小时后复给275mg。

(3)肌肉松弛药:周围性肌肉松弛药本身对急性TTH无明显疗效,中枢性肌肉松弛药对预防慢性紧张性头痛有一定作用。目前治疗急性期紧张性头痛首选乙哌立松(妙钠),50mg,每日3次,疗程2~3周。

(4)5-HT 受体激动药：英明格对慢性紧张性头痛有效，而对发作性紧张性头痛无效，此方面的研究尚不确定，还需要深入研究。

6.TTH 的预防性药物治疗

(1)抗抑郁药物：①三环类抗抑郁药，如阿米替林、氯米帕明(氯丙咪嗪)等，与 B-受体阻滞药合用可增强其疗效；②SSRI 类抗抑郁药，如百忧解、舍曲林、帕罗西汀等，此类药物疗效好，不良反应少。

(2)肌肉松弛药：有 50％～60％的 TTH 患者与颅周肌肉障碍有关，使用肌松药可以得到缓解。常用的肌松药有：中枢性肌松药巴氯芬(如氯苯氨丁酸)、地西泮(安定)、替托尼定、盐酸环苯扎林等。周围性肌松药，如丹曲林等。

【病程观察及处理】

1.病情观察要点

与偏头痛同。

2.疗效判断与处理

与偏头痛章节同。

【预后评估】

紧张性头痛的临床过程不同，预后也不一样。频繁发作的发作性紧张性头痛经过若干年后，可能会演变为慢性紧张性头痛。影响紧张性头痛预后的因素主要有以下几个方面。

1.紧张性头痛的严重程度

由于紧张性头痛、偏头痛和药物诱导的头痛临床上经常共存，所以重型紧张性头痛较轻型紧张性头痛转变为偏头痛的危险性是否会增高，仍存在争议。

2.合并偏头痛

目前研究表明，紧张性头痛和偏头痛的终身流行率相同，合并有偏头痛的紧张性头痛患者，其发作程度更严重，发作次数更频繁，这提示偏头痛可能是众多紧张性头痛促发因素之一。

3.药物过量和滥用

有多种因素可能影响头痛的发作频率和演变过程，最常见的原因是合用止痛药、麦角胺或舒马坦过量。已有研究表明，上述药物的长期滥用是紧张性头痛由发作性演变为慢性，最后演变为每日头痛的最常见原因。除非停用这些止痛药，否则患者的临床症状会更差，对各种预防性治疗都将产生抵抗。

4.社会心理压力

社会心理压力也是影响头痛预后的重要因素。有些证据表明，慢性复发性头痛，尤其是紧张性头痛，头痛的严重程度和发作频率与患者处理日常生活琐事的能力有关，处理日常生活琐事的能力差，头痛的预后也差，因此，可作为判断紧张性头痛预后的一项指标。

5.性激素

在紧张性头痛演变过程中，性激素的作用还有争议。性激素所起的作用可能很小，但由于月经能促发偏头痛发作，同时也促发紧张性头痛发作，故似乎血浆性激素水平的波动可能加重头痛的发作。

总之，紧张性头痛的预后主要还是取决于对紧张 J 生头痛的识别和诊断，做到早期给予特异性治疗，避免不正当的过量服药。

【出院随访】

(1)定期门诊检查与取药。

(2)应当注意的问题：坚持记录头痛日记，注意控制情绪，保持情绪平稳。

第四节　丛集性头痛

【概述】

丛集性头痛以眼眶、眶上、颞区绝对单侧、严重的头痛发作为特征。发作持续10～180分钟，常每天发作1次或几次，特别是晚上。常伴同侧流泪、鼻涕、鼻黏膜充血、眼睑水肿、轻度上睑下垂、瞳孔缩小。男性多见。其最大的特征是周期性，丛集性，及发作有规律的出现。

【诊断步骤】

(一)病史采集要点

1.起病情况

(1)头痛是否绝对位于单侧。

(2)疼痛最强点位于眼后，放射至颞叶或面颊上部。描述为极其痛苦、不能忍受，好像眼球突出眼眶或刀在剜转。

(3)发作期可出现血压及心率的改变。

(4)视觉异常。

(5)面部发红及出汗。

(6)流泪，流涕及流涎。

2.主要临床表现

(1)概述：严重绝对单侧的眼眶、眶上和(或)颞区疼痛发作，持续5～180分钟，从隔日发作1次至每Et发作8次。常伴下列1种或多种现象：结膜水肿、流泪、鼻充血、流涕、前额或面部出汗、瞳孔缩小、上眼睑下垂、眼睑水肿、发作呈一连串性，持续数周或数月(所谓的丛集期)，两次发作问常为缓解期，持续数月或数年。约10%的患者呈慢性综合征。丛集性头痛以临床表现为特征，其表现极其典型，不需要辅助检查即可做出诊断。虽然发作初始在男性中有一不同年龄的分布，但其临床特征与慢性丛集性头痛相似。

(2)先兆及前驱症状：丛集性头痛患者可叙述预警症状，其分为先兆(头痛前几分钟出现)及前驱症状。先兆以头和颈部感觉、消化器官或脑症状、情绪改变为特征。患者也对随后出现疼痛的区域有感觉：刺痛、压迫、麻刺感、明显的搏动。前驱症状可在1～8周前有1次发作。

(3)个体发作的特征：丛集性头痛常每天发作1次或2次，许多患者常发生在同一时间，至少有1～2周的时间间隔。最常见的发作时间是凌晨1～2点钟及下午1～3点钟。

典型的头痛发作是单侧，极其严重，常伴有同侧自主神经功能紊乱的症状及体征。大部分患者疼痛开始于眶及眶周区域(眼周围或上部)；可放射至额、颞区域；上或下颌区；鼻、耳、头的半侧；部分病例放射至同侧颈肩。

发作开始常为模糊的不适感，随即为极其痛苦的疼痛。当疼痛达到顶峰时，性质常为持续的钻样、刺样、压迫样疼痛。发作期（少见于间歇期），患者对有症状区域触觉过敏。部分患者于发作间期，对有症状区域体会持续的轻微不适感，常描述为眼后的疼痛或轻微压迫。

少数（30%）患者体会搏动性疼痛；有时不能描述；另外少数情况为混合的疼痛性质（搏动或神经痛）；发作期症状侧也可出现突然、剧烈的刺痛，持续1～2秒。最初几天或几周，发作的严重程度（伴随频率）常增加；发作的中间阶段常呈中度，甚至偶尔呈轻度。大部分患者疼痛总影响头的同侧；部分患者在不同的发作期，症状可出现在对侧；或更少见的情况时在同一发作期发生改变。

丛集性疼痛常持续15分钟到2小时，在每个发作期的开始及后期常持续时间较短。疼痛达峰时间，几乎所有的患者不超过10分钟。最强的疼痛持续不足30分钟，疼痛平息不超过40分钟。夜间和白天发作的严重程度及持续时间是相同的。

疼痛发作的频率常为1～2次/天，最轻的发作隔日一次，最重为每日发作8次。丛集性发作趋向为频率的增加；在病程过程中，慢性发作趋向于频率减少，两组的发作持续时间趋于延长。

（4）促发因素：发作期乙醇的摄入是公认的促成因素。但有些报道认为，一些慢性发作的患者，大量饮酒可减轻发作，缓解期持续的时间与摄入乙醇量有关。而且，对丛集性疼痛治疗有效的药物不能控制饮酒诱发的发作。

（5）缓解因素：压迫同侧表浅的颞动脉，可减轻自发或硝酸甘油诱发的疼痛。

（6）相关的症状和体征：丛集性头痛发作伴随的症状及体征是典型的，主要描述在疼痛同侧，提示自主神经系统功能的紊乱。伴随症状的频率及严重程度取决于发作的严重程度。在自主神经受累的体征中，流泪最常见，其次为头痛侧结膜水肿、Horner综合征。也可出现心血管的症状，心率下降、心律不齐、室性期前收缩、房颤等，还可出现眼睑或面部、前额的红斑。

（7）家族史少见。

（8）性别：主要在男性中流行，女性占10%～30%，性别比例在丛集性发作及慢性发作形式相似。

（9）发病年龄：可发生在任何年龄，常比偏头痛发病年龄晚。

（10）生活习惯及个人情况：饮酒及吸烟者好发，有较夸张的生活习惯，患者通常雄心勃勃、工作努力、具有强迫性的个性特征；但也常感到能力不足，也具有依赖性。

（11）活动期及缓解期：最大的特征是周期性，丛集性，及发作有规律的出现。活动期常持续1～2个月，也可以持续几天至1年。当丛集发作期超过12个月时，常分类为慢性。大部分患者每年有1～2个丛集发作期。缓解期可因女性妊娠而到来，分娩后发作常转变为短暂性。偶尔在缓解期出现几次轻微的发作。

3.既往病史

往往不明显，但几个调查研究显示，以往有头外伤或消化性溃疡者发病率增加。有些报道认为冠心病者发病率增高。

（二）体格检查要点

常规检查及神经系统检查一般无阳性定位体征。

(三)门诊资料分析

血常规,生化检查等一般无阳性发现。

(四)进一步检查项目

1.补充门诊未做的检查项目

丛集性头痛的诊断主要依据临床表现,如果病史及临床检查无特殊发现的话,一般无影像学指征。只有下列几种情况需要做特殊的检查。

老年人首次头痛发作:

(1)病史短(如头痛时间长且呈持续性)。

(2)临床特征不典型(如头痛时间长且呈持续性)。

(3)病程迁延,特别是进行性加重。

(4)头痛伴意识障碍或抽搐。

(5)任何神经系统或实验室检查有明显的病理结果。

部分患者需要特殊的诱发实验:硝酸甘油舌下含服;组胺皮下或肌内注射。在丛集性头痛活动期给予组胺,15～20 分钟内可诱发典型的丛集性发作。诊断脑结构损伤时,可选择 CT/MRI,可发现小的肿瘤或小的血管畸形。如需排除静脉窦炎症,可经耳科医生检查,行鼻旁窦 X 线检查。

2.实验室检查

生物化学、内分泌学、电生理可作为辅助性检查,但临床价值有限,主要作为研究性工具。

【诊断对策】

(一)诊断要点

(1)严格的单侧性。

(2)特别强烈。

(3)位于眼眶周围。

(4)持续短时期。

(5)此外,特殊的颞区发作形式有助于区别丛集性头痛及其他类型的头痛。

(6)丛集性头痛 IHS 诊断准则(国际头痛学会分类委员会,2004)

1)有 5 次以上头痛发作符合下列 2～4 项的条件。

2)未治疗时为单侧性的重一极重度头痛,存在于眶、眶上或颞部中的至少一处,发作持续 15～180 分钟(注 1)。

3)在头痛的一侧,至少伴有下列特征的一项:①结膜充血和/或流泪;②鼻塞和/或流涕;③眼睑浮肿;④额部和面部出汗;⑤瞳孔缩小和/或眼睑下垂;⑥无法冷静或兴奋的样子。

4)发作频率为 1 次/2 日～8 次/日(注 2)。

5)排除其他疾病引起。

注 1:丛集性头痛的发作期间(但不超过发作期的 1/2),可能会有头痛程度减轻,和/或持续时间的改变(缩短或延长)。

注 2:丛集性头痛的发作期间(但不超过发作期的 1/2)可能会有发作频率的下降。

（二）鉴别诊断要点

注意与一些临床表现和辅助检查结果相似的疾病进行鉴别。

1.偏头痛

偏头痛好发于女性（60％～70％），平均发病年龄10～20岁，发作前的先兆多为闪光性暗点，常单侧，位于头的上部，头痛性质为搏动性，钻孔样；伴随畏光、畏声、恶心、呕吐等；每次持续4～72小时，发作频率为每月1～3次，常早晨发作，妊娠期显著缓解；情绪紧张、奶酪、红酒、巧克力、月经可诱发发作。

2.三叉神经痛

发病性别上，女：男＝2：1，平均发病年龄50～60岁，常单侧发作，位于上颌、下颌神经分布区；性质为针刺样，过电样，患者极其痛苦，持续时间1～2秒，每日发作几次，常早餐就餐时发作，有面部扳机点，被刺激后易发作。

【治疗对策】

（一）治疗原则

治疗原则于偏头痛相同。发作时一方面要终止头痛，另一方面要预防再发。

（二）治疗计划

包括一般处理、非药物治疗、药物治疗和外科治疗。

1.一般处理

极痛苦的频繁发作常导致恐惧、迷惑及焦虑。因发作可自行缓解，且无脑组织的损伤，对大部分患者的首要处理是提供快速终止发作，并预防再次发作。治疗可分为：急性症状的个体治疗；预防性治疗。

急性发作时选择：曲马坦皮下注射；吸氧；注射双氢麦角胺；麻醉药阻滞蝶腭神经节；鼻滴入利多卡因或可卡因。

预防用药：因头痛每日发作，故预防用药也是必要的。可选用维拉帕米；从集期严重时，联合应用类固醇10～14天。麦角胺可分次规律服用或发作前一次给药以预防发作。锂针对慢性丛集性头痛可能有效，但需要监测血药浓度。美西麦角是有效的预防药物，但少见的情况是引起纤维化。其他包括苯噻啶、丙戊酸钠，两者均未广泛研究。

几周后，药物方能显效。最初不能考虑药物无效，待增加剂量后而定，有时会超过标准推荐剂量。剂量的限制主要由于出现不良反应。

2.非药物治疗

大部分患者丛集性头痛发作期，因饮酒而诱发，故避免饮酒。一些致血管扩张的食物也可促进发作，但作用不及饮酒明显。生物反馈和针灸几乎无效。丛集性头痛患者中，有很大一部分吸烟严重，但戒烟对抑制发作无明显效果。应避免小睡，因其可诱发发作。

如果所有的治疗措施均失败，且头痛为慢性形式，可考虑三叉神经损毁作为最后的治疗。

3.药物治疗

（1）急性治疗：

1）氧气吸氧常作为丛集性头痛的常规治疗，包括在医院及家中。

氧有收缩血管的作用，但不是唯一的作用机制。增加动脉血氧分压，对颅内血管有直接的作用。丛集性头痛发作时,脑内呈高灌注状态,氧可抑制这种状态,随后发生血管的收缩。硝酸甘油诱发头痛发作后,血氧饱和度比正常低。发作期,当低氧或硝酸甘油诱发发作后,患者的血压饱和度较正常低。这些研究假定,患者的化学感受器异常,而氧可纠正这种异常。

高压氧治疗丛集性头痛患者有效。高压氧通过降低P物质的免疫活性,抑制神经炎症反应而起作用。高压氧对慢性型治疗的提示,其可能通过5-羟色胺能通路起效。

2)麦角类:麦角胺如果于发作早期口服或直肠给药,可改善或缩短头痛发作,实验认为吸入更为有效,但近年无吸入的临床研究。双氢麦角胺肌内或静脉给药可很好地控制发作,比麦角胺酒石酸盐不良反应少。血压一般不受影响,偶尔患者出现腿痛。

3)舒马曲坦:目前,舒马曲坦6mg皮下注射,是丛集性头痛急性期最有效的治疗,给药后15分钟内可使症状完全或几乎完全控制,但12mg对头痛的缓解和发作频率未显示明显的临床效果。应用舒马曲坦耐受性好,无严重不良反应,长期应用的不良反应与偏头痛相似,频繁使用未增加不良反应的发生。短期治疗,1天内最好不超过2次。

(2)预防性治疗:

1)麦角胺:许多临床研究推荐口服麦角胺预防丛集性头痛发作,3～4mg/d,分2次或多次给予。治疗应持续数周或发作停止。不良反应少。

2)锂盐:锂可预防发作性和慢性丛集性头痛,在低剂量0.3～0.8mg即显示其治疗效果,大部分患者的有效剂量水平为600～900mg/d。锂有许多不良反应,震颤、多尿症、腹泻等,特别是治疗超量时。因此,定期检查血药水平很重要,应在清晨(口服给药后12小时)测量其浓度。治疗前及服药过程中应检查肾及甲状腺功能。

3)类固醇:泼尼松作为治疗严重丛集性头痛的一线用药,60mg/d,持续10天,然后逐渐减量。泼尼松可与维拉帕米同时服用,但维拉帕米要持续应用于整个丛集期。

4)钙拮抗药:去极化及血管平滑肌的收缩取决于钙离子的向内流动,钙拮抗药可使动脉平滑肌松弛。维拉帕米可快速起效,但其最大的临床效果延迟至数周。

5)美西麦角:是5-羟色胺拮抗药,虽然自身只有弱的血管收缩作用,但其可加强去甲肾上腺素的缩血管作用。美西麦角短期使用适用于大部分发作性的丛集性头痛,因发作期往往不超过6个月。

6)丙戊酸盐:是慢性丛集性头痛的预防用药,其使中枢神经系统抑制性递质GABA增加。丛集性头痛的生物节律紊乱,而GABA可对生物节律产生影响。

7)苯噻啶:几个小样本的临床观察显示,苯噻啶可降低头痛发作的频率及强度,有效率为50%。

丙戊酸盐及苯噻啶在预防头痛发作中只作为可尝试用药,特别是对麦角胺无效或有禁忌证者。

总之,在对丛集头痛的预防性治疗中,对于发作性丛集性头痛,主张用维拉帕米、泼尼松、麦角胺酒石酸盐、美西麦角、苯噻啶、碳酸锂;对于慢性丛集性头痛,推荐用药为碳酸锂、维拉帕米、美西麦角、苯噻啶。

(3)外科治疗:外科治疗的目的是终止头痛发作。手术切除中间神经、岩浅大神经、蝶腭神经节等,可阻断副交感神经通路。手术缓解往往不持续,有复发的报道。

手术的适应证为：①对药物有抵制（无效、严重不良反应、有禁忌证）；②头痛局限在一侧；③头痛在眼及三叉神经分布区；④心理稳定、无异样的个性特征。

【病程观察及处理】

1.病情观察要点

发作的频率，剧烈程度，药物的副反应等。

2.疗效判断与处理

基本可参照偏头痛章节。

【预后评估】

各种类型的丛集性头痛均为慢性疾病，大部分病例持续多年甚至终生。但75岁以后很少见到丛集性头痛的活动期。丛集性头痛的发作随着时间的推移而趋向恶化，也可出现慢性型的模式。慢性形式的预后比预想得要好，一些患者也可转变为发作形式。药物疗法（特别是锂）可作为慢性形式的一个原因，否则不影响结局。首次发作较晚、男性、发作性丛集性头痛病史超过20年者，似乎结局不良。

【出院随访】

(1)定期门诊检查与取药。

(2)应当注意的问题坚持记录头痛日记，尤其是发作的次数、程度、药物的不良反应等。

第五节　其他原发性头痛

【概述】

头痛未发现明确的结构性病变基础，并排除由其他疾病引起，但不能归类于上述的原发性头痛，如偏头痛、紧张性头痛及丛集性头痛等，都归类于其他原发性头痛。此类头痛预后通常较为乐观，与颅内占位性病变、动脉瘤或脑动脉粥样硬化等疾病所致的头痛相比，被认为是良性头痛，以往又称功能性头痛。这类头痛类型多样，表现各异。

【诊断步骤】

(一)病史采集要点

1.起病情况

与偏头痛章节同。

2.主要临床表现

(1)特发性针刺样头痛：是在没有器质性病变和脑神经损害时出现的一种自发短暂头部刺痛。

(2)冰凿样头痛：一种锐性头部刺痛，就像冰凿或钉子被突然刺进头部，在颞区和眶区较顶区和枕区更为常见，并且常出现在偏头痛发作前或发作当中。

(3)寒冷诱发头痛：头部暴露与低温引起的头痛。依其寒冷刺激的不同分为以下几种：①来自外部的寒冷刺激导致的头痛，此类头痛为未经保护的头部暴露于低温环境（如零度以下的天气或浸入冷水中）后引起的普通头痛。②摄入冷食导致的头痛，指在冰冷食物通过上腭和咽后壁时敏感的个体产生的头痛。

(4)良性咳嗽诱发头痛:由咳嗽诱发的,不伴有颅内器质性病变的头痛。男性多见,男女比例为4∶1。

(5)良性劳动力性头痛:由任何形式的用力行为引起的头痛。

(6)与性活动有关的头痛:由性交或自慰行为诱发的头痛,随着兴奋程度的升高出现双侧头部的钝痛,在达到高潮时突然变得极为剧烈,可以除外颅内器质性病变。

(7)其他未分类的功能性头痛:①偏侧持续性头痛:吲哚美辛治疗有效的新发性每日持续性偏侧头痛;②睡眠性头痛:一种老年人夜间发生的短暂性头痛,常使他们从睡眠中醒来。

(8)伴有结膜水肿和流泪的短暂发作性单侧类神经痛样发作(SUNCT综合征)最为罕见的头痛类型,患者头痛的临床特点是经常发作的短暂性单侧眼周疼痛,伴有明显的同侧自主神经系统症状。

3.既往病史

无特殊。

(二)体格检查要点

一般无阳性体征。

(三)门诊资料分析

与偏头痛同。

(四)进一步检查项目

与偏头痛同。

【诊断对策】

(一)诊断要点

1.原发性刺痛型头痛

(1)头痛呈刺痛样,发作1次或连续数次,符合2~4项。

(2)疼痛绝大部分位于或仅在三叉神经第一感觉支的分布范围(如眶、颞、前额区)。

(3)疼痛通常持续数秒钟(多数在3秒内),反复发作,发作频率从每天1次到每天多次不等。

(4)无其他伴随症状。

(5)排除其他疾病引起。

2.良性咳嗽型头痛

(1)头痛发作满足2~3项。

(2)头痛突然发生,持续1秒到30分钟。

(3)由咳嗽、牵拉和/或咽鼓管捏鼻鼓气法(Valsalva manoeuvre)所诱发。

(4)排除其他疾病引起。

注:咳嗽型头痛有40%是症状性的,其中大部分为Arnold-Chiari畸形和任何可以导致脑脊液循环和脑结构位置异常的疾患所致。必须经神经影像学检查排除其他器质性病变后才可诊断原发性咳嗽型头痛。

3.原发性劳力型头痛

(1)头痛发作满足2～3项。

(2)头痛持续5分钟到48小时。

(3)体力活动时诱发,或在体力活动过程中或结束后出现。

(4)排除其他疾病引起。

4.与性活动有关的原发性头痛

与性活动有关,根据其起始时间不同可分为两型,即性高潮前型和性高潮型。

(1)性高潮前型头痛:

1)双侧性的头部和颈部钝痛,伴有颈部和/或下颚肌肉挛缩;

2)在性兴奋时即出现,性高潮时加重;

3)排除其他疾病引起。

(2)性高潮型头痛:

1)突发的剧烈头痛;

2)在性高潮时出现;

3)排除其他疾病引起。

5.睡眠型头痛

(1)符合2～4项的头部钝痛。

(2)睡眠期出现,并使患者从睡眠中醒来。

(3)具有以下至少2个特点

1)每月15次以上发作;

2)醒后持续≥15分钟;

3)首次发作年龄超过50岁。

(4)无自主神经症状,恶心、畏光或畏声至多1项。

(5)排除其他疾病引起。

6.原发性暴发型头痛

(1)剧烈的头痛发作,符合2～3项。

(2)具有以下两个特点:

1)突然发作,1分钟内达高峰;

2)持续1小时到10天。

(3)在接下来的几周或几个月内不复发(在首次发作的1周内可复发)。

(4)排除其他疾病引起。

7.持续性偏侧头痛

(1)头痛持续超过3个月,符合2～4项。

(2)具有以下特点:

1)固定于一侧;

2)每天具有头痛,持续性,没有缓解期;

3)程度中等,但可加剧。

(3)在加重期可出现与头痛同侧的以下1个自主神经症状：

1)结膜充血和/或流泪；

2)鼻充血和/或流鼻涕；

3)上睑下垂和/或瞳孔缩小。

(4)对治疗量的吲哚美辛敏感。

(5)排除其他疾病引起。

8.新发持续性每日头痛

(1)头痛超过3个月以上，符合2～4项。

(2)每天均有头痛，持续不间断，发作后不缓解或不会很快缓解(3天内)。

(3)至少具有下列特征中2项：

1)两侧性；

2)性质为压迫感或紧缩感(非搏动性)；

3)强度为轻度一中度；

4)不因步行、上下楼梯等日常活动而加重。

(4)满足以下2项

1)无呕吐，无中度到重度恶心；

2)至多有轻度恶心、畏光、畏声(光、声音过敏)中的1项。

(5)除外其他疾病引起。

(二)鉴别诊断要点

注意与一些临床表现和辅助检查结果相似的疾病进行鉴别。

(1)Chiari畸形和任何可以导致脑脊液循环和脑结构位置异常的疾患在诊断"良性"咳嗽性头痛前必须被排除。此外，颅内动脉瘤、颈动脉狭窄和椎～基底动脉系统疾病有时也可以咳嗽性或用力后头痛为临床首发症状。

(2)嗜铬细胞瘤有时可以造成劳力性头痛，当诊断限于良性劳力性头痛时还要注意排除颅内占位或颈动脉狭窄。头痛可以由任何体力活动诱发，并通常为类似偏头痛样的搏动性头痛。

(3)要注意在性高潮时出现的头痛并不一定是良性头痛，如5%～12%的蛛网膜下腔出血患者就是以性交时头痛为临床表现的，另外也有相当数量的半球和脑干卒中可以性交时突发头痛为临床表现。

【治疗对策】

(一)治疗原则

与偏头痛同。

(二)治疗方案的选择(方案适应证，内容优缺点，注意事项)

1.原发性刺痛型头痛

可用卡马西平等对症处理。

2.原发性咳嗽型头痛

目前尚无有效的药物及处理方法，有报道称腰穿放液对有些咳嗽性疼痛患者有效。也可长期服用吲哚美辛，但副作用大。

3.原发性劳力型头痛

最有效的治疗是进行循序渐进的锻炼并逐渐增加活动量。或运动之前30分钟口服酒石酸麦角胺1～2mg,二甲麦角新碱1～2mg或麦角胺吸入可以有效预防头痛发生。

4.与性活动有关的原发性头痛

通常发作并不规律,而且经常仅为单次发作,因此对于轻度的头痛仅需要行心理安慰并减少性活动。当头痛经常发作而且出现规律性后可以应用普萘洛尔进行预防,但是剂量每日40～200mg不等,需要高度个体化的调整。β-受体阻滞药由于可以控制性高潮时的血压,因而可以起到预防作用,钙离子通道阻滞剂也可达到类似作用。另外,在性活动前30分钟服用麦角胺(1～2mg)或吲哚美辛(25～50mg)也可起到预防作用。

5.睡眠型头痛

睡前服用碳酸锂(200～600mg)有效,若对碳酸锂无法耐受,睡前服用维拉帕米或二甲麦角新碱也可。

6.持续性偏侧头痛

吲哚美辛治疗有效,吡洛昔康和其他非固醇类消炎药治疗也有效。

【病程观察及处理】

1.病情观察要点

与偏头痛同。

2.疗效判断与处理

与偏头痛同。

【预后评估】

属于良性头痛,通常预后较为乐观。

【出院随访】

(1)定期门诊检查与取药。

(2)应当注意的问题:避免诱发因素。

第六节　头颈部外伤引起的头痛

【概述】

头痛是头外伤意识清楚后患者的一种常见主诉。对外伤后头痛的定义有两种解释。一认为机体受伤后引起的头痛都属于外伤后头痛,但狭义的概念仅指头部外伤后的头痛;后一种解释被国际头痛学会采用。

外伤后头痛的病因很复杂,但概括起来仍是躯体和精神两方面的原因。其原因除直接外伤造成的组织损伤和蛛网膜下腔出血对脑膜痛觉感受器的刺激,更为重要的原因是复杂的神经心理以及社会因素。实际上更多的机会是两种因素交织在一起。

(一)机体因素

头部外伤造成舒缩调节的紊乱和不稳定;硬软脑膜粘连造成的脑脊液环路的不畅和吸收

障碍;颅骨缺损引起的脑膜粘连和低颅压;颅内血肿和脑脊液漏造成的颅内压增高或降低;枕颈部损伤造成该部肌肉、韧带处于紧张或松弛状态;交感神经受刺激而兴奋。这些因素均可引起头痛。

(二)精神心理因素

外伤时的刺激以及以后对当时情景的回忆,可产生愤怒、恐惧等不良情绪,久而形成心理状态的不平衡和紊乱,加之医疗赔偿、法律诉讼、人际关系等对正常恢复及治疗的干扰,致使出现头痛、失眠等症状。此类患者在受伤时多数清醒或仅有意识丧失,但发病率及症状的轻重程度通常与伤势呈负相关,恰好说明其发病机制中精神心理因素的作用。

按时间分类可分为急性外伤性头痛和慢性外伤性头痛。

【诊断步骤】

(一)病史采集要点

1.起病情况

与偏头痛同。

2.主要临床表现

(1)急性外伤性头痛:中到重度跳痛伴有恶心、呕吐、畏光和声音恐怖,以及记忆受损、易激动后嗜睡、眩晕、身体活动使其加重,患者叙述为失去工作能力。除发作形式外,与偏头痛有许多相似之处。

(2)慢性外伤后头痛:于头外伤后意识恢复后(或外伤后无意识丧失)持续 8 周以上的头痛。头痛性质无特点,为一般化的头痛,类似紧张性头痛,但可因身体用力和精神紧张使头痛加重。疼痛可能位于患者认为是受伤部位并有压痛。可能出现偏头痛的特点如搏动性和恶心。

3.既往病史

无特殊。

(二)体格检查要点

注意与损伤部位相关的体征。

(三)门诊资料分析

与前面章节同。

(四)进一步检查项目

辅助检查如头颅 X 线检查,神经影像学检查,诱发电位试验,脑脊液检查,前庭功能检查,神经心理学检查。

【诊断对策】

(一)诊断要点

1.急性外伤后头痛有明显头颅外伤(或)有肯定的体征

(1)中到重度头部外伤引起的急性外伤后头痛

1)头痛,无已知的典型特征,符合 3～4 项。

2)头部外伤具有以下至少 1 项特点:①意识丧失超过 30 分钟;②格拉斯哥昏迷等级评分(Glasgow Coma Scale,GCS)<13;③外伤后记忆缺失持续超过 48 小时;④影像学检查提示外伤性头部损伤(脑血肿、颅内出血和/或蛛网膜下腔出血、脑挫伤和/或颅骨骨折)。

3)头痛发生在头部外伤后(或意识恢复后)7 天内。

4)下列 2 个特点之一:①头部外伤后 3 个月内头痛缓解;②头痛持续但未超过头部外伤后 3 个月。

(2)轻度头部外伤引起的急性外伤后头痛

1)头痛,无已知的典型特征,符合 3～4 项。

2)头部外伤具有以下所有特点:①没有意识丧失或意识丧失未超过 30 分钟;②格拉斯哥昏迷等级评分(Glasgow Coma Scale,GCS)≥13;③具有脑震荡的症状和/或体征。

3)头痛发生在头部外伤后 7 天内。

4)下列 2 个特点之一:①头部外伤后 3 个月内头痛缓解;②头痛持续但未超过头部外伤后 3 个月。

2.慢性外伤后头痛

(1)中到重度头部外伤引起的慢性外伤后头痛

1)头痛,无已知的典型特征,符合 3～4 项。

2)头部外伤具有以下至少 1 项特点:①意识丧失超过 30 分钟;②格拉斯哥昏迷等级评分(Glasgow Coma Scale,GCS)＜13;③外伤后记忆缺失持续超过 48 小时;④影像学检查提示外伤性头部损伤(脑血肿、颅内出血和/或蛛网膜下腔出血、脑挫伤和/或颅骨骨折。

3)头痛发生在头部外伤后(或意识恢复后)7 天内。

4)头痛持续超过头部外伤后 3 个月。

(2)轻度头部外伤引起的慢性外伤后头痛

1)头痛,无已知的典型特征,符合 3～4 项。

2)头部外伤具有以下所有特点①没有意识丧失或意识丧失未超过 30 分钟;②格拉斯哥昏迷等级评分(Glasgow Coma Scale,GCS)≥13;③具有脑震荡的症状和/或体征。

3)头痛发生在头部外伤后 7 天内。

4)头痛持续超过头部外伤后 3 个月。

(二)鉴别诊断要点

有明确的头部外伤史,诊断明确,无须鉴别。

(三)临床类型

1.急性外伤后头痛

(1)中到重度头部外伤引起的急性外伤后头痛。

(2)轻度头部外伤引起的急性外伤后头痛。

2.慢性外伤后头痛

(1)中到重度头部外伤引起的慢性外伤后头痛。

(2)轻度头部外伤引起的慢性外伤后头痛。

3.急性颈部扭伤后头痛

4.慢性颈部扭伤后头痛

5.外伤后颅内血肿引起的头痛

(1)硬膜外血肿引起的头痛。

(2)硬膜下血肿引起的头痛。

6.其他头颈部外伤引起的头痛

(1)其他头颈部外伤引起的急性头痛。

(2)其他头颈部外伤引起的慢性头痛。

7.颅骨切除术后头痛

(1)颅骨切除术后急性头痛。

(2)颅骨切除术后慢性头痛。

【治疗对策】

(一)治疗原则

1.急性外伤后头痛

急性外伤后头痛的治疗是脑外伤综合征全身治疗的一部分:包括身体和精神两方面的休息,单纯的镇痛药或抗感染药。急性期以后,医师必须经常处理脑外伤综合征的其他症状,如记忆损害、情绪和个性的改变,以及社会活动的障碍。

2.慢性外伤后头痛

由于器质性和心理性因素的复杂关系,慢性外伤性头痛的治疗是困难的。第一步,可能是最重要的,就是搞清楚患者是否"因贪钱而虚构病情"。这一点一旦确定,治疗措施因每人情况而定。有偏头痛特点的患者,可用预防偏头痛的药物。行为疗法如生物反馈,可使某些患者的疼痛持续缓解。三环类抗抑郁药或单胺氧化酶抑制剂对许多患者是有必要的。对所有持续外伤后头痛的患者,心理指导是治疗的基础,其目的是帮助患者逐渐恢复其社会和职业活动。

(二)治疗计划

1.一般治疗

2.药物疗法

3.神经阻滞及局部阻滞疗法

4.全脊髓麻醉疗法

5.手术方法

6.其他

(三)治疗方案的选择(方案适应证,内容优缺点,注意事项)

1.一般治疗

避免不良刺激,以免引起情绪波动,注意劳逸结合,生活规律,适当参加体育锻炼。

2.药物疗法

镇痛药可选用解热镇痛药阿司匹林等。对精神因素明显者,可给予抗焦虑药如地西泮、抗抑郁药多塞平(多虑平)等,谷氨酸、谷维素及五味子糖浆等中药制剂可调节和改善自主神经功能。

3.神经阻滞及局部阻滞疗法

前部头痛者可选用三叉神经阻滞和星状神经节阻滞,后者对伴有自主神经紊乱的外伤性头痛尤为适用。后部头痛的患者则选用枕大、枕小神经阻滞。对于头及枕区有压痛者,可配合痛点局部阻滞。

4.全脊髓麻醉疗法

对于某些顽固的外伤后头痛，经慎重选择方可采用本法。腰椎穿刺后人为地造成全脊髓麻醉，立刻行气管插管，人工通气，同时快速输液保持心血管系统的稳定，直至麻醉阻滞作用结束，生理功能恢复正常后拔管。本方法适用于交通事故引起的顽固性头痛及周身疼痛，机制不清。

5.手术方法

对头皮动脉扩张引起的头痛，经药物治疗及阻滞治疗无效者，可行颞浅动脉或枕动脉切除或结扎手术。

6.其他

如中草药、针灸、心理疗法等。

【病程观察及处理】

1.病情观察要点

与偏头痛同。

2.疗效判断与处理

与偏头痛同。

【预后评估】

若能积极地配合用药及心理治疗，通常预后良好。

【出院随访】

(1)定期门诊检查与取药。

(2)应当注意的问题。

第七节　颅脑和颈部血管疾病引起的头痛

【概述】

(一)急性缺血性脑血管病

脑血管性疾患是人类死亡的3大疾患之一，各种原因的脑血管疾患急性发作称之为脑卒中，其中缺血性脑卒中占75％～90％，脑血管狭窄和闭塞如动脉硬化、外伤、炎症、肿瘤、动脉瘤和手术机械损伤等原因，均可引起缺血性发作，可引起头痛，有时很难区分是某一具体原因。

(二)颅内血肿

颅内出血，形成血肿压迫脑组织，引起颅压增加，可导致严重后果。

(三)脑血管畸形

颅内血管畸形是指脑血管发育障碍引起的脑局部血管熟练和结构异常，并对正常脑血流产生影响。脑动静脉畸形是胎儿期形成异常的先天性疾患，以青壮年(平均年龄25岁)较多见，男性稍多于女性(1.6∶1)。病理解剖表明，脑动静脉畸形是由一团动脉、静脉及动脉化的静脉样血管组成，动脉直接与静脉交通，其间无毛细血管。由于畸形血管的盗血，其周围的脑组织供血量将减少。

(四)颅内动脉瘤

颅内动脉瘤是指由于局部血管异常改变产生的脑血管瘤样突起。其临床症状多由于出血引起,部分因瘤体压迫、动脉痉挛及栓塞造成。动脉瘤破裂出血,死亡率及致死率均较高。主要发生于中年人(平均50岁)。先天性因素,如动脉管壁发育薄弱以及后天动脉硬化是动脉瘤形成的主要原因。

(五)细菌性动脉瘤

颅内动脉壁受细菌侵袭形成的动脉瘤称作细菌性动脉瘤。80%~90%为血管内源性的,其中多为细菌性心内膜炎的并发症。血管外源性的见于头面部感染蔓延至颅内,如海绵窦血栓性静脉炎、脑膜炎、颅骨骨髓炎。急性或亚急性心内膜患者突然发生蛛网膜下腔出血、脑内血肿或硬膜下血肿、脑动脉血栓形成时,应考虑到细菌性颅内动脉瘤的可能,其症状表现为脑膜刺激征,颅内压增高以及偏瘫、失语等。头痛的特征同一般动脉瘤表现。

【诊断步骤】

(一)病史采集要点

1.起病情况

与前面章节同。

2.主要临床表现

(1)急性缺血性脑血管病:①短暂性脑缺血发作:为突然发作的局灶性神经功能障碍,多在数分钟或数小时内完全恢复,通常不遗留任何神经系统阳性体征。颈动脉系统TIA,通常突然出现肢体感觉、运动异常,偶有语言障碍、眼前发黑、头晕等症状,发作时可伴有额颞区的头痛。椎-基底动脉系统TIA,通常会突然发生阵发性黑蒙或偏盲、眩晕、共济失调、复视和吞咽困难。较多出现枕区、颈项部疼痛。较少伴有恶心及呕吐。②脑梗死:脑梗死是由于脑缺血而引起的脑组织坏死。依据脑血管严重狭窄或闭塞的程度及侧支循环建立情况,可分为完全性脑卒中及可逆性神经功能障碍。其症状及体征各异,可表现为口角歪斜、偏瘫、偏盲、失语及感觉障碍,病程中头痛发生率并不高,亦无特异性。③烟雾病:因原发性颈内动脉或椎-基底动脉末端狭窄、闭塞及颅底出现异常血管扩张网所致的出血性或缺血性脑疾病为烟雾病。儿童患者主要表现为脑缺血症状如短暂性脑缺血发作,缺血性脑卒中和脑血管性痴呆等,在病程中可表现反复头痛。成人多表现为出血性症状,可表现为反复头痛,肢体运动及感觉障碍,若为出血性,通常破入脑室,可产生昏迷等严重后果。

(2)颅内血肿:高血压脑出血是神经内外科常见的疾患之一。患者多有明确的高血压病史,平素可有头痛、头晕等症状,尤其是情绪激动,精神紧张,劳累时更加明显,亦常为出血的主要诱因。

高血压性脑出血的病情严重程度,主要取决于出血量、出血部位。幕上出血以基底节区壳核为最常见的出血部位。幕下出血以脑桥及小脑为常见部位,通常病情严重,死亡率高。

高血压病脑出血后,意识改变是最主要的症状,亦是病情严重程度及其是否手术治疗最重要的判定指标。发病时病情凶险,进展迅猛,短时内进入深昏迷,出现脑疝等。

(3)脑血管畸形:小的动静脉畸形常无症状,甚至大的动静脉畸形亦无症状。绝大多数患者存在长期顽固性头痛,长期癫痫发作,在明确原因的反复检查中才被发现。

出血是最常见的症状，占 52%～77%，通常发生在正常活动时。头痛多数为出血的结果。仅 44.3%的患者在出血前即有持续性的、反复发作性头痛，往往是顽固性头痛。头痛与动静脉畸形部位的吻合程度极低，故定位意义不大。癫痫可在颅内出血时发作，亦可单独发作，占 15%～47%。局灶性神经功能缺失症状，视血管畸形部位、血肿压迫、脑血流循环障碍及脑萎缩区域而定。

(4)颅内动脉瘤：小而未破的动脉瘤常无症状。颅内动脉瘤的症状主要分为：出血症状，局灶症状及缺血症状。头痛是病程中最常见的症状。Hunt 及 Hess 将颅内动脉瘤分为 5 级。其中 1 级患者可表现为轻微头痛及轻度强直。2 级可表现出中至重度头痛，颈强直。3 级以上者发生严重意识障碍，可出现去大脑僵直。

动脉瘤破裂前的头痛，可能与血压的波动、血管壁的张力增加有关；出血后与广泛的蛛网膜下腔出血有关；继发的血管痉挛和脑缺血同样使头痛症状加重及持续更长时间。

(5)细菌性动脉瘤：见概述。

3.既往病史

无特殊。

(二)体格检查要点

注意有无神经系统阳性定位体征。

(三)门诊资料分析

同前面章节。

(四)进一步检查项目

头颅 CT、MRI、MRA、TCD 等。

【诊断对策】

(一)诊断要点

见上述临床表现。

(二)鉴别诊断要点

诊断明确，无须鉴别。

(三)临床类型

根据病因分型可分为：

(1)缺血性脑卒中或短暂性脑缺血发作引起的头痛。

(2)非外伤性颅内血肿引起的头痛。

(3)非破裂的脑血管畸形引起的头痛。

(4)颅内动脉瘤引起的头痛。

(5)颈动脉或椎动脉痛。

(6)颅内静脉血栓引起的头痛。

(7)其他颅脑和颈部血管疾病引起的头痛。

【治疗对策】

治疗方案的选择(方案适应证，内容优缺点，注意事项)

1.急性缺血性脑血管病

缺血性脑血管病的急性发作期，主要以内科治疗为主，着重监护血压，使血压保持在较好的水平，防止过高与过低。针对颅压高低情况酌情使用脱水药与激素。低分子右旋糖酐可使血黏度降低，血球凝集与血栓形成倾向降低，从而达到改善微循环。扩张血管药物的使用可以改善脑血供，但在严重缺血时，有可能引起再灌注损伤，加重脑水肿。血小板异常的患者可使用抗凝剂，如阿司匹林，双嘧达莫等。高压氧治疗能有效地改善脑卒中患者的神经功能缺失。光量子治疗是将患者的静脉血抽出进行紫外线照射和加氧处理后，回输体内，从而使脑缺血患者的神经功能障碍得到一定程度的改善。

对于反复发作严重的脑缺血的患者，应根据血管造影与脑血流动力学情况进行综合评估，决定是否行外科治疗。

颅外-颅内动脉吻合术、颈动脉内膜剥脱术、椎动脉减压术、大网膜颅内移植术等外科技术均有一定的手术适应证，均能成熟地应用于临床治疗中，能不同程度地改善严重脑缺血患者的神经功能。神经介入技术如血管内溶栓术、血管内支架术均将手术治疗更加微创，效果更好。

2.颅内血肿

高血压性脑出血到底采用哪种治疗方法一直存在争议。手术治疗的目的，主要在于清除血肿，降低颅内压，使受压的脑组织有恢复可能，防止和减轻出血后一系列继发性病理变化。凡病情迅速恶化，血压、呼吸需要药物及人工维持者，均不应考虑手术。神志清醒者，多不需要手术。发病后意识障碍较轻，其后缓慢加重，以及来院时意识中度障碍者，应积极手术。术后处理重点应放在保持血压稳定，控制颅内高压，防治并发症方面。

3.脑血管畸形

脑动静脉畸形的治疗手段主要包括外科手术切除、神经介入血管内栓塞以及放射外科（伽马刀）治疗。各种办法均有其相应的适应证。

外科手术切除的目的是阻断供血动脉及切除畸形血管团，解决及预防出血，治疗癫痫，消除头痛，解决盗血，恢复神经功能。有关手术方法在此不予赘述。

4.颅内动脉瘤

颅内动脉瘤一旦破裂，往往病情严重，死亡率高，故应尽早治疗。主要目的为预防再出血和控制动脉痉挛。

非手术治疗措施包括：绝对卧床休息、镇痛、抗癫痫、安定药、导泻药等，使患者保持安静，避免情绪激动。预防痉挛，给予钙拮抗药、降低颅内压、脑脊液引流及类固醇皮质激素。手术治疗的目的是夹闭或切除动脉瘤，防止再出血。关于手术适应证、手术时机、手术技术、预后请参阅有关专著。

【病程观察及处理】

1.病情观察要点

与偏头痛同。

2.疗效判断与处理

与偏头痛同。

【出院随访】

(1)定期门诊检查与取药。

(2)应当注意的问题。

第三章　周围神经疾病

第一节　脑神经疾病

一、三叉神经痛

【概述】

三叉神经痛是指三叉神经分布区内反复发作的短暂性剧痛。根据病因是否明确可分为原发性和继发性两种类型；前者病因未明，后者是由于肿瘤、炎症、血管性疾病、脱髓鞘性疾病或颅骨疾病等病因影响到三叉神经所致。三叉神经痛的年发病率为5.5～15.5/10万，患病率为45.5/10万。

【病因与病理生理】

原发性三叉神经痛病因不明，部分原因可能是伴行血管的异行扭曲压迫三叉神经后根，局部脱髓鞘改变致疼痛发作；继发性三叉神经痛是由于肿瘤、炎症、血管性疾病、自身免疫性疾病等引起三叉神经受累所致。

【诊断步骤】

（一）病史采集要点

1.起病情况

大多数原发性三叉神经痛患者在40岁以上，女性略多，多数急性起病，周期性发作，单侧发病。

2.主要临床表现

绝大多数患者的疼痛发生于一侧三叉神经第2支和/或第3支分布区，表现为突然发生的刀割样、针刺样、撕裂样或电灼样剧痛，持续数秒至2分钟后骤然终止，严重者可伴有同侧面肌“痛性抽搐”，表现为面部潮红、皮温高、球结膜充血流泪等。在受累的三叉神经分布区内（如口角、鼻翼、面颊、舌面等）存在疼痛的触发点，又称“扳机点”。疼痛可反复发作，每天数次至数百次。

3.既往病史

原发者无特殊病史，继发者注意是否有局部感染、外伤、肿瘤等病史。

（二）体格检查要点

1.一般情况

好，反复发作且疗效欠佳者可能伴有抑郁或焦虑情绪。

2.其他

原发性三叉神经痛的神经系统检查正常，继发性可以查到三叉神经受损的体征，如面部痛触觉减退，运动支受累可有咀嚼肌萎缩和张口下颌偏歪。

(三)门诊资料分析

(1)根据疼痛发作时典型的临床表现、发作间期正常,即可确诊。根据疼痛发生的部位明确受累的三叉神经分支。

(2)注意是否存在伴随症状,如发热、局部叩痛、皮疹,特殊病史如外伤史、肿瘤史等。

(四)进一步检查项目

(1)通过病史和体检明确是原发性三叉神经痛一般无须再进一步检查.可予药物治疗。

(2)继发性三叉神经痛可进一步行颅骨 X 线摄片、颅脑 CT/MRI 检查,必要时行脑脊液检查,了解三叉神经受损部位和病因。

(3)口腔检查、鼻窦 X 线摄片等,对头面部疼痛的鉴别有帮助。

【诊断对策】

(一)诊断要点

根据患者突然发生、反复发作的一侧三叉神经分布区内短暂剧痛,神经系统检查无阳性体征可以确诊。

(二)鉴别诊断要点

1.继发性三叉神经痛

发作特征与原发性三叉神经痛相似,疼痛多为持续性,查体有三叉神经或其他神经系统阳性体征,颅脑 CT/MRI 检查,必要时脑脊液检查,有助于了解病因。

2.牙痛

多呈持续性钝痛,局限于牙或牙龈部,进食冷、热食物时疼痛加剧,局部可有叩痛,口腔检查和 X 线摄片可以鉴别。

3.鼻窦炎

鼻窦分布区的持续性钝痛,局部有压痛,可伴随发热、流浓涕、白细胞增高等炎症改变,鼻窦 X 线片有助于诊断。

4.舌咽神经痛

疼痛位于舌根、软腭、扁桃体、咽部、外耳道等处,常在进食、吞咽或说话时诱发,局麻药喷涂于咽部可止痛。

5.蝶腭神经痛

又称不典型面部神经痛或 Sluder 病,疼痛发生于鼻根部、上颌部、上腭及齿龈,并向额、颞、枕、耳、颈肩部扩散,疼痛呈刀割或烧灼样,可持续数分钟或数小时,反复发作。

【治疗对策】

(一)治疗原则

原发性三叉神经痛首选药物治疗,目的是缓解疼痛,减少复发;继发性三叉神经痛要针对病因治疗。

(二)治疗计划

1.药物治疗

(1)卡马西平(carbamazepine)开始每次 0.1g,每天 2～3 次,口服,逐渐增加剂量,最大量不能超过 1.2g/d。不良反应有眩晕、走路不稳、嗜睡、皮疹、白细胞减少和肝损害等,要注意观察。

(2)苯妥英钠(dilantin)每次0.1g,每天3～4次,口服。不良反应有头晕、嗜睡、牙龈增生和共济失调。

(3)巴氯芬(baclofen)开始每次5mg,每天2～3次,口服;以后逐渐增加剂量至30～40mg/d,最大量不超过80mg/d。不良反应有头晕、头痛、乏力等。

(4)其他药物包括加巴喷丁(gabapentin,0.6～1.2g/d),奥卡西平(oxcarbazepine,0.2～0.6g/d),丙戊酸(valproicacid,0.6～1.2g/d),氯硝西泮(clonazepam,0.5～6mg/d),维生素B_{12}(500μg/次,隔天1次,肌肉注射),可酌情选用。

2.神经阻滞疗法

适应证为药物疗效欠佳或有副作用,拒绝或不适应手术者;用无水酒精或其他药物如甘油、维生素B_{12}、泼尼松龙等直接注射到三叉神经分支或半月神经节内,可获止痛效果,疗效短,易复发。

3.射频热凝疗法

适应证同阻滞疗法;对三叉神经根或半月神经节进行加热凝固,选择性破坏三叉神经感觉纤维而获镇痛效果。

4.手术治疗

包括三叉神经感觉根部分切断术、三叉神经脊髓束切断术、三叉神经周围支切断术和三叉神经微血管减压术等。适用于药物疗效不佳者,尤其是晚期患者。

5.伽马刀(γ-刀)治疗

对药物治疗或神经阻滞治疗无效者可试用。

(三)治疗方案的选择

对于原发性三叉神经痛首选药物治疗,可以数种药物联用,在许可范围内逐渐把药物加至有效剂量,疼痛消失后再逐渐减量。如果药物无效,可以考虑神经阻滞或手术治疗。

【病程观察及处理】

治疗期间定期复诊,记录疼痛发生的程度、频率,可让患者做自我评分以利于比较,并根据疗效调整用药。有效者应继续用药至症状消失后逐渐减少药物剂量,1～2周后停药;如果无效或副作用明显者,可以考虑选择其他疗法。发作间歇期间无须特殊处理,再次发作可以重复治疗。

【预后评估】

规范的治疗有助于缓解疼痛,控制复发。

二、特发性面神经炎

【概述】

特发性面神经炎是指原因未明的、茎乳突孔内面神经非化脓性炎症引起的、急性发病的面神经麻痹。发病率为20～42.5/10万,患病率为258/10万。

【病因与病理生理】

未明。可能因受到风寒、病毒感染或自主神经功能障碍,局部血管痉挛致骨性面神经管内的面神经缺血、水肿、受压而发病。

【诊断步骤】

(一)病史采集要点

1.起病情况

急性起病,数小时至3～4天达到高峰。

2.主要临床表现

多数病人在洗漱时感到一侧面颊活动不灵活,口角漏水、面部歪斜,部分患者病前有同侧耳后或乳突区疼痛。

3.既往病史

病前常有受凉或感冒、疲劳的病史。

(二)体格检查要点

(1)一般情况好。

(2)查体可见一侧周围性面瘫的表现病侧额纹变浅或消失,不能皱额或蹙眉,眼裂变大,闭眼不全或不能,试闭目时眼球转向外上方,露出白色巩膜称贝耳(Bell)现象;鼻唇沟变浅,口角下垂,示齿时口角歪向健侧,鼓腮漏气,吹口哨不能,食物常滞留于齿颊之间。

(3)鼓索神经近端病变,可有舌前2/3味觉减退或消失,唾液减少。

(4)镫骨肌神经病变,出现舌前2/3味觉减退或消失与听觉过敏。

(5)膝状神经节病变,除上述表现外还有乳突部疼痛,耳郭和外耳道感觉减退,外耳道或鼓膜出现疱疹,见于带状疱疹引起的膝状神经节炎,称Hunt综合征。

(三)门诊资料分析

根据急性起病,典型的周围性面瘫症状和体征,可以做出诊断。但是必须排除中枢性面神经麻痹、耳源性面神经麻痹、脑桥病变、吉兰-巴雷综合征等。

(四)进一步检查项目

(1)如果疾病演变过程或体征不符合特发性面神经炎时,可行颅脑CT/MRI、腰穿脑脊液检查,以利于鉴别诊断。

(2)病程中的电生理检查可对预后做出估计。

【诊断对策】

(一)诊断要点

急性起病,出现一侧周围性面瘫的症状和体征可以诊断。

(二)鉴别诊断要点

1.中枢性面神经瘫

局限于下面部的表情肌瘫痪,而上面部的表情肌运动如闭目、皱眉等动作正常,且常伴有肢体瘫痪等症状,不难鉴别。

2.吉兰-巴雷综合征

可有周围性面瘫,但多为双侧性,可以很快出现其他颅神经损害,有对称性四肢弛缓性瘫痪、感觉和自主神经功能障碍,脑脊液呈蛋白一细胞分离。

3.耳源性面神经麻痹

多并发中耳炎、乳突炎、迷路炎等,有原发病的症状和体征,头颅或耳部CT或X线片有助于鉴别。

4.后颅窝病变

如肿瘤、感染、血管性疾病等，起病相对较慢，有其他脑神经损害和原发病的表现，颅脑MRI对明确诊断有帮助。

5.莱姆病

是由蜱传播的螺旋体感染性疾病，可有面神经和其他脑神经损害，可单侧或双侧，伴有多系统损害表现，如皮肤红斑、血管炎、心肌炎、脾大等。

6.其他

如结缔组织病、各种血管炎、多发性硬化、局灶性结核性脑膜炎等，可有面神经损害，伴有原发病的表现，要注意鉴别。

【治疗对策】

(一)治疗原则

减轻面神经水肿和压迫，改善局部循环，促进功能恢复。

(二)治疗计划

1.药物治疗

(1)皮质类固醇起病早期1～2周内应用，有助于减轻水肿。泼尼松30～60mg/d，连用5～7天后逐渐减量。地塞米松10～15mg/d，静脉滴注，1周后改口服渐减量。

(2)神经营养药维生素B_{12}(500μg/次，隔天1次，肌肉注射)、维生素B_{12}(100mg/次，每天1次，肌肉注射)、地巴唑(30mg/d，口服)等可酌情选用。

(3)抗病毒治疗对疑似病毒感染所致的面神经麻痹，应尽早使用阿昔洛韦(acyclovir，1～2g/d)，连用10～14天。

2.辅助疗法

(1)保护眼睛：采用消炎性眼药水或眼药膏点眼，带眼罩等预防暴露性角膜炎。

(2)物理治疗：如红外线照射、超短波透热等治疗。

(3)运动治疗：可采用增强肌力训练、自我按摩等治疗。

(4)针灸和低脉冲电疗：一般在发病2～3周后应用，以促进神经功能恢复。

3.手术治疗

病后半年或1年以上仍不能恢复者，可酌情施行面-舌下神经或面-副神经吻合术。

(三)治疗方案的选择

对于药物治疗和辅助疗法，可以数种联用，以期促进神经功能恢复，针灸和低脉冲电疗应在水肿消退后再行选用。恢复不佳者可考虑手术治疗。

【病程观察及处理】

治疗期间定期复诊，记录体征的变化，调整激素等药物的使用。鼓励患者自我按摩，配合治疗，早日康复。

【预后评估】

70%的患者在1～2个月内可完全恢复，20%的患者基本恢复，10%的患者恢复不佳，再发者约占0.5%。少数患者可遗留有面肌痉挛、面肌联合运动、耳颞综合征和鳄泪综合征等后遗症状。

三、面肌痉挛

【概述】

面肌痉挛，又称面肌抽搐，以一侧面肌阵发性不自主抽动为表现。发病率约为64/10万。

【病因与病理生理】

病因未明。多数认为是面神经行程的某一部位受到刺激或压迫导致异位兴奋或伪突触传导所致，邻近血管压迫较多见。

【诊断步骤】

(一)病史采集要点

1.起病情况

慢性起病，多见于中老年人，女性多见。

2.主要临床表现

从眼轮匝肌的轻微间歇性抽动开始，逐渐扩散至口角、一侧面肌，严重时可累及同侧颈阔肌。疲劳、精神紧张可诱发症状加剧，入睡后抽搐停止。

3.**既往病史**少数患者曾有面神经炎病史。

(二)体格检查要点

1.一般情况

好。

2.神经系统检查

可见一侧面肌阵发性不自主抽搐，无其他阳性体征。

(三)门诊资料分析

根据典型的临床表现和无其他阳性体征，可以做出诊断。

(四)进一步检查项目

在必要时可行下列检查：

(1)肌电图可见肌纤维震颤和肌束震颤波。

(2)脑电图检查结果正常。

(3)极少数患者的颅脑 MRI 可以发现小血管对面神经的压迫。

【诊断对策】

(一)诊断要点

一侧面肌阵发性抽动、无神经系统阳性体征可以诊断。

(二)鉴别诊断要点

1.继发性面肌痉挛

炎症、肿瘤、血管性疾病、外伤等均可出现面肌痉挛，但常常伴有其他神经系统阳性体征，不难鉴别，颅脑 CT/MRI 检查可以帮助明确诊断。

2.部分运动性发作癫痫

面肌抽搐幅度较大，多伴有头颈、肢体的抽搐。脑电图可有癫痫波发放，颅脑 CT/MRI 可有阳性发现。

3.睑痉挛-口下颌肌张力障碍综合征(Meige 综合征)

多见于老年女性,双侧眼睑痉挛,伴有口舌、面肌、下颌和颈部的肌张力障碍。

4.舞蹈病

可出现双侧性面肌抽动,伴有躯干、四肢的不自主运动。

5.习惯性面肌抽搐

多见于儿童和青少年,为短暂的面肌收缩,常为双侧,可由意志力短时控制,发病和精神因素有关。肌电图和脑电图正常。

6.功能性眼睑痉挛

多见于中年以上女性,局限于双侧的眼睑,不累及下半面部。

【治疗对策】

(一)治疗原则

消除痉挛,病因治疗。

(二)治疗计划

1.药物治疗

可用抗癫痫药或镇静药,如卡马西平(carbamazepine)开始每次 0.1g,每天 2～3 次,口服,逐渐增加剂量,最大量不能超过 1.2g/d;巴氯芬(baclofen)开始每次 5mg,每天 2～3 次,口服,以后逐渐增加剂量至 30～40mg/d,最大量不超过 80mg/d;氯硝西泮(clonazepam),0.5～6mg/d,维生素 B_{12},500μg/次,每天 3 次,口服,可酌情选用。

2.A 型肉毒毒素(botulinumtoxinA,BTXA)注射治疗

是目前最安全有效的治疗方法。BTXA 作用于局部胆碱能神经末梢的突触前膜,抑制乙酰胆碱囊泡的释放,减弱肌肉收缩力,缓解肌肉痉挛。根据受累的肌肉可注射于眼轮匝肌、颊肌、颧肌、口轮匝肌、颏肌等,副作用有注射侧面瘫、视矇、暴露性角膜炎等。疗效可维持 3～6 个月,复发可重复注射。

3.面神经梳理术

通过手术对茎乳孔内的面神经主干进行梳理,可缓解症状,但有不同程度的面瘫,数月后可能复发。

4.面神经阻滞

可用酒精、维生素 B_{12} 等对面神经主干或分支注射以缓解症状。伴有面瘫,复发后可重复治疗。

5.微血管减压术

通过手术将面神经和相接触的微血管隔开以解除症状,并发症有面瘫、听力下降等。

(三)治疗方案的选择

对于早期症状轻的患者可先予药物治疗,效果欠佳可用 BTXA 局部注射治疗,无禁忌也可考虑手术治疗。

【病程观察及处理】

定期复诊,记录治疗前后的痉挛强度分级的评分(0 级:无痉挛;1 级:外部刺激引起瞬目增多;2 级:轻度,眼睑面肌轻微颤动,无功能障碍;3 级:中度,痉挛明显,有轻微功能障碍;4 级:

重度，严重痉挛和功能障碍，如行走困难、不能阅读等）变化，评估疗效。

【预后评估】

本症一般不会自愈，积极治疗疗效满意，如 BTXA 注射治疗的有效率高达 95%以上。

四、多发脑神经损害

【概述】

多发脑神经损害是指单侧或双侧、同时或先后两条以上脑神经受损而出现功能障碍。解剖部位的关系和病变部位的不同组合成多发脑神经损害的综合征。

【病因与病理生理】

病因是多种多样的，炎症性疾病、感染后免疫功能障碍、脱髓鞘疾病、肿瘤、中毒、外伤、代谢性疾病等。

【诊断步骤】

（一）病史采集要点

1.起病情况

不同的病因，起病的急缓是不同的，炎症、外伤或血管病起病急，肿瘤的起病较慢，渐进发展。

2.既往病史

注意有无感染、肿瘤、化学物接触、代谢性疾病等，以期发现病因。

（二）主要临床表现和体格检查要点

受损脑神经的不同组合形成不同的综合征，将分别描述。

1.福斯特-肯尼迪（Foster-Kennedy）综合征

嗅、视神经受损；表现为病侧嗅觉丧失、视神经萎缩，对侧视盘水肿；多见于嗅沟脑膜瘤或额叶底部肿瘤。

2.海绵窦综合征

动眼、滑车、展神经和三叉神经眼支受损；表现为病侧眼球固定、眼睑下垂、瞳孔散大、直间接光反射和调节反射消失，眼和额部麻木疼痛、角膜反射减弱或消失，眼睑和球结膜水肿及眼球突出；见于感染、海绵窦血栓形成、海绵窦肉芽肿、动-静脉瘘或动脉瘤等。

3.眶上裂综合征

动眼、滑车、展神经和三叉神经眼支受损；表现为病侧眼球固定、上睑下垂、瞳孔散大、光反射和调节反射消失，眼裂以上皮肤感觉减退、角膜反射减弱或消失，眼球突出；见于眶上裂骨折、骨膜炎或邻近肿瘤等。

4.眶尖综合征

视、动眼、滑车、展神经和三叉神经眼支受损；表现为眶上裂综合征＋视力障碍；见于眶尖骨折、炎症或肿瘤等。

5.岩骨尖综合征

三叉神经和展神经受损；表现为病侧眼球外展不能、复视，颜面部疼痛；见于乳突炎、中耳炎、肿瘤或外伤等。

6.小脑桥脑角综合征

三叉、外展、面、听神经受损，病变大时可以累及脑干、小脑或后组脑神经；表现为病侧颜面部感觉减退、角膜反射减弱或消失，周围性面瘫，听力下降、眼震、眩晕和平衡障碍，小脑性共济失调；最多见于听神经瘤，还可见于炎症、血管瘤等。

7.Avellis 综合征

迷走神经和副神经受损；表现为声音嘶哑、吞咽困难、病侧咽反射消失，向对侧转颈无力、病侧耸肩无力；见于局部肿瘤、炎症、血管病或外伤等。

8.Jackson 综合征

迷走、副和舌下神经受损；表现为声音嘶哑、吞咽困难、病侧咽反射消失，向对侧转颈无力、病侧耸肩无力，病侧舌肌瘫痪、伸舌偏向病侧；见于局部肿瘤、炎症、血管病或外伤等。

9.Tapia 综合征

迷走和舌下神经(结状神经节以下的末梢)受损；表现为声音嘶哑，病侧舌肌瘫痪、伸舌偏向病侧；多见于局部外伤。

10.颈静脉孔(Vernet)综合征

舌咽、迷走和副神经受损；表现为病侧声带和咽部肌肉麻痹出现声嘶、吞咽困难、咽反射消失，向对侧转颈无力、病侧耸肩无力；见于局部肿瘤、炎症等。

11.枕髁-颈静脉孔(Collet-Sicard)综合征

舌咽、迷走、副和舌下神经受损；表现为病侧 Vernet 综合征＋舌肌瘫痪和萎缩；见于颅底枪弹伤、局部炎症、肿瘤等。

12.腮腺后间隙(Villaret)综合征

舌咽、迷走、副和舌下神经受损；表现同 Collet-Sicard 综合征，可有同侧 Horner 征；见于局部肿瘤、炎症、外伤等。

(三)门诊资料分析

详细的病史询问和认真的体检，有助于明确病变范围和可能的原因。

(四)进一步检查项目

局部 X 线摄片、颅脑 CT/MRI 检查，必要时脑脊液检查，有助于了解病变部位、范围、性质和病因。

【诊断对策】

根据临床症状和体征，明了受损的脑神经范围，结合病史和相应的检查以做出诊断，并尽量进行病因诊断。

【治疗对策】

针对病因治疗：感染要抗感染治疗，肿瘤、外伤或血管瘤可以选择手术治疗，脱髓鞘性疾病可予糖皮质激素治疗，代谢性疾病要重视原发病的治疗。

【预后评估】

不同的病因可以有不同的预后。

第二节　脊神经疾病

一、单神经病

【概述】

单神经病又称局灶性神经病，是指单一神经损害出现分布区的功能障碍。

【病因与病理生理】

单神经病的病因多数是局部因素所致，如创伤、缺血、物理性损伤或肿瘤浸润，也可以是全身性疾病或中毒所致。病理可见缺血、节段性脱髓鞘改变、沃勒变性、轴索变性或神经断伤等改变。

【诊断步骤】

（一）病史采集要点

1.起病情况

不同病因的起病情况不同，外伤起病急，肿瘤浸润、中毒等可能起病较缓。

2.既往病史

可以有外伤、骨折、代谢性疾病病史，肿瘤、化学物质接触史或酗酒史等。

（二）主要临床表现和体格检查要点

单神经有相应的神经分布区，不同的神经损害临床症状和体征是不同的，现分述如下。

1.桡神经麻痹

桡神经源自 C_5～T_1 神经根，主要功能是伸肘、伸腕和伸指。受损的典型症状是垂腕，不同部位的损伤症状可不同。高位损伤：肘、腕、掌指关节不能伸直，前臂不能旋后，握力减弱；肱骨中 1/3 以下受损时，伸肘功能保存；肱骨下端或前臂上 1/3 受损时，伸肘伸腕功能保存；腕关节损伤则无运动障碍。如果合并感觉障碍仅限于手背拇指和第一、二掌骨间隙，肱三头肌反射和桡骨膜反射减弱或消失。病因可能是肱骨骨折、局部受压、铅或酒精中毒、麻风等。

2.正中神经麻痹

正中神经源自 C_6～T_1 神经根，主要功能是前臂旋前、屈腕和屈指。受损后可出现握力和前臂旋前肌力的减弱，不同部位的损伤症状不同。上臂受损时，前臂不能旋前，桡侧 3 指不能屈曲，握拳无力，拇指不能对掌和外展，拇、食指不能过伸，大鱼际肌萎缩状如猿手；前臂中下部损伤时，拇指的外展、屈曲和对掌功能受限。感觉障碍位于桡侧手掌和 3 个半指和食、中指末节背面，损伤后可合并灼性神经痛；桡骨膜反射减弱或消失。病因可以是外伤、骨折、局部压迫等。

腕管综合征：腕管是由腕骨和腕屈肌韧带围成的管状结构，正中神经穿行其中；腕管的先天狭窄或过度活动致正中神经受损，产生桡侧手掌和 3 个半指的疼痛、麻木和感觉减退，大鱼际肌萎缩和手指无力。症状多见于中年女性，劳动后加剧，休息后好转；疼痛可在夜间加剧，严重时可放射到前臂甚至肩部。

3.尺神经麻痹

尺神经源自 C_8～T_1 神经根，主要功能是完成手部精细动作。受损后出现手部小肌肉运动功能丧失，屈腕肌力减弱并向桡侧偏斜，拇指内收和手指的外展内收动作不能，小鱼际肌萎缩，骨间肌萎缩凹陷，第 4、5 指不能伸直呈屈曲位，呈"爪形手"。感觉障碍在手掌及手背的尺侧、小指和无名指尺侧半。病因可以是腕或肘部骨折、受压或麻风等。

4.腓总神经损害

腓总神经源自 L_4～S_3 神经根，受损时出现足下垂，足和足趾不能背屈，呈马蹄内翻畸形，行走时跨阈步态，可见胫前肌群萎缩，伴有小腿前外侧和足背部感觉障碍。病因可以是外伤、腓骨头骨折、铅中毒或麻风等。

5.胫神经损害

胫神经源自 L_4～S_3 神经根，受损时出现足和足趾不能跖屈，内翻力弱，足尖行走困难，可见小腿后肌群和足底肌群萎缩，足底感觉障碍，跟腱反射和跖反射消失。病因可以是外伤、骨折等。

（三）门诊资料分析

根据典型的临床表现和详细体检，可以明确损害范围，结合病史不难做出诊断。

（四）进一步检查项目

（1）神经电生理检查帮助发现受累神经、损害范围和严重程度，并对预后做出评估。

（2）必要时可进行化学物质或重金属的检测，帮助做出病因诊断。

【诊断对策】

根据典型的临床症状和体征，发现受累的脊神经，结合相应的检查以明确诊断并评估预后，尽量进行病因诊断。

【治疗对策】

（一）治疗原则

消除病因，促进神经功能恢复。

（二）治疗计划

根据损伤程度和性质选择不同的治疗。急性神经断伤需进行手术缝合，压迫性疾病需手术松解，中毒病人要停止毒物的接触，代谢性疾病要控制好原发病。神经损伤的急性期可给予糖皮质激素如口服泼尼松，大剂量 B 族维生素、神经生长因子和改善局部微循环的药物有助于神经功能的恢复，部分神经损伤伴有疼痛可加用非甾体类抗感染药。针灸、理疗有助于肌力的恢复。

（三）治疗方案的选择

不同的病因对治疗方案的选择是不同的。药物治疗是必要的，且能促进神经功能恢复。

【预后评估】

解除病因后配合积极的药物治疗和辅助治疗，疗效尚可；但严重的神经断伤或轴索病变可致恢复慢且不完全。

二、神经痛

【概述】

神经痛是指受损脊神经分布区的疼痛，包括枕神经痛、臂丛神经痛、肋间神经痛、股外侧皮神经病、坐骨神经痛、股神经痛等。

【病因与病理生理】

病因是多种的，原发者多为感染或感染后变态反应所致，出现炎症细胞浸润、节段性脱髓鞘改变；继发者多因邻近组织病变压迫所致，出现髓鞘脱失、轴索变性甚至断裂。

【诊断步骤】

（一）病史采集要点

1.起病情况

不同病因的起病情况不同，可以是急性、亚急性或慢性起病。

2.既往病史

原发者病史有感染或疫苗接种史，继发者有外伤、肿瘤、脊柱病变、骨折、结核、炎症等病史。

（二）主要临床表现和体格检查要点

1.枕神经痛

枕神经来自 C_2、C_3 神经。疼痛多为一侧，呈持续性钝痛阵发性加剧，向同侧头顶、乳突或外耳放射，头颈部活动、咳嗽或喷嚏时可加重；枕、后颈部皮肤可有感觉过敏或减退，枕外隆凸下有压痛。病因可以是受凉、颈椎病、脊柱结核、肿瘤、寰枕畸形等。

2.臂丛神经痛

臂丛由 $C_5 \sim T_2$ 脊神经的前支组成。

原发性臂丛神经痛：可有发热史，急性或亚急性起病，以肩胛部和上肢的剧痛起病，后来逐渐出现肌无力，伴腱反射异常和感觉障碍；数周后出现肌萎缩，以肩胛带和上臂（C_5、C_6 节段）为主；少数患者是双侧臂丛受累。

继发性臂丛神经痛：多慢性起病，反复发作的颈肩部疼痛，呈发麻或触电样，向上臂、前臂外侧和拇指放射，夜间或肢体活动时可加剧，可伴有感觉减退、肌萎缩和上肢腱反射减弱或消失。病因是臂丛邻近组织病变压迫所致，根性压迫如颈椎病、颈椎结核、肿瘤、骨折等，干性压迫如胸腔出口综合征、颈部肿瘤、锁骨骨折、外伤等。

3.肋间神经痛

一或数个肋间区持续性疼痛，呼吸、咳嗽、喷嚏可加剧，相应肋骨边缘可有压痛，可有局部皮肤感觉过敏。病因是胸膜炎、肋骨骨折、肿瘤、带状疱疹等。

4.股外侧皮神经病

又称感觉异常性股痛，股外侧皮神经由 L_2、L_3 脊神经后根组成。起病可急可缓，多为单侧大腿外侧感觉异常，如麻木、针刺感或烧灼感，可有感觉过敏或减退。病因是局部受压、糖尿病、中毒、动脉硬化、腹部肿瘤等。

5.股神经痛

股神经由 $L_2 \sim L_4$ 神经组成。表现为一侧大腿前部、小腿内侧的疼痛，病人会避免屈膝，如不能蹲坐，行走时，先迈健腿并拖曳患腿前行；病侧下肢的后伸可诱发大腿前面和腹股沟区疼痛，伴有大腿前部和小腿内侧的感觉过敏或减退，膝反射减弱或消失。病因可以是外伤、骨盆或股骨骨折、中毒、盆腔炎症或肿瘤、股动脉瘤等。

（三）门诊资料分析

根据典型的临床症状和体征，判断病变范围，做出诊断，尽量详问既往史了解病因。

（四）进一步检查项目

(1)神经电生理检查帮助明了神经损害范围和严重程度，并对预后做出评估。

(2)根据病情尚需进行相关部位 X 线摄片、颈椎或腰椎 CT/MRI、生化或血脂、必要时可进行重金属的检测，帮助做出病因诊断。

【诊断对策】

根据典型的临床症状和体征，结合相应的检查以明确诊断，并尽量进行病因诊断。

【治疗对策】

（一）治疗原则

消除病因，缓解疼痛，促进神经功能恢复。

（二）治疗计划

1.药物治疗

疼痛严重者可用非甾体类镇痛药如吲哚美辛、萘普生、布洛芬等，肌肉痉挛者加用肌松药如乙哌立松、艾司唑仑等，卡马西平(carbamazepine)对止痛也有帮助；病情严重者在急性期可加用糖皮质激素，一般口服泼尼松 30mg/d。大剂量 B 族维生素、神经生长因子对受损神经修复有益，可酌情选用。

2.局部封闭治疗

对疼痛剧烈者可用 2%普鲁卡因或加泼尼松龙、维生素 B_1 局部封闭，辅以理疗或针灸治疗，可缓解症状。

3.病因治疗

如骨折行固定制动、神经离断行缝合术、局部压迫行松解术、肿瘤行手术治疗，感染者应予抗感染治疗，糖尿病、血管硬化或中毒要积极治疗原发病。

（三）治疗方案的选择

对于早期症状轻的患者可先予药物治疗，效果欠佳可用局部封闭治疗，同时积极进行病因治疗。

【病程观察及处理】

相关原发病按治疗要求进行观察，对药物治疗患者要注意相应的副作用，出现时及时处理。

【预后评估】

本症一般不会自愈，积极治疗疗效满意。

三、坐骨神经痛

【概述】

沿坐骨神经行程和分布区（即臀部、大腿后侧、小腿后外侧和足部外侧）出现的疼痛综合征。坐骨神经是人体最长的神经，由 $L_4 \sim S_3$ 神经根组成，支配大腿后侧和小腿肌群。

【病因与病理生理】

原发性坐骨神经痛多因为感染、受凉后病原体或毒素经血流侵犯周围神经引起间质性炎症，又称坐骨神经炎。继发性是坐骨神经通路受病变压迫或刺激所致；根据病变部位分为根性和干性坐骨神经痛；根性多见，主要是椎管内或脊椎病变，最常见是腰椎间盘脱出症，此外是椎管内肿瘤、结核、损伤、炎症等；干性的病变在椎管外，如髂骶关节炎或结核、盆腔疾患、妊娠子宫、臀部注射不当等。

【诊断步骤】

（一）病史采集要点

1.起病情况

多见于青壮年，急性或亚急性起病。

2.主要临床表现

多为单侧性，自腰、臀部向大腿后侧、小腿后外侧和足部放射的持续性钝痛，也可呈刀割样或烧灼样痛，可阵发性加剧，夜间常加重。行走、活动或牵拉可诱发和加重疼痛，患者有特殊的减痛姿势：患肢微屈向健侧卧位、仰卧起坐时弯曲患肢膝关节、坐下时健侧臀部着力、站立时脊柱向患侧侧凸等。根性痛以腰骶部明显，在咳嗽、喷嚏和用力排便时可加重；干性痛在臀部以下疼痛较明显。

3.既往病史

要注意有否感染、外伤、肿瘤或臀部注射药物等病史。

（二）体格检查要点

1.一般情况

好。

2.神经系统检查

腰椎棘旁、臀点、股后点、腓点、踝点可有压痛，神经牵拉征（Lasegue 征）阳性，患侧可有臀肌萎缩、小腿轻度肌萎缩，踝反射减弱或消失，小腿外侧和足背可有感觉减退。

（三）门诊资料分析

从疼痛的性质和分布，结合体查结果，可以做出初步判断。

（四）进一步检查项目

1.X 线摄片

有助丁发现骨折、脱位和畸形等。

2.腰椎 CT/MRI

对椎间盘脱出、椎管肿瘤、蛛网膜炎等有帮助。

3.其他

必要时可行腰穿脑脊液检查，有助于椎管内炎症和肿瘤的诊断。

4.肌电图和神经传导速度

有助于判断神经损害范围、性质和严重程度。

【诊断对策】

（一）诊断要点

根据疼痛的分布、加重的诱因、减痛的姿势，结合 Lasegue 征阳性和踝反射改变、感觉障碍，可以做出诊断。

(二)鉴别诊断要点

1.脊髓疾病

脊髓痨、脊髓压迫症的早期,有的可以发生神经痛,但伴有明确脊髓受损的表现,如截瘫和传导束型感觉障碍、大小便障碍等,不难鉴别。

2.急性感染性多发性神经根神经炎

部分病例有腰骶神经根痛,但很快发生双下肢对称性弛缓性瘫伴感觉障碍,有时呈进行性加重。

3.下肢血栓闭塞性脉管炎

典型的间歇性跛行,在行走一段距离后出现以小腿腓肠肌为著的腿痛,休息后缓解,伴足趾冰冷、足背动脉搏动减弱或消失;无坐骨神经的压痛点,踝反射无改变,Lasegue 征阴性。

4.下肢静脉曲张

久站后疼痛加剧,走路或抬高患肢时减轻;无压痛点,踝反射无改变,Lasegtle 征阴性。

5.局部软组织病变

如腰肌劳损、急性肌纤维组织炎等,疼痛局限于腰骶部不向下肢放射,无肌力减退、感觉障碍或腱反射改变。

【治疗对策】

(一)治疗原则

镇痛并消除病因。

(二)治疗计划

1.卧床休息

疼痛的急性发作期应卧硬板床休息,减少患肢的活动,避免负重。

2.药物治疗

疼痛严重者可用非甾体类镇痛药如吲哚美辛、萘普生、布洛芬等,艾司唑仑、卡马西平对止痛也有帮助;病情严重者在急性期可加用糖皮质激素,一般口服泼尼松 30mg/d。大剂量 B 族维生素、神经生长因子对受损神经修复有益,可酌情选用。

3.局部理疗

急性疼痛辅以超短波、离子导入等,可缓解疼痛。

4.封闭治疗

对疼痛剧烈者可用 2%普鲁卡因或加泼尼松龙、维生素 B1 对痛点局部封闭。

5.其他

按摩、推拿、针灸均可酌情选用,有助于止痛,促进神经恢复。

6.病因治疗

对腰椎间盘脱出保守治疗无效者可选择手术治疗,感染者抗感染治疗,肿瘤者手术治疗等。

(三)治疗方案的选择

对于绝大多数患者保守治疗能缓解疼痛,应选择保守治疗,保守治疗无效时可择期手术。

【预后评估】

积极治疗疗效满意。

四、多发性周围神经病

【概述】

多发性周围神经病旧称末梢性神经炎，是肢体远端的多发性神经损害，主要表现为四肢末端对称性的感觉、运动和自主神经障碍。

【病因】

引起周围神经病的病因很多：

1.感染性

病毒、细菌、螺旋体感染等。

2.营养缺乏和代谢障碍

各种营养缺乏，如慢性酒精中毒、B族维生素缺乏、营养不良等；各种代谢障碍，如糖尿病、肝病、尿毒症、淀粉样变性、血卟啉病等。

3.毒物

如工业毒物、重金属中毒、药物等。

4.感染后或变态反应

血清注射或疫苗接种后。

5.结缔组织疾病

如系统性红斑狼疮、结节性多动脉炎、巨细胞性动脉炎、硬皮病、类风湿性关节炎等。

6.癌性

如淋巴瘤、肺癌、多发性骨髓瘤等。

7.遗传性

【病理】

周围神经炎的主要病理过程是轴突变性和节段性髓鞘脱失。轴突变性可原发于轴突或细胞体的损害，并可引起继发的髓鞘崩解；恢复缓慢，常需数月至1年或更久。节段性髓鞘脱失可见于急性感染性多发性神经炎、白喉、铅中毒等，其原发损害神经膜细胞使髓鞘呈节段性破坏；恢复迅速，使原先裸露的轴突恢复功能。

【诊断步骤】

(一)病史采集要点

1.起病情况

根据病因的不同，病程可有急性、亚急性、慢性、复发性等，可发生于任何年龄。多数病人呈数周至数月的进展病程，进展时由肢体远端向近端发展，缓解时由近端向远端发展。

2.主要临床表现

大致相同，出现肢体远端对称性的感觉、运动和自主神经功能障碍。

3.既往病史

注意询问是否有可能致病的病因，如感染、营养缺乏、代谢性疾病、化学物质接触史、肿瘤病史、家族史等。

(二)体格检查要点

一般情况：尚可，可能有原发病的体征，如发热、多汗、消瘦等。

高级神经活动无异常。

1.感觉障碍

四肢远端对称性深浅感觉障碍。肢体远端有感觉异常，如刺痛、蚁走感、灼热感、触痛等。检查可发现四肢末梢有手套～袜套型的深浅感觉障碍，病变区皮肤可有触痛。

2.运动障碍

四肢远端对称性下运动神经元性瘫痪。肢体远端对称性无力，其程度可从轻瘫至全瘫，可有垂腕、垂足的表现；受累肢体肌张力减低，病程久可出现肌萎缩。上肢以骨间肌、蚓状肌、大小鱼际肌为明显，下肢以胫前肌、腓骨肌为明显。

3.反射异常

上下肢的腱反射常见减低或消失。

4.自主神经功能障碍

呈对称性异常，肢体末梢的皮肤菲薄、干燥、变冷、苍白或发绀，少汗或多汗，指(趾)甲粗糙、松脆等。

(三)门诊资料分析

从症状和体征即末梢型感觉障碍、下运动神经元性瘫痪和自主神经功能障碍等临床特点，可诊断为多发性周围神经病。

根据详细的病史询问，了解相关的病因、病程、特殊症状等，以利于综合判断。

1.药物性

呋喃类(如呋喃妥因)和异烟肼最常见，均为感觉一运动型。呋喃类可引起感觉、运动和自主神经联合受损，疼痛明显。大剂量或长期服用异烟肼干扰了维生素 B_6 代谢而致病，常见双下肢远端感觉异常或减退，浅感觉可达胸部，深感觉以震动觉改变最常见，合用维生素 B_6(剂量为异烟肼的 1/10)可以预防。

2.中毒性

如群体发病应考虑重金属或化学品中毒，需检测血、尿、头发、指甲等的重金属含量。

3.糖尿病性

表现为感觉、运动、自主神经或混合型，以混合型最常见，通常感觉障碍较重，早期出现主观感觉异常，损害主要累及小感觉神经纤维，以疼痛为主，夜间尤甚；累及大感觉纤维可引起感觉性共济失调，可发生无痛性溃疡和神经源性骨关节病。某些病例以自主神经损害为主，部分病人出现近端肌肉非对称性肌萎缩。

4.尿毒症性

约占透析病人的半数，典型症状与远端性轴索病相同，大多数为感觉-运动型，初期多表现感觉障碍，下肢较上肢出现早且严重，夜间发生感觉异常及疼痛加重，透析后可好转。

5.营养缺乏性

如贫血、烟酸、维生素 B_1 缺乏等，见于慢性酒精中毒、慢性胃肠道疾病、妊娠和手术后等。

6.癌肿

可以是感觉型或感觉一运动型，前者以四肢末端开始、上升性、自觉强烈不适及疼痛，伴深浅感觉减退或消失，运动障碍较轻；后者呈亚急性经过，恶化和缓解反复出现，可在癌原发症状前期或后期发病，约半数脑脊液蛋白增高。

7.感染后

如 Guillain-Barre 综合征、疫苗接种后多发性神经病可能为变态反应。白喉性多发性神经病是白喉外毒素作用于血-神经屏障较差的后根神经节和脊神经根，见于病后 8～12 周，为感觉一运动性，数日或数周可恢复。麻风性多发性神经病潜伏期长，起病缓慢，周围神经增粗并可触及，可发生大疱、溃烂和指骨坏死等营养障碍。

8.POEMS 综合征

是一种累及周围神经的多系统病变，多中年以后起病，男性较多见，起病隐袭、进展慢。依照症状、体征可有如下表现，也是病名组成：①多发性神经病(polyneuropathy)：呈慢性进行性感觉-运动性多神经病，脑脊液蛋白质含量增高。②脏器肿大(organornegaly)：肝脾大，周围淋巴结肿大。③内分泌病(endocrinopathy)：男性出现阳痿、女性化乳房，女性出现闭经、痛性乳房增大和溢乳，可合并糖尿病。④M 蛋白(M-protein)：血清蛋白电泳出现 M 蛋白，尿检可有本-周蛋白。⑤皮肤损害(skin changes)：因色素沉着变黑，并有皮肤增厚与多毛。⑥水肿：视盘水肿、胸腔积液、腹水、下肢指凹性水肿。⑦骨骼改变：可在脊柱、骨盆、肋骨和肢体近端发现骨硬化性改变，为本病的影像学特征；也可有溶骨性病变，骨髓检查可见浆细胞增多或骨髓瘤。

9.遗传性疾病

如遗传性运动感觉性神经病(HMSN)、遗传性共济失调性多发性神经病(Refsum 病)、遗传性淀粉样变性神经病等，起病隐袭，进展缓慢，周围神经对称性、进行性变性导致四肢无力，下肢重于上肢，远端重于近端，常出现运动和感觉障碍。

10.其他

某些疾病如动脉硬化、肢端动脉痉挛症、系统性红斑狼疮、结节性多动脉炎、硬皮病、风湿病等，可致神经营养血管闭塞，为感觉-运动性表现，有时早期可有主观感觉异常。代谢性疾病如血卟啉病、巨球蛋白血症也影响周围神经，多为感觉-运动性，血卟啉病以运动损害为主，双侧对称性近端为重的四肢瘫痪，约 1/3～1/2 伴有末梢型感觉障碍。

(四)进一步检查项目

1.神经传导速度和肌电图

如果仅有轻度轴突变性，传导速度尚可正常；当有严重轴突变性及继发性髓鞘脱失时传导速度变慢，肌电图呈去神经性改变；节段性髓鞘脱失而轴突变性不显著时，传导速度变慢，肌电图可正常。

2.血生化检查

根据病情，可检测血糖水平、维生素 B_{12} 水平、尿素氮、肌酐、甲状腺功能、肝功能等。

3.免疫学检查

对疑有免疫疾病者，可做免疫球蛋白、类风湿因子、抗核抗体、抗磷脂抗体等检测。

4.其他

对可疑中毒者，可根据病史做相关毒物或重金属、药物的血液浓度检测。

5.脑脊液检查

大多数无异常发现,少数患者可见脑脊液蛋白增高。

6.神经活检

对不能明确诊断或疑为遗传性的病人,可行腓神经活检。

【诊断对策】

(一)诊断要点

根据患者临床表现的特点,即以四肢远端为主的对称性下运动神经元性瘫痪、末梢型感觉障碍和自主神经功能障碍,可以临床诊断。注意临床工作时要认真询问病史,掌握不同病因所致的多发性周围神经病的特殊临床表现,有助于病因的诊断。肌电生理检查和神经肌肉活检对诊断很有帮助;神经传导速度测定,有助于亚临床型的早期诊断,并可区别轴索变性和节段性脱髓鞘改变。

(二)鉴别诊断要点

1.亚急性联合变性

早期表现类似于多发性周围神经病,随着病情进展逐渐出现双下肢软弱无力、步态不稳,双手动作笨拙;肌张力增高、腱反射亢进、锥体束征阳性和感觉性共济失调是其与多发性周围神经病的主要鉴别点。

2.周期性瘫痪

为周期性发作的短时期的肢体近端弛缓性瘫痪,无感觉障碍,发作时血清钾低于3.5mmol/L,心电图呈低钾改变,补钾后症状改善,不难鉴别。

3.脊髓灰质炎

肌力降低常为不对称性,多数仅累及一侧下肢的一至数个肌群,呈节段性分布,无感觉障碍,肌萎缩出现早;肌电图可明了损害部位。

【治疗对策】

(一)治疗原则

去除病因,积极治疗原发病,改善周围神经的营养代谢,对症处理。

(二)治疗计划

1.去除病因

根据不同的病因采取针对性强的措施,以消除或阻止其病理性损害。

重金属和化学品中毒应立即脱离中毒环境,避免继续接触有关毒物;急性中毒可大量补液,促使利尿、排汗和通便等,加速排出毒物。重金属如铅、汞、锑、砷中毒,可用二巯丙醇(BAL)、依地酸钙钠等结合剂;如砷中毒可用二巯丙醇3mg/kg肌肉注射,4～6小时1次,2～3天后改为每天2次,连用10天;铅中毒用二巯丁二酸钠1g/d,加入5%葡萄糖液500ml静脉滴注,5～7天为一疗程,可重复2～3个疗程;或用依地酸钙钠1g,稀释后静脉滴注,3～4天为一疗程,停用2～4天后重复应用,一般用3～4个疗程。

对各种疾病所致的多发性周围神经病,要积极治疗原发病。如糖尿病控制好血糖;尿毒症行血液透析或肾移植;黏液水肿用甲状腺素;胶原性疾病、SLE、硬皮病、类风湿性关节病、血清注射或疫苗接种后、感染后神经病,可应用皮质类固醇治疗;麻风病用砜类药;肿瘤行手术切除，也可使多发性神经病缓解。

2.改善神经的营养代谢

营养缺乏和代谢障碍可能是病因，或在其发病机制中起重要作用，在治疗中必须予以重视并纠正。应用大剂量B族维生素有利于神经损伤的修复和再生，地巴唑、加兰他敏也有促进神经功能恢复的作用，还可使用神经生长因子、神经节苷脂等。

3.对症处理

急性期应卧床休息，疼痛可用止痛剂、卡马西平、苯妥英钠等；恢复期可用针灸、理疗和康复治疗，以促进肢体功能恢复；重症患者护理时要定期翻身，保持肢体功能位，防止挛缩和畸形。

五、急性感染性脱髓鞘性多发性神经病

【概述】

急性感染性脱髓鞘性多发性神经病又称吉兰-巴雷综合征（Guillain-Barré syn-drome，GBS)，是可能与感染有关和免疫机制参与的急性特发性多发性神经病。临床上表现为四肢弛缓性瘫痪，末梢型感觉障碍和脑脊液蛋白细胞分离等。.本病确切病因不清，可能与空肠弯曲菌感染有关；或是机体免疫发生紊乱，产生针对周围神经的免疫应答，引起周围神经脱髓鞘。本病年发病率为0.6～1.9/10万，我国尚无系统的流行病学资料。

【诊断步骤】

（一）病史采集要点

1.起病情况

以儿童或青少年多见，急性或亚急性起病，数日或2周内达高峰。需要耐心分析，争取掌握比较确切的起病时间，了解病情进展情况。

2.主要临床表现

为运动、感觉和自主神经损害。肢体弛缓性瘫痪，从下肢远端向上发展，至上肢并累及脑神经（也可以首发症状为双侧周围性面瘫）。感觉异常如烧灼感、麻木、疼痛等，以远端为主。自主神经紊乱症状明显，如心律失常、皮肤营养障碍等，但尿便障碍绝大多数病人不出现，严重病人可有。

3.既往史

若发现可能致病的原因有较大意义。如起病前1～4周有无胃肠或呼吸道感染症状，有无疫苗接种史，或者外科手术史，也有无明显诱因。

（二）体格检查要点

1.一般情况

精神疲乏，若感染严重者，可有不同程度的发热。窦性心动过速，血压不稳定，出汗多，皮肤红肿以及营养障碍。

2.神经系统检查

神志清，高级神经活动正常。脑神经以双侧周围性面瘫、延髓性麻痹为主，四肢呈弛缓性瘫痪，末梢型感觉障碍，大、小便功能障碍多不明显。

（三）门诊资料分析

1.血常规

白细胞轻度升高或正常。

2.生化

血钾正常。

3.从病史和检查

可见患者有运动、感觉和自主神经障碍，因此，定位在周围神经病变。起病前有感染等病史，考虑为感染性或自身免疫性疾病，应进一步检查感染和免疫相关指标以确诊。

（四）进一步检查项目

1.腰穿

脑脊液蛋白细胞分离是本病特征性表现，蛋白增高而细胞数正常，出现在起病后 2～3 周，但在第 1 周正常。

2.肌电图

发现运动和感觉神经传导速度明显减慢，有失神经或轴索变性的肌电改变。脱髓鞘病变呈节段性和斑点状特点，可能某一神经感觉传导速度正常，另一神经异常，因此，早期要检查多根神经。发病早期可能只有 F 波或 H 反射延迟或消失。

【诊断对策】

（一）诊断要点

根据起病前有感染史，急性或亚急性起病，四肢对称性下运动神经元瘫痪，末梢型感觉减退以及脑神经损害，脑脊液蛋白细胞分离，结合肌电图可以确诊。Asbury 等的诊断标准：①多有病前感染或自身免疫反应；②急性或亚急性起病，进展不超过 4 周；③四肢瘫痪常自下肢开始，近端较明显；④可有呼吸肌麻痹；⑤可有脑神经受损；⑥可有末梢型感觉障碍或疼痛；⑦脑脊液蛋白细胞分离；⑧肌电图早期 F 波或 H 反射延迟，运动神经传导速度明显减慢。

（二）鉴别诊断要点

1.低血钾型周期性瘫痪

本病一般有甲亢、低血钾病史。起病快（数小时～1 天），恢复也快（2～3 天）。四肢弛缓性瘫痪，无呼吸肌麻痹和脑神经受损，无感觉障碍。脑脊液没有蛋白细胞分离。血钾低，补钾有效。既往有发作史。

2.脊髓灰质炎

本病为脊髓前角病变，没有感觉障碍和脑神经受损。多在发热数天后，体温未恢复正常时出现瘫痪，通常只累及一个肢体。但本病起病后 3 周也可见脑脊液蛋白细胞分离。

3.重症肌无力

本病为神经肌肉接头病变，主要累及骨骼肌，因此.没有感觉障碍和自主神经症状。症状呈波动性，晨轻暮重。疲劳试验和肌电图有助于诊断。

（三）格林-巴利综合征变异型

根据临床、病理及电生理表现可分为以下类型。

1.急性运动轴索型神经病

为纯运动型，特点是病情中多有呼吸肌受累。24～48小时内迅速出现四肢瘫痪，肌萎缩出现早，病残率高，预后差。

2.急性运动感觉轴索型神经病

发病与前者相似，但病情更重，预后差。

3.Fisher综合征

表现为眼外肌麻痹，共济失调和腱反射消失三联征。

4.不能分类的吉兰-巴雷综合征

包括“全自主神经功能不全”和极少数复发型吉兰-巴雷综合征。

【治疗对策】

（一）治疗原则

（1）尽早明确诊断，及时治疗。

（2）根据病情的严重情况进行分型，制订合理的治疗方案。

（3）治疗过程中应密切观察病情，注重药物毒副作用。

（4）积极预防和控制感染及消化道出血等。

（5）早期康复训练对功能恢复有重要意义，同时可提高患者自信心，观察效果。

（二）治疗计划

1.基础治疗（对症支持治疗）

（1）辅助呼吸：患者气促，血氧饱和度降低，动脉血氧分压下降至70mmHg以下，可进行气管插管，呼吸机辅助呼吸，必要时气管切开。加强护理，保持呼吸道通畅，定时翻身、拍背，雾化吸入，吸痰等。

（2）重症患者持续心电监护，窦性心动过速通常无须处理。血压高时可予小剂量降压药，血压低时可予扩容等。

（3）穿长弹力袜预防深静脉血栓。

（4）保持床单平整，勤翻身，预防褥疮。

（5）吞咽困难者可予留置胃管，鼻饲，以免误入气管窒息。

（6）尿潴留可加压按摩腹部，无效时可留置尿管。便秘可用大黄苏打片、番泻叶等。出现肠梗阻时应禁食并请外科协助治疗。

（7）出现疼痛，可予非阿片类镇痛药，或试用卡马西平。

（8）早期开始康复治疗，包括肢体被动和主动运动，防止挛缩，用夹板防止足下垂畸形，以及针灸、按摩、理疗和步态训练等。

2.特异治疗（病因治疗）

（1）血浆置换：按每千克体重40ml或1～1.5倍血浆容量计算每次交换咀浆量，可用5%白蛋白复原血容量，减少使用血浆的并发症。轻、中、重患者每周应分别作2次、4次和6次。主要禁忌证是严重感染、心律失常、心功能不全及凝血系统疾病等。

（2）免疫球蛋白静脉滴注（IVIG）：成人按0.4g/(kg·d)剂量，连用5天，尽早使用或在呼吸肌麻痹之前使用。禁忌证是先天性IgA缺乏，因为免疫球蛋白制品含少量IgA，此类患者使用后可导致 IgA 致敏，再次应用可发生过敏反应。常见副作用有发热、面红等，减慢输液速度即可减轻。引起肝功能损害者，停药 1 个月即可恢复。

(3)以上两种方法是治疗吉兰-巴雷综合征的首选方法，可消除外周血免疫活性细胞、细胞因子和抗体等，减轻神经损害。尽管两种治疗费用昂贵，但是严重病例或是进展快速病例，均应早期使用，可能减少辅助通气的费用和改变病程。

(4)激素：通常认为对吉兰-巴雷综合征无效，并有不良反应。但是，在无经济能力或无血浆置换和 IVIG 医疗条件时，可试用甲基泼尼松龙 500mg/d，静脉滴注，连用 5～7 天。或地塞米松 10mg/d，静脉滴注，连用 7～10 天为一疗程。

【病程观察及处理】

可以按照以下分型评估患者的临床状况。

轻型：四肢肌力Ⅲ以上，可独立行走。

中型：四肢肌力Ⅲ以下，不能独立行走。

重型：四肢无力或瘫痪，伴Ⅸ、Ⅹ对颅神经和其他神经麻痹，不能吞咽，活动时有轻微呼吸困难，但不需要气管切开人工辅助呼吸。

极重型：数小时或数天内发展为四肢瘫，吞咽不能，呼吸肌麻痹，需要气管切开人工辅助呼吸。

【预后评估】

本病为自限性，呈单相病程，多于发病后 4 周时症状和体征停止进展，经数周或数月恢复，恢复中可有短暂波动，极少复发。70%～75%患者完全恢复，25%遗留轻微神经功能缺损，5%死亡，通常死于呼吸衰竭。前期有空肠弯曲菌感染证据者预后较差，病理以轴索变性为主者病程较迁延且恢复不完全。高龄、起病急骤或辅助通气者预后不良。早期有效治疗及支持疗法可降低重症病例的死亡率。

【出院随访】

(1)出院时带药。

(2)定期复诊和门诊取药。

(3)详告出院时应注意的问题。

(4)继续康复训练。

六、慢性感染性脱髓鞘性多发性神经病

【概述】

慢性感染性脱髓鞘性多发性神经病(chronic inflammatory demyelinatingpolyneuropathies，CIDP)是一种特殊的获得性脱髓鞘性多发性神经病。因缓慢(数周到数月)进展的四肢无力、肌张力低下、反射消失和感觉障碍，以及与 AIDP 相似的免疫病理学改变而得名。CIDP 病程分为单相型、慢性复发型、阶梯进展型和慢性进行型。脑脊液和肌电图改变与 AIDP 相同。周围神经活检髓鞘脱失改变、无炎性浸润。通常在发病 2～3 个月病情严重，致残率高，约 10%未经治疗可致死。

【病因与发病机制】

目前尚不明确，可能与免疫有关，因为病程有发作和复发的特点，病理变化上有单核细胞

浸润伴斑块样脱髓鞘；在脱髓鞘过程中有巨噬细胞的参与，应用泼尼松可改善症状。

【诊断步骤】

(一)病史采集要点

1.起病情况

起病隐袭，多数无前驱因素，最初病情迅速进展。发病率较低，占1.4%～4.7%；男女患病比率相似，各年龄均可发病，但儿童少见。

2.主要临床表现

常见对称分布的肢体无力，自远端向近端发展，从上肢发病的罕见，躯干肌肉、呼吸肌和颅神经很少受累，偶尔可见复视、构音障碍和吞咽困难等；大多数患者同时存在运动和感觉障碍，可有痛觉过敏、深感觉障碍及感觉性共济失调，走路蹒跚，容易踩空；肌萎缩较轻，部分患者可较严重；少数病例可有 Horner 征、原发性震颤、尿失禁和阳痿等。

(二)体格检查要点

1.高级神经活动

通常不受影响。

2.颅神经

很少受累，偶有复视、构音障碍和吞咽困难。

3.运动及反射系统

四肢对称性弛缓性瘫痪，远端较重，腱反射消失或减弱，无病理反射，可有共济失调；但多数肌萎缩较轻微，只有少数患者可有较为严重的肌肉萎缩。

4.感觉系统

常与运动障碍同时存在，可表现为痛觉过敏、深感觉障碍。

5.其他

少数病例可出现尿失禁、阳痿等自主神经功能障碍；还可出现原发性震颤、Horner 征。

(三)门诊资料分析

1.一般血常规检查

常无异常，少数患者可以有 γ 球蛋白增高。

2.心电图

常无异常。

(四)进一步检查项目

1.脑脊液

可见蛋白-细胞分离，但蛋白量波动较大，部分患者寡克隆带阳性。

2.神经传导速度和肌电图

神经传导速度、远端潜伏期、F 波潜伏期等异常通常均较 AIDP 严重，病程不同时间的电生理检查可显示脱髓鞘和继发轴索损害的程度不同。

3.腓肠神经活检

因感觉神经受累常见，腓肠神经活检常可发现炎症性节段性脱髓鞘，典型洋葱头样改变高度提示 CIDP，但此改变并非 CIDP 所特有，活检发现炎症性脱髓鞘反应更有确诊意义。

4.周围神经MR

在病程较长的CIDP患者可发现神经增粗,强化扫描有助于发现活动性病变。

【诊断对策】

(一)诊断要点 CIDP的诊断主要靠临床症状和体征、电生理及脑脊液检查的特点,有时需要神经活检来确诊。由于CIDP是一种比AIDP更具有异质性的疾病,其慢性的特点及不对称型CIDP使诊断更困难。

(二)鉴别诊断要点

常需与以下疾病鉴别。

1.复发型AIDP

与AIDP相似,多在1个月内进展至高峰,并常有面神经及呼吸肌受累,而CIDP的进展平均为3个月,复发型AIDP多有前驱感染因素,而CIDP少见。

2.多灶性运动神经病

是仅累及运动神经的脱髓鞘性神经病,表现为不对称性、节段性神经传导速度减慢或阻滞,激素疗效不佳。

3.继发于其他内科疾病的慢性神经病

与糖尿病性神经病的鉴别,电生理检查有帮助;皮肤活检和用刚果红染色标本,可以发现原发性和继发性淀粉样蛋白沉积所致神经病;维生素缺乏性神经病,可见皮肤及黏膜溃疡、消化及CNS症状应注意CIDP可与这些疾病同时存在。

(三)临床类型

根据其自然病程可以分为阶梯进展、稳定进展和复发缓解型。

【治疗对策】

(一)治疗原则

由于CIDP需要长期治疗,应考虑年龄、副作用、静脉条件、疾病严重度、并发症和费用等诸多问题,从长计议。当类固醇禁忌、类固醇无效或类固醇引起严重的副反应时,优先选用IVIG,因其简便易行。当IVIG治疗或血浆置换无效时,再用类固醇治疗。

(二)治疗计划

1.病因治疗

(1)皮质类固醇类药物泼尼松是最常用的药物,CIDP病人应长期口服泼尼松100mg,每日1次,连用2～4周,后逐渐减量,大多数患者平均在2个月出现肌力改善;还可应用地塞米松40mg静脉滴注,连续冲击3～5天,后改用泼尼松口服;也可以应用甲基泼尼松龙冲击后改口服治疗。因需要长期治疗,许多患者因不能耐受类固醇类药物的副反应,而停止治疗或改用其他治疗。

(2)静脉注射免疫球蛋白(IVIG):有效剂量为0.4mg/(kg·d),连用5天。每4～6周可重复一次以维持疗效。短期疗效同血浆交换相近,但IVIG疗效维持时间较长,与小剂量激素合用疗效维持时间更长。虽费用较高,但如果条件许可仍不失为好的治疗方法。

(3)血浆置换被认为有较好的效果,有效率可达80%,在几天内可以得到改善,但大部分患者在停止血浆置换后7～14天即有复发,往往需要延长血浆置换的时间,并加用免疫抑制剂，包括类固醇皮质激素或环磷酰胺。

(4)免疫抑制剂如果皮质类固醇无效可以用硫唑嘌呤 2～3mg/(kg·d)，开始用 50mg/d，每周递增 50mg/d，至预定剂量。注意随访血白细胞和血小板计数。也可应用环磷酰胺 2mg/(kg·d)，有一定的疗效。

【病程观察及处理】

(一)病情观察要点

由于病程较长，需要应用药物或治疗手段的时间也较长，观察治疗后的效果、病人对治疗的反应性是非常重要的；另外，注意药物的副作用，出现前给予预防措施，出现之后给予相应治疗，或更换治疗方案。并发症的观察亦是观察要点之一，因为往往引起本病死亡的原因就是各种并发症。

(二)疗效判断与处理

由于治疗时间长，判断疗效往往亦需要较长时间的观察，治疗一段时间后再根据临床效果来判断是否需要更换治疗方案，或联合应用多种治疗方法。

【预后评估】

有人对应用 IVIG 治疗 CIDP 的预后进行预测，如果病程少于 1 年，治疗前肌无力仍在进展，上下肢无力的程度等同，上肢反射消失，正中神经运动传导速度减慢的患者，有 90％的改善机会，即近期发生进行性、全面性脱髓鞘患者对 IVIG 的治疗反应良好。另一项研究发现，急性复发患者约 71％对 IVIG 治疗有反应。患者中大约有 8％无法工作，多数死亡原因为并发症或其他疾病。

【出院随访】

CIDP 患者在出院时往往是在治疗的过程中，因此，需要根据医生制订的治疗方案的时间定期回医院进行复诊，由医生根据治疗的情况和病人的耐受程度来确定进一步的方案。

第四章　脊髓疾病

第一节　急性脊髓炎

【概述】

急性脊髓炎是各种感染或变态反应引起脊髓白质脱髓鞘病变或坏死，导致完全性或不完全性脊髓损害。临床表现为病变以下肢体瘫痪，传导束性感觉障碍和尿便障碍。其发病机制不明，可能与病毒感染后变态反应有关，并非直接感染所致。包括不同的临床综合征，如感染后和疫苗接种后脊髓炎、脱髓鞘性脊髓炎、坏死性脊髓炎和副肿瘤性脊髓炎。

【诊断步骤】

（一）病史采集要点

1.起病情况

急性起病，症状呈进行性加重。一般起病前1～2周通常有发热、上呼吸道感染症状，疲劳、受凉或外伤为诱因。需要耐心分析，争取掌握比较确切的起病时间，了解病程和疾病进展情况。

2.主要临床表现

本病的主要临床症状为运动、感觉和自主神经功能障碍。运动障碍表现为截瘫，早期为脊髓休克，肢体肌张力减低，腱反射消失，没有病理反射。最常侵犯的是胸髓（上、中胸髓为多见），其次为颈髓（此时患者表现为四肢瘫痪）、腰髓，骶髓十分少见。感觉障碍表现为病变节段以下所有感觉缺失，在感觉消失水平上缘可有感觉过敏区或束带样感觉异常。自主神经功能障碍表现为大、小便功能障碍，损害平面以下无汗或少汗，皮肤脱屑和水肿、指甲松脆和角化过度等。早期为充溢性尿失禁（膀胱过度充盈，压力使尿液断续外溢），随着脊髓功能恢复，转为反射性神经源性膀胱（膀胱容量缩小，逼尿肌反射性收缩引起排尿）。

3.既往病史

若发现可能致病的病因有较大意义。如近期有无疫苗接种史，有无上呼吸道感染症状，有无疲劳、受凉或外伤为诱因。

（二）体格检查要点

1.一般情况

精神差，不同程度发热。

2.神经系统检查

运动系统表现为截瘫，早期为脊髓休克，肢体肌张力低，腱反射消失，没有病理反射。休克期为2～4周或更长，恢复期肌张力增高，腱反射亢进，出现病理反射。感觉系统表现为病变节段以下所有感觉缺失，在感觉消失水平上缘可有感觉过敏区。自主神经系统表现为大、小便功能障碍，损害平面以下无汗或少汗，皮肤脱屑和水肿、指甲松脆和角化过度。

（三）门诊资料分析

（1）血常规：白细胞计数正常或轻度升高，中性粒细胞比例增多。主要表现为感染征象。

（2）脊柱 X 线片检查正常。

（3）从病史和体查可见运动、感觉和自主神经功能障碍同时存在，一般没有根性疼痛和肌肉萎缩，初步排除髓外病变。

（四）进一步检查项目

1.入院常规检查

包括肝功能、肾功能等生化检查，心电图和胸片等，以利于鉴别诊断和了解疾病对全身重要脏器功能的影响情况，并为正规治疗作准备。

2.腰穿

压颈试验通畅，少数脊髓严重水肿可不完全梗阻。脑脊液压力正常，外观无色透明，细胞数、蛋白含量正常或轻度增高，淋巴细胞为主，糖、氯化物正常。

3.电生理检查

视觉诱发电位正常，可与视神经脊髓炎鉴别。下肢体感诱发电位波幅可明显降低，运动诱发电位异常，可作为判断疗效和预后的指标。肌电图呈失神经改变。

4.影像学检查

MRI 典型显示病变脊髓肿胀、增粗，病变节段髓内多发片状或斑点状病灶，呈 T_1 低信号、T_2 高信号，常多发，大小不一，强度不均，可散在、融合或弥漫分布。

【诊断对策】

（一）诊断要点

根据急性起病、起病前有感染病史、迅速进展为脊髓完全性或不完全性横贯性损害，以胸段脊髓受累常见，病变水平以下运动、感觉和自主神经功能障碍，结合脑脊液和 MRI 检查可以确诊。

（二）鉴别诊断要点

注意与以下急性肢体瘫痪的疾病鉴别。

1.急性硬脊膜外脓肿

也会出现急性脊髓横贯性损害，起病前常有身体其他部位化脓性感染，有时原发病灶不易发现，病原菌通过血行或邻近组织蔓延至硬膜外形成脓肿。一般在感染后数日或数周起病，出现头痛、发热、周身无力等感染中毒症状，常伴有根痛和脊柱叩击痛。外周血白细胞和脑脊液细胞数增高，脑脊液蛋白含量明显增高，椎管梗阻，MRI 有助于诊断。

2.脊柱压迫症

脊柱结核及转移瘤有原发病史，均可引起椎体骨质破坏和塌陷，压迫脊髓出现急性横贯性损害。脊柱结核常有低热、消瘦、食欲缺乏等全身中毒症状和其他结核病灶，病变脊柱棘突明显突起或后凸成角畸形，脊柱 X 线可见椎体破坏、椎间隙变窄和椎旁寒性脓肿阴影等典型改变。脊柱或硬脊膜转移性肿瘤在老人多见，X 线可见椎体破坏，如能找到原发病灶可确诊。

3.脊髓出血

由于脊髓外伤或血管畸形引起。起病急骤，迅速出现剧烈背痛、截瘫和括约肌功能障碍。腰穿为血性脑脊液，脊髓 CT 或 MRI 可见出血部位，脊髓 DSA 可发现脊髓血管畸形。

（三）临床类型

1.急性上升性脊髓炎

是急性脊髓炎的严重类型，起病急骤，脊髓受累节段迅速上升，病变在数小时或 1～2 天内迅速上升到高颈段或延髓，瘫痪由下肢迅速波及上肢或延髓支配的肌群，出现吞咽困难、构音障碍、呼吸肌麻痹，甚至危及生命。

2.脱髓鞘性脊髓炎

临床表现与感染后脊髓炎相似，也是急性多发性硬化的脊髓型，但进展比较缓慢，病情在 1～3 周达到高峰。前驱感染症状可不明显，多为不完全性横贯性损害，表现为一侧或双侧下肢无力，伴麻木感，感觉障碍平面可不明显，有尿便障碍。可出现视神经、脑干和其他部位的症状，诱发电位及 MRI 检查可发现中枢神经系统其他病灶。

3.急性坏死性脊髓炎

较为少见。急性起病，数小时内出现四肢瘫痪、感觉障碍和大、小便功能障碍。脊髓休克持续存在，脑脊液中淋巴细胞可增多，蛋白增高，预后不良。

【治疗对策】

（一）治疗原则

（1）本病治疗的主要目的是减轻脊髓损害，防治并发症，促进功能恢复。

（2）治疗过程，应密切观察病情，注重药物毒副作用。

（3）积极预防和控制感染及消化道出血等。

（4）早期康复训练对功能恢复有重要意义，同时提高患者自信心，观察效果。

（二）治疗计划

1.基础治疗

（1）积极防治感染合并肺部或尿路感染并发症会延长脊髓休克期。早期应用强效广谱抗生素，及早进行细菌学检测以指导治疗。

（2）精心护理预防或减少并发症勤翻身、拍背，改善肺泡通气量，防止坠积性肺炎。瘫痪肢体要保持功能位，防止肢体痉挛和关节挛缩。在骶尾部、足跟及骨隆起处放置气圈，保持皮肤干燥清洁，经常按摩、活动瘫痪肢体。皮肤发红可用 70％酒精或温水轻揉，涂以 3.5％安息香酊。已经发生褥疮者应局部换药并加强全身营养，促进愈合。忌用热水袋以防烫伤。排尿困难者应行无菌导尿，留置尿管，冲洗膀胱。高位脊髓炎吞咽困难者，应放置胃管。急性上升性脊髓炎或高颈段脊髓炎可发生呼吸肌麻痹，轻度呼吸困难者可用化痰药物和超声雾化吸入，重症呼吸困难应及时清除呼吸道分泌物，保持气道通畅，必要时行气管切开，用呼吸机维持呼吸。

（3）康复训练早期康复训练对患者功能恢复及改善预后有重要意义。肢体被动活动与按摩以改善肢体血液循环，部分肌力恢复时应鼓励患者主动活动。晚期痉挛性瘫痪可口服肌肉松弛剂，如巴氯芬、妙纳、强筋松等。也可采用适当的康复性手术治疗。

2.特异治疗

(1)类固醇皮质激素已经在临床使用多年,是目前治疗急性脊髓炎的首选药物之一。主要针对与自身免疫机制有关的非特异性炎症。急性期应用大剂量甲基泼尼松龙短程疗法,500～1000mg 静脉滴注,每天 1 次,连用 3～5 次。或使用地塞米松 10～20mg 静脉滴注,每天 1 次,10～20 天为一疗程。用上述药物后可改泼尼松口服,每天 40～60mg,维持 4～6 周后或随病情好转后逐渐减量停药。以上治疗可以控制病情发展,症状改善通常出现于 3 个月之后。

(2)免疫球蛋白急性上升性脊髓炎或横贯性脊髓炎急性期应立即使用,成人用量 0.4g/(kg·d),静脉滴注,连用 3～5 天为一疗程。

(3)营养神经,改善循环维生素 B、胞磷胆碱、ATP 等有助于神经恢复,血管扩张剂,如尼莫地平、丹参、烟酸等,有益于促进恢复。

【病程观察及处理】

(1)治疗期间记录双下肢肌力改变情况,恢复程度。

(2)记录感觉平面水平,了解感觉平面是否下降。

(3)记录大、小便次数,注意防止麻痹性肠梗阻,及时使用通大便药物。

(4)若考虑急性上升性脊髓炎,需要密切观察呼吸的改变,早期处理。

(5)注意药物毒副作用,如类固醇皮质激素的使用需注意预防感染、高血压、骨质疏松和消化道损害等副作用。老年患者还需要监测血糖。在治疗过程中,需要密切观察,及时处理。

(6)定期翻身,检查褥疮,观察尿液。复查尿常规、血常规,尽早发现感染源,及时处理。

【预后评估】

预后与病情严重程度有关,病情严重者预后差。元合并症者通常 3～6 个月可基本恢复,生活自理。合并泌尿系感染、褥疮和肺炎影响恢复,遗留后遗症,部分患者因并发症死亡。完全.1 生截瘫患者,6 个月后肌电图仍为失神经改变,MRI 显示髓内广泛信号改变,病变范围多于 10 个脊髓节段者预后不良。急性上升性脊髓炎和高颈段脊髓炎预后差,短期内可死于呼吸、循环衰竭。约 10%患者可演变为多发性硬化或视神经脊髓炎。

【出院随访】

(1)出院时带药。

(2)定期复诊和门诊取药。

(3)出院时应注意的问题注意保暖,预防感染。

(4)继续康复训练。

第二节　脊髓压迫症

【概述】

脊髓压迫症是一组由各种不同原因致椎管内占位性病变而引起的脊髓受压的临床综合征。病变进行性发展,最后导致不同程度的脊髓横贯性损害和椎管阻塞。引起脊髓压迫的病因可以是肿瘤、先天性疾病如颅底凹陷症、外伤、炎症等,与脊髓的机械压迫、血供障碍、占位病变的直接浸润破坏有关。

【病因】

1.肿瘤

最常见,约占总数的1/3,原发性肿瘤占大多数。其中近半数是神经鞘膜瘤,包括少数的神经纤维瘤,其次为脊膜瘤,再次为恶性的胶质瘤,其他还可见脂肪瘤、先天性的皮样囊肿、上皮样囊肿、畸胎瘤等,可发生于脊髓的任何节段。脊髓的转移性肿瘤也不少见,多来自肺部、乳房、胃肠道、前列腺、肾脏、甲状腺等,或鼻咽癌转移,或白血病、淋巴瘤在脊髓硬膜外浸润致脊髓受压。

2.炎症

全身其他部位的细菌性感染病灶血行扩散、脊柱邻近组织的化脓性病灶直接蔓延等,均可造成椎管内急性脓肿或慢性肉芽肿而压迫脊髓,以硬膜外多见。结核性脊髓蛛网膜炎、损伤、出血、化学性或某些不明原因所致的蛛网膜炎,均可引起脊髓炎性蛛网膜粘连,或形成囊肿压迫脊髓。

3.损伤

脊柱损伤,可因椎体、椎弓或椎板的骨折、脱位、小关节错位、椎间盘脱出、椎管内血肿形成等原因而压迫脊髓。

4.椎间盘脱出

常因过度用力或脊柱过伸、过屈运动引起,也可由于髓核本身老化脱水所致。

5.先天性疾病

如寰椎枕化畸形、颈椎融合畸形、扁平颅底、椎管狭窄、脊膜膨出、先天性血管畸形等。

【诊断步骤】

(一)病史采集要点

1.起病情况

多数起病隐袭,进展缓慢,逐渐出现从脊神经根痛到脊髓部分受压及横贯性损害的过程;急性压迫少见。

2.主要临床表现

多数表现为起病隐袭,进展缓慢,早期症状体征不典型,通常可分三期。①根痛期:出现神经根痛和脊膜刺激症状;②脊髓部分受压期:表现为脊髓半切综合征;③脊髓完全受压期:出现脊髓完全横贯性损害。急性压迫少见,常于数小时至数日内脊髓功能完全丧失,表现为脊髓横贯性损害,出现脊髓休克。

3.既往病史

注意是否有化脓性细菌或结核菌等感染史,外伤史,肿瘤史等。

(二)体格检查要点

1.一般情况

尚可,如为感染可有发热,盗汗,食欲不振等。

2.高级神经活动和颅神经检查

无异常。

3.神经根损害

可出现病变节段的神经根痛，为一侧性或双侧性自发性剧痛，表现为刺痛、烧灼、电击或刀割样痛；用力、咳嗽、打喷嚏、变换体位或负重时，因脑脊液压力改变，神经根被牵拉而使疼痛加剧，有时出现相应节段束带感。神经根症状可由一侧到双侧，间歇性转变为持续性。检查在早期发现感觉过敏，后期为节段性感觉缺失。根性症状对判断病变水平很有价值。

4.运动障碍

出现病变平面以下受累肢体痉挛性瘫痪；一侧锥体束受压出现病变以下对侧肢体痉挛性瘫痪，肌张力增高，腱反射亢进，病理征阳性；双侧锥体束受压，早期双下肢呈伸直性瘫痪、后期呈屈曲性瘫痪；脊髓前角或前根受压可引起相应支配节段肌群的弛缓性瘫痪，伴肌束颤动和肌萎缩。

5.感觉障碍

一侧受损出现受损平面以下对侧躯体痛温觉减失、同侧躯体深感觉减失；双侧受损则受损节段平面以下深浅感觉丧失。髓外压迫者感觉障碍呈向心形式从下肢向上至压迫水平发展；髓内压迫者感觉障碍呈离心状态自病变节段向下向远端发展，鞍区感觉保留至最后才受累（称为“马鞍回避”）。脊髓蛛网膜炎的感觉障碍为不规则斑块状，感觉平面不固定。

6.反射异常

因脊髓前角、前根或后根受损，出现受压节段的腱反射减弱或消失，锥体束受压可出现受损平面以下同侧腱反射亢进、腹壁反射消失、病理征阳性。

7.自主神经功能障碍

大、小便障碍在髓内病变常早期出现，髓外病变则后期发生；病变平面以下的皮肤干燥脱屑、苍白发绀、少汗、指甲过度角化等。

8.脊膜刺激症状

多因硬膜外病变引起，脊柱局部自发性疼痛、叩击痛，活动受限如颈部抵抗和直腿抬高试验阳性等。

9.其他

与病灶对应的椎体可有叩痛、压痛、活动受限等，极易发生褥疮、泌尿道感染等。

（三）门诊资料分析

从病史确定脊髓损害为压迫性：病灶常从一侧开始进行性发展，早期表现为神经根痛，逐渐出现脊髓部分受压症状，进而表现为脊髓横贯性损害症状。

根据体查发现的神经根损害、感觉障碍平面、肢体瘫痪类型、反射改变等来判断脊髓受压的节段。

脊柱X线摄片：肿瘤可出现椎弓根间距增宽、椎弓根变形、椎间孔扩大、骨质疏松或破坏，还需注意有无骨折、脱位、错位和椎间隙狭窄等。

（四）进一步检查项目

1.脑脊液检查

脑脊液动力学改变和常规、生化检查是诊断脊髓压迫症的重要方法。如病变造成脊髓蛛网膜下腔完全阻塞时，在阻塞水平以下测压力可很低甚至测不出；部分性阻塞或未阻塞者压力正常甚至增高。压颈试验可明确椎管是否梗阻，但试验正常不能排除梗阻。脑脊液蛋白含量与脊髓蛛网膜下腔的阻塞程度、时间和水平的高低密切相关，一般而言，阻塞越完全、阻塞时间越长、阻塞水平越低的脑脊液蛋白含量越高，肿瘤性压迫比非肿瘤性压迫蛋白含量高。椎管严重梗阻时可出现蛋白一细胞分离现象，蛋白含量超过10g/L时黄色的脑脊液流出后可自动凝结（Froin征）。要注意，在腰穿并进行压颈试验时，可能会造成占位性病灶（如神经鞘膜瘤）的移动，致压迫性症状加重，对此应事先有所估计并向患者和家属解释清楚。对疑及恶性病变或转移癌可先行X线摄片再考虑是否行腰穿检查。

2.椎管造影

可显示脊髓的形态位置和脊髓腔的状态。椎管完全梗阻时，上行造影只能显示压迫性病变的下界。

3.CT和MRI检查

能确切、清楚地显示脊髓压迫的图像，明确脊髓病变的部位、肿瘤的位置和性质、肿瘤与脊髓的关系等。

4.核素扫描

可用^{99m}Tc或^{131}I作脊髓全长扫描，判断阻塞部位。

【诊断对策】

（一）诊断要点根据患者逐渐出现的进行性加重的神经根痛到脊髓部分受压及脊髓横贯性损害的过程，结合腰穿发现椎管阻塞、CT或MRI发现脊髓压迫病灶的存在，可以确诊。注意临床诊断脊髓压迫症通常分为以下步骤：①确定脊髓损害为压迫性；②明确脊髓受压的节段；③确定病灶在髓内或髓外；④确定病因和病变性质。

（二）鉴别诊断要点

脊髓压迫与非压迫的鉴别：

脊髓压迫症的早期根痛症状，需与某些有疼痛症状的内脏疾病如心绞痛、胸膜炎、胆囊炎、胃或十二指肠溃疡和肾结石等相鉴别，一般经对症治疗和体检发现脊髓损害的体征，即可鉴别。

1.急性脊髓炎

急性起病，常有全身不适、感冒、发热等前驱症状。脊髓损害骤然出现，数小时至数天内达到高峰，受累平面较清楚易检出，受累肢体多呈弛缓性瘫痪，合并有感觉和括约肌功能障碍。腰穿脊髓蛛网膜下腔通畅，脑脊液白细胞数增多，以单核和淋巴细胞为主，蛋白含量亦有轻度增高；若为细菌感染所致，脑脊液以中性白细胞增多为主，蛋白含量也明显增高。

2.脊髓蛛网膜炎

起病缓慢，病程长，症状有起伏，可有神经根痛且范围常较广泛。脊柱X线片多正常，腰穿脊髓蛛网膜下腔部分阻塞，脑脊液细胞增多，蛋白明显增高。脊髓造影可见造影剂在蛛网膜下腔分散成不规则点滴状、串珠状或分散成数道而互不关联，形态特殊，易于识别。

3.脊髓空洞症

起病隐袭，病程长。病变多见于下颈段或上胸段，也可延伸至延髓，多数是脊髓胚胎发育异常，可有家族史。早期症状常为手部小肌肉的萎缩和无力，主要临床特征是病变水平以下感觉分离，下肢有锥体束征，皮肤营养改变显著，根痛少见。腰穿脊髓蛛网膜下腔无阻塞，脑脊液基本正常。

4.脊柱骨关节肥大性改变

多见于中年以上患者，以下颈段和腰段常见。颈段者可有上肢麻木和肩部酸痛、沉重感，棘突或棘突旁有压痛，症状常因颈部位置不当而加重；转动头位时可发生眩晕等椎基动脉缺血症状。脊柱X线片可见明显的骨关节肥大性改变，生理弯曲消失呈强直状，腰椎常见侧凸。腰穿脑脊液一般正常；部分病例可伴有椎间盘突出，腰穿脊髓蛛网膜下腔部分阻塞，脑脊液蛋白含量相应增高。

5.肌萎缩侧索硬化症

是一种变性疾病，主要累及上下运动神经元，临床表现以运动障碍为主，如手部肌萎缩和舌肌萎缩，严重者吞咽困难，可有腱反射亢进，病理征阳性，一般无感觉障碍；腰穿脊髓腔通畅，脑脊液无异常。

可能合并的几种少见临床症状：①压迫病变在高颈段时，可伴有脑神经损害，如枕大孔区脊颅型肿瘤可出现声音嘶哑、吞咽困难、耸肩无力，三叉神经脊束核受累时可有头面部痛觉减退，角膜反射减弱等；②水平眼震亦可见于脊颅型肿瘤，由于压迫内侧纵束，或因病变影响小脑，或血循环障碍导致水肿等；③脊髓肿瘤伴有视盘水肿，以腰骶部肿瘤较常见，但总发生率不高。临床检查除发现脑脊液蛋白质增高外，颅内并无异常，肿瘤切除后视盘水肿消失，原因可能是肿瘤影响了脑脊液的吸收或同时伴有病理性分泌增加所致。

临床症状出现的顺序如根痛、运动感觉障碍的离心或向心发展、括约肌功能障碍的早晚等可作为鉴别的参考，最后的确诊需依靠脊髓造影、CT或MRI等检查。

【治疗对策】

（一）治疗原则

解除压迫病因。

（二）治疗计划

(1)手术是唯一有效的治疗方法。大多数手术效果良好，故应早期诊断，及时手术。

1)髓内肿瘤除肿瘤浸润脊髓、瘤的界线不清，不能作全切除外，大多数脊髓肿瘤均可手术切除，恶性的脊髓肿瘤术后常需加作放射治疗。髓外硬膜下或硬膜外肿瘤多属良性，多可全摘除，疗效较佳；若为恶性肿瘤或转移性肿瘤，不能做到全切除，只能作椎管减压术，术后行放射或化学治疗。

2)急性脊髓硬膜外脓肿需急诊手术，切除椎板，排出脓液；亚急性或慢性脊髓硬膜外脓肿，需手术清除脓液和肉芽肿；根据脓液培养结果使用抗生素。

3)脊髓结核者应卧床休息，应用抗结核治疗(多用四联，如异烟肼、利福平、链霉素、对氨基水杨酸)；在保守治疗后病情日趋恶化者可考虑作病灶清除，即手术清除压迫脊髓或神经根的结核性肉芽、脓肿或干酪样物质、死骨、突出或坏死的椎间盘纤维环或瘢痕组织，术后需继续抗结核药物治疗。

4)囊肿型或局部粘连型蛛网膜炎可作囊肿摘除或粘连分离术，术后辅以药物治疗。弥漫粘连型蛛网膜炎不宜手术治疗，可以内科治疗，包括急性期予抗生素、激素、B族维生素、血管扩张剂,必要时可鞘内注射地塞米松,康复治疗等。

(2)术后积极辅助以药物治疗,物理治疗,加强护理,注意防治肺炎、褥疮、尿路感染等并发症,加快脊髓功能的恢复。

第三节 脊髓空洞症

【概述】

脊髓空洞症(syringomyelia,SM)是一种脊髓退行性疾病,病因不十分清楚,由 Ollivierld' Angers 于 1827 年首先提出。其病变特点是脊髓(主要是灰质)内形成管状空腔以及胶质(非神经细胞)增生。常好发于颈部脊髓。临床表现为受损节段内的浅感觉分离、下运动神经元瘫痪和自主神经功能障碍,以及受损节段平面以下的长束体征。如病变位于延髓者,称延髓空洞症;如病变同时波及脊髓和延髓者,称延脊髓空洞症或球空洞症。SM 的流行病学调查资料较少。一般认为 SM 属少见病,目前并没有确切的发病率。

脊髓空洞症病因尚不清楚,可分为先天发育异常性和继发性脊髓空洞症两类,后者罕见,是指继发于脊髓肿瘤、外伤、炎症等引起脊髓中央组织的软化和囊性变。小脑扁桃体下疝畸形是较常见的先天发育异常。目前大部分作者认为是枕骨内生软骨发育不良,致后颅窝内容过度拥挤,而继发后脑组织下疝,导致第四脑室正中孔阻塞,脑脊液流出受阻,由于脉络丛搏动形成的冲击力向下传递,使脊髓中央管扩张,形成空洞。

【诊断步骤】

(一)病史采集要点

1.起病情况

本病多见于青年患者,20～30 岁发病,偶可起病于童年或成年以后,男多于女。起病隐匿,病程进行缓慢,很少呈卒中或急性起病。大多数患者症状可持续数年甚至 10 余年不变,也有 5～10 年呈间断性进展者。

2.主要临床表现

多数患者常因手部小肌肉萎缩无力或感觉迟钝而引起注意。临床症状因空洞的部位和范围不同而异,也与伴有的其他畸形有关。

(1)感觉障碍本病患者早期常出现颈部和上肢、肩部的自发性疼痛,随后表现为一侧或两侧上肢及躯干上部的痛觉、温觉障碍,而触觉及深感觉完整或相对正常,称作分离性感觉障碍。患者将手放入热水内不知冷热。常在手部发生灼伤或刺、割伤后才发现有痛、温觉的缺损而引起注意。并常伴有手、臂的自发性疼痛、麻木、蚁走等感觉异常。损伤手指常成溃疡,因无痛觉,不知保护,以致经久不愈。空洞逐渐扩大,而引起一侧或两侧上肢不完全性的瘫痪,大多伴有明显的手部小肌肉的萎缩,形成"鹰爪"手。病情逐渐发展,感觉缺失情况可波及一侧或双侧肢体。

(2)运动障碍:当脊髓颈、胸段空洞波及前角时,出现手部鱼际肌、骨间肌以及前臂诸肌无力、萎缩和肌束震颤。手肌严重萎缩而可呈爪状手。随病变发展,可逐渐波及上臂、肩带及部分肋间肌，引起瘫痪。腰骶部的空洞则表现为下肢和足部的肌肉萎缩。当病变波及锥体束时，可出现损害平面以下一侧或双侧的上运动神经元性瘫痪体征。

（3）自主神经功能障碍：常较明显，由于病变波及侧角所致，常见上肢营养障碍，皮肤增厚，烧伤瘢痕，无痛性顽固性溃疡或指趾节末端的无痛性坏死、脱落（Morvan 征），发绀发凉，多汗或少汗。下颈髓侧角损害可见 Honor 征。约 20%的病人骨关节损害，常为多发性，上肢多见，关节肿胀，关节部位的骨质萎缩、脱钙、被磨损破坏，但无痛感，这种神经源性关节病称为夏科关节（Charcot 关节）。晚期可出现神经源性膀胱和尿便失禁。

（4）其他症状：本病常合并脊柱侧弯、后弯，隐性脊柱裂，颈肋，颈枕区畸形，弓形足、扁平颅底、脑积水等畸形。少数病例空洞中及空洞附近可发现髓内肿瘤等。

有些患者可出现自发性疼痛，通常为单侧明显的烧灼感或剧痛，位于感觉缺失区的边缘。合并 Arnold-Chiari 畸形者可出现面部和躯干的疼痛，可因咳嗽、弯腰或用力诱发或加重颅底及颈后部疼痛。

（5）延髓空洞症：其空洞常从脊髓延伸而来，很少单独发生。多位于延髓被盖部，可扩展至桥脑。病变部对称，多表现为单侧症状。因常侵及延髓疑核、舌下神经核和三叉神经脊束核，而出现吞咽困难、饮水呛咳、发音不清，甚至伸舌不能、面部麻木等。如空洞波及前庭小脑通路时，可引起眼球震颤、眩晕、步态不稳；当损害桥脑面神经核时，可出现周围性面瘫。

（6）伴 Arnold-Chiari 畸形的脊髓空洞症除以上各种表现外，还伴有眼震、小脑性共济失调、用力时头颈部疼痛等。

3.既往史

有一部分患者可有脊柱侧弯、后弯、脑积水或脊髓肿瘤、外伤、炎症等病史。大部分患者无特殊既往史。

（二）体格检查要点

1.一般情况

有些患者可发现骨骼异常，如脊柱侧弯、后弯、弓形足等。

2.神经系统检查

（1）颅神经检查：若病灶损害至延髓，可出现以下体征：后组颅神经受损，出现吞咽困难，饮水呛咳，构音不清，舌肌萎缩及震颤，伸舌偏向患侧。三叉神经脊束核受损，出现患侧面部痛温觉减退但触觉存在。当损害桥脑面神经核时，可出现周围性面瘫，患侧额纹消失，不能闭目，吹哨，鼓腮不能，鼻唇沟变浅，口角偏向健侧等。若波及外展神经核，可出现患侧眼球不能外展，呈内收位。

（2）运动系统检查：主要表现为双上肢典型下运动神经元瘫痪，表现为节段性肌肉萎缩，肌张力低下，相应节段的腱反射减弱或消失，病理征未引出等。当病变波及锥体束时，可出现损害平面以下一侧或双侧的上运动神经元性瘫痪体征。

（3）感觉系统检查：可见按脊髓节段性分布的一侧或双侧的痛觉和温度觉明显迟钝或消失，其范围通常上及颈部、下至胸部，呈披肩或短上衣样分布。如空洞波及延髓三叉神经脊束核时，面部也可出现痛温觉障碍。若空洞起始于腰骶段，则下肢和会阴部出现分离性感觉障碍。若空洞波及后根入口处，则受损节段的一切深浅感觉均可丧失。当空洞扩展损害一侧或双侧脊髓丘脑束时,产生损害平面以下对侧或双侧躯体的浅感觉障碍。脊髓后索常最后受损,此时则出现损害平面以下的同侧或双侧躯体的深感觉障碍。因空洞的形状和分布常不规则,节段性和传导束性感觉障碍多混合存在,故需仔细检查,方能确定其范围和性质。

(三)门诊资料分析

门诊普通的X线摄片可证实所伴有的骨骼畸形,如Charcort关节,颈枕区畸形或脊柱畸形等。

(四)进一步检查项目

(1)脑脊液检查压力及成分大多正常,空洞大时也可致椎管梗阻,脑脊液蛋白含量增多。

(2)MRI对本病诊断价值较高,可显示空洞的部位、形态与范围,为理想的检测方法。空洞显示为水样低信号,矢状位出现于脊髓纵轴,横切面可清楚显示所在平面空洞的大小及形态。同时还可显示Arnold-Chiari畸形等。

(3)延迟脊髓CT扫描,即在蛛网膜下腔注入水溶性造影剂,延迟4小时或12小时,甚至24小时后再行病人卧位或头后仰脊髓CT扫描,造影剂可直接从脊髓表面充满到空洞和中央管,显示出高密度的空洞影像。可确定空洞部位,形态及范围等,同时可发现Arnold-Chiari畸形。

【诊断对策】

(一)诊断要点

本病诊断一般不难.可根据成年期的发病、节段性分布的分离性感觉障碍,以及运动、营养等障碍,并排除其他脊髓疾病而确定诊断。

(二)鉴别诊断要点

脊髓空洞症诊断需与下列疾病鉴别:

1.脊髓内肿瘤

临床表现与脊髓空洞症相似,但脊髓内肿瘤较脊髓空洞症发展快,一般半年后可发展为横贯性脊髓损害而出现截瘫。受损病变节段较短,早期出现括约肌症状,椎管梗阻现象常较明显。

2.脑干肿瘤

可与延髓空洞症鉴别。本病好发于儿童和少年,多有明显的交叉性麻痹,病程短、发展快,晚期可有颅压增高现象。MRI增强可以发现病灶有强化。

3.颈椎病

脊髓空洞症早期有双手肌萎缩、无力、痛温觉障碍,以后下肢可有上运动神经元轻瘫,需与脊髓型颈椎病认真鉴别。尤其成年人X线平片多有颈椎关节病征,更易混淆。颈椎病以中老年发病多,有颈部活动受限,颈后仰疼痛等表现。虽可有上肢的肌萎缩及节段性感觉障碍,但无深浅感觉的分离,根性疼痛却多见,而肌萎缩常较轻,一般无营养障碍,颈椎X线平片可见骨质增生及椎间孔变窄等征象。颈椎病还可以有椎-基底动脉供血不足病史,检查可见颈椎旁有压痛,同时椎管梗阻机会比脊髓空洞多。如诊断疑难,MRI可明确诊断。

4.麻风

麻风病可引起手及前臂的痛触觉分离、肌萎缩及皮肤溃疡,但感觉障碍范围不符合节段性分布，体表皮肤可有散在脱屑和色素斑，受累神经变粗，并有麻风接触史，皮肤、黏膜及神经活检可查见麻风杆菌。

5.肌萎缩侧索硬化症

本病多于中年起病，主要表现为在同一肢体上存在上下运动神经元瘫痪的特点，表现为肢体远端为主的严重肌无力，肌萎缩与腱反射亢进，病理征阳性等体征并存。无感觉障碍，肢体无明显的营养障碍。肌电图提示单纯脊髓前角受累，MRI 无阳性发现，也未见骨骼畸形等。

6.其他疾病

脊髓空洞症所致肿胀，关节软骨及软骨下骨病变需与其他关节病，如类风湿性关节炎、骨关节炎、关节结核鉴别。关节肿胀及骨软骨破坏，但相对不痛为脊髓空洞症特点，与以疼痛为主的其他骨关节病明显不同。另外，类风湿因子，结核杆菌等阳性发现均可与 Charcot 关节鉴别。

（三）临床类型

1.按病因司分为

（1）先天发育异常患者除有典型的脊髓空洞症临床表现外，还常伴有脊柱裂、颈肋、脊柱侧弯、寰枕部畸形等其他先天性异常。一般认为，脑脊液流体动力学理论是发病机制。因先天性因素致第四脑室出口梗阻，脑脊液从第四脑室流向蛛网膜下腔受阻，脑脊液搏动波向下冲击脊髓中央管，致使中央管扩大，并冲破中央管壁形成空洞。

（2）继发性脊髓空洞症罕见，是指继发于脊髓肿瘤、外伤、炎症等引起脊髓中央组织的软化和囊性变，这一类脊髓空洞症的病理和临床均与前者有所不同。

2.按受损部位

分为延髓空洞症，脊髓空洞症和延脊髓空洞症。

3.Barnett 分类

主要根据脊髓空洞症所伴有的病理改变来分型，是目前应用最多的分类方法。

Ⅰ型：伴有枕骨大孔阻塞和中央管扩张的脊髓空洞症。其中伴有 Arnold-Chiari 畸形者为 A 型，伴有其他类型者为 B 型。

Ⅱ型：指不伴有枕骨大孔阻塞的脊髓空洞症，也称自发型。

Ⅲ型：指伴有脊髓其他疾病的脊髓空洞症。其中伴有脊髓髓内肿瘤的为 A 型；伴外伤性脊髓病的为 B 型；伴有脊髓蛛网膜炎和硬脑膜炎的为 C 型；由于压迫继发出现的脊髓软化，如肿瘤、椎关节强直等为 D 型。

Ⅳ型：单纯的脊髓积水，通常伴有脑积水者。

4.Milhorat 分类

是目前基于临床症状和体征、MRI 表现及尸检总结的一种更有利于诊断的较新分类方法，其主要类别为：

（1）交通性中央管扩张：第四脑室出口堵塞形成脑积水，MRI 显示第四脑室均匀扩大，与中央管连续。常见原因包括脑膜炎和脑出血后脑积水，后脑复合畸形如 ChiariⅡ畸形及脑膨出，Dandy-Walker 囊肿等。组织学检查发现此型为单纯性中央管扩大，管壁完全或部分覆以室管膜。

(2)非交通性中央管扩张:因脑脊液通道在枕骨大孔或之下受阻所致。常见原因包括 Chiari Ⅰ畸形、颅底凹陷症、脊髓蛛网膜炎、髓外压迫、脊髓栓塞、获得性小脑扁桃体疝等。有证据显示,此型 SM 由于脑脊液在脊髓蛛网膜下腔中增高的动脉压的脉冲作用下,通过血管周围间隙和组织间隙进入中央管所致。组织学检查发现大片空洞壁无室管膜覆盖、中央周围实质皲裂以及空洞隔的形成。相对于交通性 SM,非交通性 SM 更容易扩散入周围实质,以脊髓背外侧多见,并可穿破软脑膜与脊髓蛛网膜下腔交通。神经系统查体可发现与 MRI 表现对应的体征。

(3)原发实质空洞:为首发于脊髓实质的管状空洞,与中央管和第四脑室不相通。与引起脊髓损伤的原发病有关,常见原因包括创伤、缺血/梗死、自发性髓内出血等。这种实质内空洞脑脊液的充盈及空洞的扩大机制还不很清楚,认为脊髓损伤导致局部脑脊液循环受阻,同时产生蛛网膜炎,脑脊液从蛛网膜下腔通过组织间隙进入脊髓形成脊髓空洞。组织学检查发现空洞壁被覆胶质组织,病灶表现为不同程度的坏死、噬神经现象和瓦勒退化,创伤或出血引起的空洞壁常见血铁质沉积的巨噬细胞。

(4)萎缩性空洞脊髓萎缩和退行性改变可导致脊髓内微囊腔、裂缝形成和中央管局部扩大。MRI 显示空洞常局限于脊髓软化处,一般不会扩展,也不需手术治疗。

(5)肿瘤性空洞髓内肿瘤如星形细胞瘤、室管膜瘤等形成的囊性退化空洞,内含蛋白质液体,与脑脊液不同,空洞被覆肿瘤和周围紧密的胶质组织。空洞以肿瘤一极为中心上下扩展,增强 MRI 有助于诊断。

【治疗对策】

(一)治疗原则

纠正骨骼畸形,防治空洞扩大,恢复脊髓功能,减低致残率。

(二)治疗计划

SM 的治疗仍存在较多争议。目前尚无特效治疗。既往常采取对脊髓病变部位的放射治疗,但疗效很不肯定,目前已少用。手术是治疗 SM 的主要手段和研究重点。有些学者主张早期施行手术,以防止空洞扩展产生更严重的临床症状甚至终身残疾;也有学者主张对病情稳定、空洞不大的患者可密切随访,特别是近年来脊髓空洞自发缓解的报道增多,使治疗选择更具有争议性。手术常用方法有颅后窝减压术和脊髓空洞引流术,主要目的是排出空洞内的液体,减轻对脊髓的压迫,从而缓解症状,延缓病情进一步发展。

1.手术治疗

根据病因而选择不同的手术方式。

(1)后颅凹畸形或发育不全脊髓空洞症的手术治疗可分为两部分,一部分是进行颅颈交界区的骨性和膜性减压,矫治畸形,防止病情继续发展或恶化;另一部分是空洞分流术,即作空洞造瘘或置管分流,解除空洞对脊髓的压迫以缓解症状或防止病情进展。目前大多数研究显示枕颈部畸形的纠正和重建,以及脑脊液动力学异常的改善在该病治疗中起决定作用。通过椎板切除减压、枕骨大孔减压、第四脑室出口矫治术等枕颈部手术减压后,脊髓空洞多逐渐缩小。空洞减压后脊髓仍膨隆且无搏动者,宜对空洞进一步处理,可采用空洞切开引流术。

目前应用微创小切口(长约 4～6cm),应用微创器械,小骨窗(2cm×3cm 大小)治疗小脑扁桃体下疝伴脊髓空洞，取得了良好的效果。微创手术完全不同于常规的大手术，微创手术在显微镜的辅助下完成硬脑膜内的各种操作，如分离小脑扁桃体与脑干之间的粘连，解除第四脑室中间孔的梗阻，手术中损伤周围重要结构的可能性微乎其微，更是很少出现生命危险。同时彩色多普勒超声技术可用于Chiari畸形术中，根据各患者后颅窝所测得的参数选择术式，同时减少了手术并发症的发生。对Chiari畸形相关的脑积水和SM行内窥镜手术也可取得不错的效果。

(2)继发性SM：此类脊髓空洞常常是相关原发性疾病的继发表现形式，正确的治疗原发病后脊髓空洞就会自行消失。在基础疾病处理后可采用空洞分流手术，包括空洞-蛛网膜下腔分流术和空洞-腹腔分流术，近期疗效满意。分流可以使空洞内的液体在脊髓因动脉搏动而收缩时顺利流出，同时使椎管内压力降低。

对于创伤后SM，目前认为是由于创伤后引起的黏连和压迫导致蛛网膜下腔脑脊液受阻所致，目前对该病的治疗更多学者倾向于消除脊髓压迫、重建蛛网膜下腔，恢复脑脊液通路。最近脊髓空洞干细胞移植又引起众多学者的重视，其中周围神经组织嫁接体、激活的巨噬细胞、骨髓基质细胞、脊髓干细胞、胚胎脊髓组织等已有用于临床的报道，并证实有一定的可行性和安全性。

空洞分流手术通常是在空洞较明显的部位将空洞切开，使之与蛛网膜下腔或胸腔相通。通常应用"T"型管行空洞-胸腔分流，这种分流能够保持一定的脑脊液势能梯度，较好地完成了空洞分流。这种分流能够较好地避免空洞一蛛网膜下腔分流所致的粘连梗阻，进而使手术的成功率明显提高。

2.对症治疗

受累关节和肌肉应作物理治疗，以防止关节畸形。需注意预防肺部及尿路感染。

3.神经营养药、改善微循环药物

可给予B族维生素、ATP、辅酶A、肌苷等。

4.理疗康复等

配合高压氧治疗，中药、针灸及按摩治疗等，对神经系统功能恢复可能有一定作用。瘫痪肢体的按摩及被动运动等对恢复可能有帮助。痛觉消失者应防止烫伤或冻伤。

5.其他

避免引起静脉压升高的剧烈动作，适当锻炼如弯曲躯干使胸部靠近大腿的动作，可减少空洞扩大的风险。目前对后脑畸形出生缺陷的研究显示，或许可以从胚胎时期开始预防性治疗而防止出生缺陷的产生。比如已有证据显示，妊娠期饮食补充叶酸能减少某些出生缺陷的产生。

(三)治疗方案的选择

(1)Ⅰ型脊髓空洞症合并颈枕区畸形及小脑扁桃体下疝可行枕骨下减压术，矫治畸形，防止病情继续发展或恶化。伴椎管梗阻者可行上颈段椎板切除减压术。术后能缓解患者头颈部与肩部的疼痛。对于空洞较大者，减压术后可行瘘管切除和空洞分流术。术后疗效一般满意。

(2)某些Ⅱ型病例可行瘘管切除和空洞分流术，一定程度上能改善症状。

(3)Ⅲ型和Ⅳ型患者，除治疗原发疾病外可行空洞引流术。

【病程观察及处理】

（一）病情观察要点

（1）注意患者的肢体感觉功能的变化。本病患者痛温觉缺失，容易引起肢体的外伤。

（2）嘱患者避免引起腹压增高的动作，预防病情加重。

（3）若脑干症状明显时，需注意患者吞咽功能等，以防窒息。

（二）疗效判断与处理

患者临床症状改善，MRI 提示空洞缩小为治疗有效。

【预后评估】

主要取决于产生脊髓空洞的潜在原因及治疗方式。未经治疗的少数 SM 患者多病情稳定、空洞无扩展、可长期存活，占 35%～50%。手术对大多数病情进展的患者近期疗效可起到稳定或改善症状的作用，延迟治疗常导致脊髓不可逆损伤。手术治疗远期疗效尚不肯定，远期疗效不论手术方式及空洞类型（蛛网膜囊肿及肿瘤引起者除外）可能均会随时间的推移而下降。

【出院随诊】

每半年复诊一次。

第四节　脊髓亚急性联合变性

【概述】

脊髓亚急性联合变性（subacute combined degeneration of spinal cord，SCD）是由于维生素 B_{12} 缺乏而引起的神经系统变性疾病。维生素 B_{12} 是核糖核酸合成过程中的辅酶，其缺乏将导致核糖核酸合成障碍。正常人维生素 B_{12} 日需要量极少，正常的饮食即可供应，缺乏十分少见，但长期严格素食者或长期偏食可致维生素 B_{12} 摄入不足。摄入的维生素 B_{12} 必须与胃液中的内因子结合成稳定的复合物，才不被胃肠细菌利用而在回肠远端吸收。胃液中缺乏内因子，内因子分泌不足的先天性缺陷，内因子维生素 B_{12} 受体结构先天异常，胃肠道疾病如萎缩性胃炎、小肠原发性吸收不良，胃肠道手术后如胃大部分切除术、回肠切除引起的营养障碍，以及血液中运钴胺蛋白缺乏等，均可引起维生素 B_{12} 摄取不足，影响其吸收转运。此外，叶酸代谢与维生素 B_{12} 代谢有密切关系，叶酸缺乏也可引起神经症状。除此之外，某些药物的应用，伴有其他自身免疫性疾病或肿瘤等也可引起维生素 B_{12} 吸收及利用障碍。核酸缺乏可影响造血功能及神经系统的代谢过程，而发生贫血和神经系统变性，如导致髓鞘甲基化障碍，从而导致髓鞘形成障碍和髓鞘脱失、轴索变性等。在神经系统症状中以脊髓的后索和侧索，周围神经受累为主要临床表现。本病急性或亚急性起病，病情逐渐发展。国外以恶性贫血多见，国内有文献报道以胃大部切除术多见。国外缺乏本病的流行病学调查，平均确诊年龄为 60 岁，白种人随年龄增高发病率增加，65 岁后为发病高峰期，因老年人随年龄增高胃酸和促胃液素分泌减少，从而影响维生素 B_{12} 吸收。国内既往文献报道的发病年龄为 47.2～51.8 岁。我国发病年龄低于国外，可能与饮食结构、生活习惯及种族差异有关。

【诊断步骤】

（一）病史采集要点

1.起病情况

本病多见于中年患者，急性或亚急性起病，病情逐渐发展，一般无明确发病时间。

2.主要临床表现

SCD的神经系统损害的部位、程度，随不同病例、不同病程而各不相同，主要为脊髓后索、侧索，以脊髓上胸段受累多见，周围神经也可有改变。严重者可有大脑及视神经的受累。缓慢起病，进行性发展，早期常有苍白、倦怠、头晕、心悸、消化不良、腹痛腹泻、舌炎等。首发症状可表现为四肢远端的麻木，刺痛，烧灼感，对冷热水难分辨等周围神经损害的表现。随后出现明显的脊髓后索受累表现：患者步态不稳，如踩棉花感，尤以夜间和闭目为主。双下肢僵硬，走路拖步，行走不灵。病情进展可出现自主神经系统受累，表现为大小便障碍、直立性低血压、性功能障碍等。末期可发生截瘫。有些病人可出现精神症状：易激惹、抑郁、幻觉、精神错乱和类偏执狂倾向，认知功能减退，甚至痴呆；少数患者可出现视力下降，偶有听力下降的报道。

3.既往史

患者既往的病史及生活习惯等对诊断很有帮助。本病患者多有胃肠道疾病，如萎缩性胃炎、小肠切除术、胃大部分切除术等。患者可合并贫血，尤其是巨幼细胞性贫血有助于本病诊断。长期素食，情绪抑郁焦虑，肝病，肿瘤影响进食等生活习惯也提示可能有维生素 B_{12} 缺乏。偏食或长时间烹饪食物，患自身免疫性疾病是本病的高危因素。

（二）体格检查要点

1.一般情况

患者因贫血、营养吸收不良等，可出现精神萎靡、乏力、消瘦等，脸色结膜苍白，唇舌色淡等贫血貌。严重者可出现口腔黏膜、舌乳头萎缩，舌面呈“牛肉样舌”，严重贫血者可出现反复发热，皮下黏膜出血点等表现。

2.内科系统检查

若患者贫血严重，可出现贫血性心脏病，引起左心室代偿性肥大而相对性二尖瓣关闭不全。心脏视诊可见心尖冲动向左下移位，心尖冲动有力，呈抬举性，心脏浊音向左下扩大，心尖区可闻及吹风样、音调柔和(2/6级)、时限短、较局限的收缩期杂音。因消化道疾病所致者可有剑突下压痛。

3.神经系统体格检查

(1)高级神经系统活动：有些患者可易激惹、抑郁、幻觉、精神错乱和类偏执狂倾向等精神症状。也有一部分患者出现认知功能障碍，计算力减退。后期有嗜睡，谵妄，甚至痴呆。提示本病可累及大脑。

(2)颅神经：约有5%的患者视神经有受累，表现为视力障碍，视神经萎缩及中心暗点，偶有出现听力下降的报道。其他颅神经很少累及。

(3)运动系统：皮质脊髓束损害表现为双下肢呈上运动神经元瘫痪，肌张力增高、腱反射亢进，病理反射阳性。如周围神经病变较重可见肌张力减低、腱反射减弱，但病理征常为阳性。因脊髓后索受损而出现感觉性共济失调，步态蹒跚和基底增宽。闭目难立征阳性，有些病人屈颈时出现 Lhermitte 征(由脊背向下肢放射的针刺感),提示颈部脊髓后索损害。

(4)感觉系统:病变平面以下关节位置觉和音叉震动觉减退或消失等深感觉障碍,提示脊髓后索损害。四肢末端有手套、袜套样感觉减退,提示周围神经受损。

(5)自主神经系统:后期可出现膀胱直肠功能障碍,直立性低血压等。

(三)门诊资料分析

血常规检查可提示中度贫血,表现为巨幼细胞性贫血或其他类型的贫血。呈大细胞性贫血,MCV、MCH 均增高,MCHC 正常。网织红细胞计数可正常。重者全血细胞减少,血片中可见红细胞大小不等,中央淡染区消失,有大椭圆形红细胞、点彩红细胞等,中性粒细胞核分叶过多,也可见巨型杆状核细胞。

(四)进一步检查项目

1.骨髓检查

可显示巨细胞高色素性贫血。骨髓增生活跃或明显活跃。红系增生显著,胞体大,胞浆较胞核成熟。粒系也有巨幼变,成熟粒细胞多分叶,巨核细胞体积大,分叶过多,骨髓铁染色常增多。

2.血清维生素 B_{12},叶酸及红细胞叶酸测定

血清维生素 B_{12} 水平通常低于 100μg/ml,血清叶酸低于 6.8μmol/L,红细胞叶酸低于 227μmol/L。

3.胃液分析

可发现有抗组胺性的胃酸缺乏,内因子抗体阳性可提示恶性贫血。

4.血清同型半胱氨酸(homocysteine,Hcy)和甲基丙二酸(MMA)测定

维生素 B_{12} 在哺乳动物体内参与多种酶的代谢过程。维生素 B_{12} 缺乏时,Hcy 甲基化转化为蛋氨酸的能力下降,导致 Hcy 聚集。另外,甲基丙二酰辅酶 A 在甲基丙二酰辅酶 A 变位酶及维生素 B_{12} 作用下,转变为琥珀酰辅酶 A,所以维生素 Bn 缺乏也可导致甲基丙二酸聚集。故血清中 Hcy 及 MMA 聚集可反映细胞内维生素 B_{12} 活性,即功能维生素 B_{12} 的情况。

5.尿高半胱氨酸

24 小时排泄量增多,同样提示维生素 B_{12} 缺乏或活性不足。

6.Schilling 实验

口服放射性核素 ^{57}Co 标记的维生素 B_{12},2 小时后肌注未标记的维生素 B_{12} 1mg,收集 24 小时尿,测定其放射量。正常人 24 小时内的排出量要超过摄入量的 7%以上,如小于 7%显示吸收不良。如果吸收较差,应重复试验并同时给予内因子 60mg,如排泄量较为正常,则同时证实缺乏内因子。如口服内因子后排泄量仍少,则可能为其他原因引起的维生素 B_{12} 吸收障碍。

7.胃镜检查

可提示萎缩性胃炎。

8.脊髓 MRI 检查可发现变性节段脊髓的异常信号

脊髓损害主要位于胸髓,MRI 表现稍长 T_2 信号,增强后无强化,这种脊髓 MRI 稍长 T_3 信号并非特异性,需紧密结合临床、电生理、血液学检查。当维生素 B_{12} 在正常范围内时,临床

特征＋MRI 对本病的诊断价值就显得尤为重要。亦有文献报道，可以有斑片状强化，说明病灶已经破坏了血脑屏障，而不仅仅是单纯的脱髓鞘。其矢状位特征性表现具有特异性，对病变累及颈髓 SCD 病人的诊断及鉴别诊断非常有帮助。

9.肌电图

肌电图检查能较早发现患者神经组织的功能改变，可为临床诊断提供客观依据。可出现运动和感觉神经传导速度减慢，胫骨前肌、拇短展肌肌电图可表现为神经源性损害：最大收缩时运动单位显著减少，伴自发电位等特征。

10.其他

体感诱发电位可出现异常，以下肢为主，P15、N20、P40 潜伏期延长，波幅降低或电位消失；视觉诱发电位也可异常，提示视路有受损。

【诊断对策】

（一）诊断要点

诊断标准：多中年后发病，缓慢起病，逐渐进展，出现脊髓后索、侧索及周围神经受损的体征。血清中维生素 B_{12} 水平降低，伴有贫血、胃炎等，结合脊髓扫描等相关辅助检查，经维生素 B_{12} 治疗后症状改善即可确诊。但并非所有的病人都完全有典型的临床表现和明确的实验室检查结果，这就需要结合病人的饮食习惯及生活背景。

（二）鉴别诊断要点

1.颈椎病

以脊髓后索受压为主的脊髓压迫症，例如颈椎病伴椎管狭窄症者尤为常见，应根据伴随肢体传导束性感觉障碍，椎管脑脊液动力学受阻，蛋白质含量升高，以及脊髓 MRI 可见占位病变或椎间盘突出等予以鉴别。

2.多发性硬化

应与慢性进展型多发性硬化鉴别。可表现为深感觉障碍和进行性痉挛性截瘫，可借助血清维生素 B_{12} 浓度正常，病程中有波动，脑脊液中寡克隆 IgG 区带阳性等特点予以鉴别。若实在难以鉴别时，可作试验性免疫抑制剂治疗，多数多发性硬化病者可有一定良好反应，而亚急性联合性变性者症状可能无改变。

3.脊髓痨

属晚期神经梅毒之一种表现，表现为脊髓后索和后根损害，无锥体束征出现，病人主诉闪电样神经根疼痛，两下肢腱反射消失，可能伴有局部关节肿胀，以及有梅毒感染史和血清学检查阳性等予以鉴别。

4.周围神经病

维生素缺乏可同时合并周围神经病，因此多种维生素缺乏同时有维生素 B_{12} 缺乏者，可在亚急性联合变性同时合并典型周围神经病，此为维生素缺乏病，两者同时并存。某些感觉运动神经病表现典型的深感觉障碍，但伴随末梢型感觉减退，腱反射消失或减退，但血清维生素 B_{12} 水平正常和无巨红细胞贫血及营养障碍等，可予以鉴别。

5.遗传性痉挛性截瘫

SCD 以脊髓侧索损害为主，容易与遗传性痉挛性截瘫混淆。后者有家族史，单纯侵犯脊髓的侧索，没有后索、自主神经的受损。一部分患者可有小脑性共济失调、锥体外系的症状等，维生素 B_{12} 的测定正常，没有贫血。

（三）临床类型

无相关分类。

【治疗对策】

（一）治疗原则

治疗原发疾病，尽早积极补充维生素 B_{12}，加强营养和功能锻炼，促进肢体运动功能康复，减低致残率。

（二）治疗计划

(1)大剂量维生素 B_{12} 治疗可阻止大多数 SCD 患者神经系统损伤继续进展，但只有损伤并不严重的少数患者可获完全治愈。试验性维生素 B_{12} 治疗有效对明确诊断有重要意义，而口服维生素 B_{12} 可作为治疗 SCD 的一线方法。可用维生素 B_{12} 500μg～1mg，肌肉注射每日 1 次，治疗 4～6 周后减量为 2～4 次/周，总疗程 3～6 个月。或用 500μg，隔日肌肉注射 1 次，或每周 3 次，用药 3 个月。但有些患者需终生用药。也可经骶骨裂孔穿刺注入维生素 B_{12} 2mg，每 4 天注射 1 次，5 次为 1 疗程，必要时间隔 7 天可再治疗 5 次。但本方法为有创治疗，不作为一线考虑。

(2)配合应用叶酸、铁剂及能量合剂：不宜单独使用叶酸，因其可加重神经系统症状。

(3)糖皮质激素的应用：激素对本病的治疗并不作为常规推荐。在长期大量维生素 B_{12} 治疗无效时，应考虑到维生素 B_{12} 抵抗，即血清维生素 B_{12} 水平正常但细胞内活性却降低，表现为血清 Hcy 及 MMA 水平升高，神经功能恢复受阻，常见于老年人、肾功能损害或糖尿病患者。产生的机制可能为此类患者细胞表面的受体与维生素 B_{12} 结合并发生内吞作用减弱所致。另外也与维生素 B_{12} 运输蛋白Ⅱ的多态性，以及体内存在多种循环抗体(其中内因子抗体与 TCⅡ具高度亲和力和交叉作用)阻碍维生素 B_{12} 转入细胞内，产生了细胞内维生素 B_{12} 低活性。因此激素治疗可能有效。同时，维生素 B_{12} 在免疫调节中起一定作用，而内因子抗体等免疫因素也参与本病的发生，糖皮质激素对维生素 B_{12} 缺乏导致的炎症、脱髓鞘、水肿等神经病理改变也有一定作用，故在单纯补充维生素 B_{12} 疗效不明显时可考虑应用糖皮质激素治疗。

常规治疗可给予甲基泼尼松龙冲击治疗：500～1000mg/d，连用 3～5 天，后减量维持，总治疗时间约 1～2 个月。也可应用口服递减疗法：泼尼松 1mg/(kg·d)，后缓慢减量。

(4)对症处理：若患者有精神症状，给予抗精神病药治疗。

(5)配合理疗、针灸，可改善肢体无力及共济失调。

(6)积极治疗原发疾病，纠正贫血，必要时输血治疗。

（三）治疗方案的选择

(1)首选方案为大剂量维生素 B_{12} 联合叶酸治疗，国内学者多采用肌注大剂量维生素 B_{12} 后减量口服维持的方法，国外学者建议口服维生素 B_{12} 能达到同样的效果，推荐为一线方案。

(2)在单纯补充维生素 B_{12} 疗效不明显时，可考虑应用糖皮质激素治疗。

(3)骶骨裂孔穿刺注入维生素 B_{12}，可作为二线推荐。

【病程观察及处理】

（一）病情观察要点

（1）注意患者肢体运动功能的变化。

（2）贫血严重时注意心功能，观察患者呼吸、血压等生命体征。

（3）若患者有激惹等精神症状，注意其情绪的改变，做好防护。

（二）疗效判断与处理

患者运动功能改善，血清维生素 B_{12} 正常，贫血纠正为治疗有效。同时，肌电图和诱发电位检查提示神经受损有改善，也可作为疗效评定的指标。

【预后评估】

脊髓患者随着病程的延长，治愈率有明显减低趋势，尽早应用治疗，可使患者完全治愈或明显改善症状。有研究报道，神经功能障碍严重程度与病程有密切关系，即病程越长神经受损越重。经治疗后的病人，病程短者临床症状可以完全消失或明显好转，病程长者则改善不明显或没有改善。早期诊断及治疗是治愈本病的关键，发病 3 个月内的积极治疗价值较高，如果病程长，轴突已经破坏，则预后较差。目前对于该病，临床医师的重视程度已经达到可以最终诊断的水平，关键是早期诊断正规治疗。治疗时间的早晚、是否正规治疗，加之饮食习惯的改变等，均会影响病人日后的生活质量。

【出院随诊】

患者出院后每 1 周复诊一次，出院以带口服维生素 B_{12} 为主，定期复查血清维生素 B_{12} 水平和血常规。

第五节　脊髓血管性疾病

【概述】

脊髓血管病是由供应脊髓的血管阻塞或破裂引起脊髓功能障碍的一组疾病。脊髓有两个主要的血供来源：①脊髓前动脉起源于两侧椎动脉颅内部分，在延髓腹侧合并成 1 支，沿脊髓前正中裂下行，供应脊髓腹侧 2/3；②脊髓后动脉起源于同侧椎动脉颅内部分，左右各 1 根，沿脊髓后外侧沟下行，供应脊髓背侧 1/3 区域；③根动脉发出根前动脉和根后动脉，分别与脊髓前动脉和脊髓后动脉吻合，负责脊髓的强化供血，根动脉分别接受来自椎动脉及甲状腺下动脉、肋间动脉、腰动脉、骼腰动脉和骼外动脉的血供。由于脊髓的大部分血液供应是由 2 支或 3 支主要的动脉分支所提供，血供比较丰富，缺血较少。相邻根动脉吻合处或“分水岭”区域是供血薄弱环节，$C_{3\text{-}4}$，$T_{3\text{-}5}$，$L_{1\text{-}2}$ 是易发生缺血的部位，其中以 T_4 节段最易发生梗死。另外，脊髓前动脉分布区域广泛，在胸髓段较细，其发出的脊髓中央动脉在 $T_{3\text{-}10}$ 节段最少，胸髓供血远不如颈腰髓丰富，故胸髓缺血病变多见。

与脑血管疾病一样，脊髓血管性疾病分缺血性、出血性两类。

脊髓梗死多由节段性动脉闭塞引起。如远端主动脉粥样硬化，斑块脱落，血栓形成。夹层动脉瘤引起的肋间动脉或腰动脉闭塞，胸腔或脊柱手术，颈椎病，椎管内注射药物，选择性脊髓动脉造影并发症。此外心肌梗死、心脏停搏引起的灌注压降低,也是造成脊髓缺血的原因之一。脊髓血管性栓塞与感染性心内膜炎或盆腔静脉的炎症栓子、心房颤动的附壁血栓等栓子脱落有关,另外潜水减压病和高空飞行也可引起空气栓子,转移性肿瘤出现的瘤性栓子等也是病因。脊髓出血性血管病按其部位分硬膜外、硬膜下、蛛网膜下和脊髓内出血。病因最常见的为脊髓血管畸形,少部分与血友病、Ⅺ因子缺乏、高血压、心力衰竭、动脉粥样硬化、脊髓空洞症、脊髓外伤、脊髓蛛网膜炎和脊髓肿瘤等有关。脊髓血管畸形最多见为蔓状静脉畸形和动、静脉畸形,多位于胸腰段脊髓的后方,它可压迫脊髓或出血而引起症状。

【诊断步骤】

(一)病史采集要点

1.起病情况

缺血性脊髓病,急性起病,病情进展快,缺血性临床症状可在数小时至数日内发展至顶峰,出血者数分钟至数小时可达到高峰。起病方式与急性脑血管意外相同。脊髓血管畸形在没有破裂出血前,因只引起压迫症状,故起病缓慢、逐渐加重,一旦血管破裂出血,起病突然。

2.主要临床表现

(1)缺血性脊髓病主要表现有三种

1)脊髓短暂性缺血发作典型表现为间歇性跛行。常见症状为肢体肌肉疲劳。表现为走一段路程后即迅速出现单侧或双侧下肢远端无力,患者被迫停止活动,休息后缓解。部分患者可伴有轻度锥体束和括约肌功能障碍。间歇期这些症状消失。发作突然,持续时间短,持续数十分钟或数小时而完全恢复,一般小于24小时,反复发作。有些患者在非运动诱发下也能出现类似发作,可自行缓解,反复发生。

2)脊髓前动脉综合征:又叫Beck综合征。是指供应脊髓前2/3区域的脊髓前动脉发生闭塞,引起脊髓腹侧受损的综合征。起病突然,可在数小时至数日内达到高峰。突然出现的下颈段和中胸段神经根痛,迅速进展为病变平面以下的肢体弛缓性瘫痪;病损以下痛、温觉缺失,而关节位置觉、音叉震动觉等深感觉存在(分离性感觉障碍),明显的尿便障碍。由于脊髓冠状动脉侧支循环良好,患者的感觉障碍较轻,持续时间也较短。休克期后转为痉挛性瘫痪。可有褥疮、出汗异常等自主神经症状。不完全性脊前动脉闭塞可出现感觉异常,仅有轻度瘫痪和膀胱、直肠功能异常。

3)脊髓后动脉综合征是指供应脊髓后1/3区域的脊髓后动脉发生闭塞,引起脊髓背侧受损的综合征。由于脊髓后动脉侧支循环良好,故较脊髓前动脉综合征少见,而且出现的临床症状也较轻微。起病突然,可出现急性根性神经痛,与相应的病变节段一致。随后出现病变水平下深感觉障碍,痛温觉存在。若病变累及后角,则出现病变节段相应区域深浅感觉的缺失。由于锥体束是脊髓前后动脉供血的分水岭,易于受累。故一部分患者可出现病变水平以下的上运动神经元瘫痪,一般程度较轻,锥体束征阳性。部分患者还会出现轻度的括约肌功能障碍。

脊髓梗死和脊髓血管栓塞是两种常见的脊髓缺血性疾病。根据病变的血管不同,主要表现为脊髓前动脉或后动脉综合征。脊髓血管栓塞常与脑血管栓塞同时发生,其临床表现常被脑部病损的症状掩盖。

(2)脊髓出血:按其部位分硬膜外、硬膜下、蛛网膜下和脊髓内出血。发病突然,引起突发的颈部与背部剧烈疼痛，沿神经根放射，咳嗽、用力等均可引起椎管内压力增高而使疼痛加重。然后出现部分或完全性横贯性脊髓损害的体征，表现为与血肿部位一致的不同程度的肢体弛缓性瘫痪，自主神经功能障碍和感觉障碍。由于出血常位于脊髓的中央，而可有腰骶节段皮肤分布区的感觉仍保留。血液进入脑蛛网膜下腔可引起头痛、脑膜刺激征和脑脊液血性。血液进入颅腔可有意识障碍和脑损害的症状。病变平面越高，出血后越容易流入颅内，脑部症状越严重。若脊髓出血部位在上颈段，可引起呼吸肌麻痹，数小时至数周内死亡。

硬膜外和硬膜下出血多见于外伤，可在伤后马上出现，也可数小时或数天后出现。脊髓内出血多见于青壮年。

(3)血管畸形：为先天性血管发育异常所致，较少见，以病变压迫、盗血、血栓形成、静脉高压及出血等致脊髓功能损害。目前，脊髓血管畸形的分类尚无统一标准，但临床常见的是髓内血管畸形、髓周动静脉瘘和硬脊膜动静脉瘘。

本病缓慢起病者多见，多在45岁前发病，表现为脊髓性间歇性跛行症状反复出现，有缓解期。也可呈缓慢进展性的脊髓受压，而产生感觉运动和二便障碍。若出现畸形血管破裂出血，则临床表现与脊髓出血相同。其他少见表现如首发出现腹部症状，可能是脊髓内动静脉畸形出血的预兆性表现；由于脊髓缺血和受压，继而出现进行性下肢轻瘫；外展神经麻痹兼耳鸣(颅颈交界处血管畸形)；头痛、呕吐，可发生视盘水肿；脊髓髓内动静脉畸形出血，有时可形成硬脊膜下血肿。

3.既往史

心脑等重要器官的动脉粥样硬化病史，梅毒、血管炎病史等均提示脊髓的血管病变。胸腔或脊柱手术，颈椎病，椎管内注射药物，选择性脊髓动脉造影并发症。此外，心肌梗死、心脏停搏引起的灌注压降低，也是造成脊髓缺血的原因之一。

(二)体格检查要点

1.一般情况

病情轻者一般情况良好，生命体征稳定。患者可因严重的神经根痛而表现为痛苦面容，大汗淋漓，气促，表情焦虑等。脊髓梗死者多有血压偏低，循环血量不足的表现。病情重者，尤其脊髓出血波及颅内蛛网膜下腔者，生命体征多不稳定，可出现血压升高、脉搏缓慢、呼吸快等，提示颅内压力增高的体征。

2.内科情况

可发现原发病的相关体征，如感染性心内膜炎、盆腔静脉炎、心房颤动等体征。

3.神经系统检查

(1)高级神经系统：病情轻者神志清晰，病情重者可因颅内压增高而出现烦躁不安，甚至昏迷。

(2)颅神经检查：一般不受累。但患者病灶位于高颈段、波及脑干时，可出现相应的颅神经受累体征。若存在颅内高压，可出现双侧外展神经受损，表现为患者双侧眼球外展不到边等。脊髓出血波及颅内蛛网膜下腔者，可以出现眼底的视盘水肿等体征。

(3)运动系统检查：依脊髓病变的部位和受累程度出现相应肢体的瘫痪。急性起病先出现脊髓休克，如胸段病变可表现为肢体下运动神经元瘫痪，肌张力低下，腱反射减弱，病变水平以下的腹壁反射、提睾及肛门反射消失,无病理征等。休克期过后可表现为上运动神经元瘫痪,肌张力增高,腱反射亢进,能引出病理征等。

(4)感觉障碍:脊髓半侧受累时,出现同侧深部感觉障碍及对侧痛温觉障碍;横断性受累时,出现平面以下全感觉障碍。可有相应病变部位的棘突压痛,神经根放射痛或神经束性远隔部位的躯干或双下肢疼痛等。

(5)自主神经功能障碍:大小便潴留,性功能障碍,病变水平以下无汗等。

脊髓蛛网膜下腔出血时,可出现颈项强直、克氏征和布氏征阳性等脑膜刺激征。

(三)门诊资料分析

一般门诊项目检查无异常。

(四)进一步检查项目

1.腰椎穿刺

缺血性脊髓血管性疾病脑脊液检查一般无异常。脊髓梗死急性期可有轻度压力增高,蛋白质含量也可有增高。硬膜外和硬膜下出血时,蛋白多有轻、中度增高,白细胞正常,Queckenstedt 试验可呈现不全或完全性梗阻。脊髓内出血时压力可增高,出血临近脊髓表面时可出现血性脑脊液,蛛网膜下腔出血时脑脊液呈均匀血性。

2.脊柱 X 线平片

椎体内迂曲的血管沟或栅栏样改变,常提示椎体及硬膜外蔓状血管畸形的存在。亦可见椎管、椎弓根距增宽,椎体、椎弓根破坏等。

3.CT 检查

平扫可显示髓内血肿和钙化,鞘内注射造影剂可见蛛网膜、硬膜下腔有异常的充盈缺损。增强扫描可显示髓内外异常血管团。对缺血性脊髓疾病诊断价值不大。

4.MRI 检查

MRI 弥散加权成像和 T_2 加权成像,对脊髓梗死的诊断有重要价值。超急性期在 T_2 加权成像和弥散加权成像呈高信号,数小时后在 T_1 加权成像出现低信号,与脑梗死信号表现相同。MRI 对脊髓出血的诊断同样具有重要价值。椎管内出血早期病灶附近为去氧血红蛋白,T_1 加权和 T_2 加权均为低信号,约 72 小时去氧血红蛋白转为正铁血红蛋白,T_1 加权为高信号,T_2 加权均为低信号。

同时,MRI 还能显示脊髓畸形血管。在冠状位、水平位、矢状位显示蛛网膜下腔或髓内蜿蜒迂曲的低信号流空现象,能更全面认识畸形血管的部位、大小、形态及有无静脉血栓形成等。MRI 为该病的重要筛选工具,它能显示扩张的蚯蚓状畸形血管流空影及病灶,可明确病变的部位,有无合并出血、水肿等改变,可以初步鉴别髓内外动静脉畸形(AVM),尤其对隐匿性 AVM 和海绵状血管瘤的诊断优于数字减影脊髓血管造影 DSA。

5.选择性脊髓血管造影

不仅能证实畸形血管的存在,而且能精确地显示畸形血管的部位、范围、形态、供血动脉、引流静脉,为进一步诊治提供了重要的依据。临床发现下列情况时必须尽早行脊髓血管造影:进行性脊髓功能障碍,与活动有关的间歇发作或无诱因的突然发作;MRI 示髓内出血,髓内、外有血管流空;或不明原因的脊髓水肿、萎缩;反复发生自发性蛛网膜下腔出血而全脑血管造影无异常。需特别注意的是，即使自发性蛛网膜下腔出血病人脊髓造影正常，仍应行 MRI 扫描，以除外隐匿型髓内血管畸形。脊髓血管畸形诊断的金标准为 DSA。它可清晰显示畸形血管及供血动脉和引流静脉，明确血管畸形的类型、畸形的部位，是脊髓血管畸形分型及选择治疗方案的依据。

【诊断对策】

（一）诊断要点

根据急性起病的根痛、运动障碍、感觉障碍和括约肌功能障碍，结合脑脊液和脊髓影像检查一般可诊断。对于脊髓血管畸形，可根据进行性运动障碍与节段性感觉障碍，缓慢性进展伴急性加重，有短暂性神经根痛，周期性截瘫，可自行缓解，自发性破裂并蛛网膜下腔出血等典型症状和体征可做出诊断。

（二）鉴别诊断要点

需要与以下疾病鉴别：

（1）脊髓肿瘤：脊髓血管畸形在未破裂出血前主要表现为脊髓受压症状，此时需注意与脊髓肿瘤鉴别。脊髓影像学检查可确诊。

（2）血管性间歇性跛行：需与脊髓短暂性缺血性发作鉴别。血管性间歇性跛行是由于下肢动脉发生血栓性脉管炎或微栓子反复栓塞所致。表现为下肢间歇性疼痛，无力，皮肤苍白，表面皮肤温度低，足背动脉搏动减弱或消失，下肢血管彩超可发现栓塞的血管。

（3）急性脊髓炎：急性起病，病前多有感染病史或疫苗接种病史。可表现为突然出现的截瘫，受损平面以下所有感觉、运动与自主神经功能障碍。脑脊液可出现蛋白增高等炎症改变。与脊髓缺血性疾病所表现的按血管分布的脊髓前动脉或后动脉综合征明显不同。脊髓出血一般根痛明显，鉴别困难可做影像学检查。

（4）视神经脊髓炎：脊髓短暂性缺血发作应与视神经脊髓炎鉴别。后者有反复发作的肢体无力，伴感觉、自主神经功能障碍。但每次发作时间长、超过 24 小时、用激素治疗有效、可伴有视神经的损害等，可与脊髓短暂性缺血发作鉴别。同时，脊髓 MRI 可发现脱髓鞘的病灶，脑脊液可出现蛋白增高，IgG 寡克隆带等。

（三）临床类型

脊髓血管性疾病分缺血性、出血性两类。脊髓梗死，脊髓血管栓塞，脊髓短暂性缺血发作是三种常见的脊髓缺血性疾病。脊髓出血按其部位分硬膜外、硬膜下、蛛网膜下和脊髓内出血。

【治疗对策】

（一）治疗原则

在对脊髓造成永久性损害之前，早诊断，及时手术或药物治疗，最大程度恢复脊髓功能，减低致残率。

（二）治疗计划

1.一般治疗

卧床休息，维持生命体征稳定，对低血压者应纠正血压以保证脊髓血液供应。加强营养支持，给予高蛋白、高能量等饮食。加强护理，预防褥疮、肺部感染等并发症。加强对症处理，治疗神经根痛、烦躁不安等情况。维持大便通畅，注意其他重要器官的功能。给予神经营养药物，如大剂量B族维生素，胞磷胆碱等。尽早康复理疗，促进脊髓功能的恢复。

2.药物治疗

包括抗血小板聚集、抗凝、扩张血管、脱水、降脂、止血等治疗，与脑卒中的治疗一致，详见相关章节。

3.手术治疗

硬膜外和硬膜下血肿应紧急手术治疗解除压迫，尽量恢复脊髓功能。主要针对脊髓出血和血管畸形的手术治疗分为以下儿种：

1)畸形血管切除术：利用显微外科技术，进行畸形血管完全切除术，更适合于脊髓背侧病变。

2)供应动脉结扎术：对脊髓腹侧或髓内的血管畸形，宜用此法处理，以减少对脊髓的损伤。

3)椎板切除减压术，效果不佳，不能单独作为一种疗法，仅用于清除急性椎管内血肿。

4.介入治疗

对脊髓血管畸形所致者可行介入栓塞治疗，对部分患者栓塞和手术联合治疗可取得更好的疗效。常用经皮插管栓塞供应动脉法：先作选择性脊髓血管造影，继自导管向供应动脉注入栓塞材料，以达到消除畸形血管的目的。

(三)治疗方案的选择

1.缺血性脊髓疾病

以内科保守治疗为主，处理方案与脑梗死一致，详见相关章节。

2.脊髓内出血和脊髓蛛网膜下腔出血

一般采用保守治疗，卧床休息，给予镇静、止痛、止血剂，脱水等。与脑出血和蛛网膜下腔出血相同，详见相关章节。

3.硬膜外和硬膜下血肿

应紧急手术治疗解除压迫，可行血肿清除术。若血肿压迫明显，可行椎板切除减压术。

4.血管畸形的治疗

应选择手术处理早期手术的主要优点有：①早期清除血肿，减轻压迫及脊髓水肿，术后恢复较快；②去除椎板，打开硬脊膜彻底减压；③切除畸形血管团，以减少二次出血机会，有利于脊髓的功能恢复；④对于畸形血管团，施行显微手术治疗，可以减轻对脊髓二次创伤，使预后达到满意效果。脊髓动脉畸形的治疗效果取决于术前的脊髓神经功能状态，选择栓塞或手术治疗(畸形血管切除术，供应动脉结扎术)或二者相结合的方法，方可取得较好的疗效。血管内栓塞，去除异常血管或引流静脉，降低静脉压改善脊髓血液循环是关键，术后或辅以抗凝、激素等治疗，以减缓引流静脉血栓形成与发展，促进静脉侧支循环的开放，加速神经功能恢复。

【病程观察及处理】

(一)病情观察要点

(1)维持患者生命体征，特别在缺血性脊髓病中，谨防血压过低。注意患者双侧瞳孔大小及对光反射，以及神志的改变。

(2)观察患者脊髓功能的改变。

(3)注意药物的副作用和手术的并发症等,如出血风险等。

(二)疗效判断与处理

缺血性脊髓病症状好转为治疗有效;出血性疾病血肿吸收,脊髓功能有所恢复,血管畸形切除或栓塞为有效。

【预后评估】

本病预后取决于治疗的早晚。一般缺血性脊髓病预后比出血性为好,尤以脊髓后动脉综合征为佳。一旦脊髓血管畸形发生出血,在第 1 个月内再出血率约 10%,1 年内再出血约 40%,直接死于出血者达 17.6%。若在畸形血管出血前手术治疗可有满意疗效。硬膜内或硬膜外出血若能解除压迫,脊髓功能可有一定程度的康复。

【出院随诊】

1 个月复诊一次,定期脊髓影像学复查。

第五章　中枢神经系统感染

第一节　急性带状疱疹病毒性脑炎

【概述】

急性带状疱疹病毒性脑炎又称水痘-带状疱疹病毒脑炎(带状疱疹病毒性脑炎)Varicella-zoster virus encephalitis,VZVE(zoster enceophalitis)。带状疱疹较常见,多发生于中老年人或免疫功能低下患者,VZV多侵犯脊神经背根神经节,在发疹前或发疹时患区疼痛。脑炎发生的时间与皮疹的关系不尽相同,多数病例皮疹发生后3～5周出现神经系统受损的表现,少数病例神经系统受损先于皮疹或与皮疹同时发生。

【诊断步骤】

(一)病史采集要点

1.带状疱疹表现

本病无季节性,发病前数日,受累皮肤常有瘙痒感,感觉过敏、针刺或烧灼痛,部分患者可有全身无力,食欲不振,发热,以及被侵皮肤区域的淋巴结肿大疼痛。疼痛发生后3～4天出现红色斑疹,然后发展成为群集的丘疹、疱疹(内含清亮的液体),成簇的疱疹沿周围神经排列成带状而得名为带状疱疹。带状疱疹发生在胸段肋间神经最多,其次为三叉神经半月节眼支、颈、腰段。三叉神经半月节眼支病损后,在病损侧的眼至头顶皮肤出现疱疹,及眼部带状疱疹,疱疹多为密集,可伴有结膜炎、角膜炎、巩膜炎、虹膜睫状体炎。

2.脑炎表现

由带状疱疹病毒所致的脑炎的发生时间与疱疹的关系不尽相同,多数病例是在疱疹发生后1个月左右出现神经系统受损的征象;少数病例神经系统受损的征象早于疱疹20余日或与疱疹同时发生。带状疱疹脑炎常突然发病,可表现有头痛、呕吐、发热、抽搐、精神异常、意识障碍,常由烦躁不安、谵妄转为昏睡或昏迷。神经系统检查可有颅神经麻痹、不同程度的肢体瘫痪、Babinski征阳性、脑膜刺激征及共济失调等。

(二)体格检查要点

1.一般检查

患者多数伴有发热,皮损区域附近的淋巴结肿大,可有压痛。

2.皮损方面

患者到神经科就诊时多数已经发展到脑炎,皮损的表现多不典型。多数是一些结痂的皮疹,留有瘢痕。可见于面部、躯干和四肢等,沿1条或数条神经根成簇状分布,胸段皮节多见。大部分患者疼痛和感觉迟钝持续1～4周,7%～33%的患者疼痛持续数月,可呈难治性迁延数年。

3.神经系统查体

受累的节段痛觉减退，5%的患者伴有节段性瘫痪和肌萎缩，疱疹、感觉及运动症状多局限于单一皮节，侵犯头部或四肢可累及2～3个毗邻皮节。神经系统检查可有颅神经麻痹、不同程度的肢体瘫痪、Babinski征阳性、脑膜刺激征及共济失调等。

（三）门诊资料分析

VZV抗体检测：取患者双份血清检测抗体、间接免疫荧光、免疫黏附、血凝和酶联免疫吸附试验（ELIsA）技术可提供快速而敏感的抗体测定。

（四）进一步检查项目

1.脑脊液检查

脑脊液常为无色透明，细胞数轻、中度增高，以淋巴细胞为主，最高可达$500\times10^{6}/L$。蛋白含量轻、中度增高，糖、氯化物含量正常。

2.皮损病理检查

疱疹基底部组织碎片进行涂片并用吉姆萨染色，在细胞内可查到特征性的核内包涵体和典型的水痘巨细胞；电镜直接检查疱疹液中的带状疱疹病毒，并能较快地与天花病损的胞浆内包涵体和天花病毒相区别。

【诊断对策】

（一）诊断要点

主要根据带状疱疹及神经系统症状，一般诊断不难。有时发病前疼痛易误诊为腹腔或胸腔内脏疾病，对4日内所有急性根痛患者均应考虑带状疱疹可能。

（二）鉴别诊断要点

1.单纯疱疹病毒性脑炎

多有口唇或生殖道疱疹病史，或此次发病有皮肤、黏膜疱疹；起病急，病情重。临床表现有上呼吸道感染前驱症状或发热、咳嗽等；脑实质损害的表现，如意识障碍、精神症状、癫痫和肌体瘫痪等；脑电图提示有局灶性慢波及癫痫样放电；影像学（CT、MRI）显示额、颞叶软化病灶；脑脊液PCR检查可确诊。

2.肠道病毒性脑炎

肠道病毒主要引起病毒性脑膜炎，也可引起病毒性脑炎。夏秋季多见，病初有胃肠道症状，流行性或散发性，表现发热、意识障碍、癫痫发作、平衡失调及肢体瘫痪等。脑脊液PCR检查可确诊。

3.巨细胞病毒性脑炎

临床少见，常见于免疫缺陷如AIDS或长期使用免疫抑制剂患者。亚急性或慢性病程，表现意识模糊、记忆力减退、情感障碍、头痛和局灶性脑损害体征。约25%病人MRI可见弥漫性或局灶性白质异常。脑脊液PCR可检出病毒。

【治疗对策】

（一）治疗原则

本病的治疗原则是积极抗病毒，抑制炎症、降颅压、止痛、防止并发症。

（二）治疗计划

1.抗病毒治疗

发疹48小时内口服阿昔洛韦800mg，5次/日，连用7日，可缩短疼痛时间和促进水疱愈合。眼部带状疱疹需合用0.5%阿昔洛韦油剂涂眼，4～5次/日。免疫功能低下或播散性疱疹（>3皮节）可用阿昔洛韦500mg，静脉滴注，3次/日，10日为一个疗程。水痘一带状疱疹病毒特异性免疫球蛋白（VZIG）可缩短皮肤感染时间，对免疫功能低下患者可防止病灶扩散。

2.对症治疗

若有头痛、呕吐、意识障碍者，提示有脑水肿、颅高压，则应用20%甘露醇125ml，q12h或8qh静脉滴注。疱疹后疼痛及感觉障碍尚无有效治疗，阿昔洛韦不能减少疱疹后疼痛发生率。急性期用卡马西平和有干燥镇痛作用的炉甘石洗剂，神经根封闭可暂时缓解疼痛。病灶干燥后疼痛部皮肤可反复涂抹辣椒素油，使皮肤痛觉丧失以解除疼痛。皮质类固醇预防疱疹后神经痛不肯定。痛觉过敏为周围神经不完全损害所致，任何刺激均引起皮肤疼痛，阿米替林25mg，3次/日，睡前剂量可加倍，逐渐增加剂量至100～150mg/d；加用卡马西平可缓解撕裂样疼痛。顽固性疱疹后神经痛也终会消退，对此慢性疼痛需耐心。

【病程观察及处理】

（一）病情观察要点

（1）治疗期间定期检查外周血象、肝功能及肾功能。注意药物的不良反应。

（2）注意观察患者的意识及神经系统损害的体征变化。

（3）必要时应复查腰穿、脑脊液。

（二）疗效判断与处理

（1）患者的意识障碍加重和/或神经系统损害的体征增多，提示病情恶化，需加强降颅压、激素及支持等治疗。

（2）如上述症状有改善，则提示病情控制理想，可酌情逐步减少降颅压、激素等治疗。

【预后评估】

本病一般病情较轻，大多数病例经数周或数月后恢复健康，仅有少数病例遗有轻偏瘫、精神异常，但有意识障碍表现为昏迷的患者可导致死亡。

【出院随访】

1.出院时带药

皮质类固醇需逐渐减量直至停用，故出院时需带药。同时可给予神经营养及改善脑部微循环之类药物。

2.检查项目与周期

无特殊。

3.定期门诊检查与取药

第二节　单纯疱疹病毒性脑炎

【概述】

单纯疱疹病毒性脑炎（herpes simlplex virus erlcephalitis，HSE）是由单纯疱疹病毒（herpes simplex virus，HSV）引起的急性中枢神经系统感染。病变主要侵犯颞叶、额叶和边缘叶脑组织，引起脑组织出血性坏死病变，故 HSE 又称急性坏死性脑炎或出血性脑炎，也称急性包涵体脑炎。在病毒性脑炎中 HSE 是最常见的一种非流行性中枢神经系统感染性疾病。该病可见于任何年龄，且发病无季节性。

（一）病因

单纯疱疹病毒性脑炎的病因是脑实质感染单纯疱疹病毒。HSV 是 DNA 类病毒中疱疹病毒科病毒。根据其抗原性的不同，单纯疱疹病毒被分为两型：Ⅰ型单纯疱疹病毒（HSV-Ⅰ）和Ⅱ型单纯疱疹病毒（HSV-Ⅱ）。HSV-Ⅰ感染比 HSV-Ⅱ感染常见，感染人群多为成人。HSV-Ⅱ感染人群多为新生儿和青少年。HSV-Ⅱ对宫内的胎儿和产道内的新生儿威胁最大，成年人通过性传播经血行播散进入脑内。新生儿的感染多为分娩时母亲生殖道分泌物中的病毒与胎儿接触。

（二）发病机制

HSV-Ⅰ感染后多潜伏在三叉神经半月节或脊神经节内，一旦机体免疫功能下降，病毒即沿神经轴突进入中枢神经系统。额叶底部和颞叶底部往往先被 HSV-Ⅰ侵犯而发生病变。因此，HSE 患者在发病早期容易以精神和智力障碍为首发症状，而影像学提示感染的主要部位为颞叶或额叶底眶面。

HSV-Ⅱ的原发感染主要在生殖系统及会阴部皮肤黏膜，HSV-Ⅱ可通过骶神经潜伏在骶神经节内，后沿神经上行感染脑实质引起病变。新生儿于产道内受感染后，病毒经血行传入脑。

【诊断步骤】

（一）病史采集要点

1.前驱期

感染 HSV 后先表现为非特异性症状，如发热、咽痛、全身不适、头痛、肌痛、疲乏、头晕或眩晕、食欲不振、恶心、呕吐、腹泻和上呼吸道感染的症状。此期持续时间长短不等，即 1 天至数天，一般不超过 2 周，25％患者有口唇疱疹病史。此期发热一般为 39～40℃，也有高达 41℃，此时应用退热药无明显效果。

2.中枢神经功能障碍期

①首发症状多表现为精神和行为异常，如人格改变、记忆力下降、定向力障碍、幻觉或妄想等，常被误诊为精神分裂症或癔症；②不同程度神经功能受损表现，如偏瘫、偏盲、眼肌麻痹等，局灶性症状两侧多不对称。也可有多种形式的锥体外系表现，如扭转、手足徐动或舞蹈样多动；③不同程度意识障碍，嗜睡、昏睡、昏迷等，且意识障碍多呈进行性加深；④常见不同形式的

癫痫发作，严重者呈癫痫持续状态，全身强直阵挛性发作；⑤肌张力增高、腱反射亢进，可有轻度脑膜刺激征，重症者还可表现为去脑强直发作或去皮层状态；⑥颅内压增高，甚至脑疝形成。

（二）体格检查要点

前驱期的患者多没有明显的体征，多是一些非特异性症状。入院时多已经有明显的精神或行为异常，或意识障碍。查体时可发现不同程度的意识障碍，如嗜睡、昏睡甚至昏迷，记忆力下降、定向力障碍；两侧不对称的神经功能受损表现，如偏瘫、偏盲、眼肌麻痹等；肌张力增高、腱反射亢进、病理征等锥体束征；轻度脑膜刺激征，重症者还可表现为去脑强直发作或去皮层状态；颅内压增高的征象如视盘水肿，新生儿可有前囟突出、颅缝增大等。

（三）门诊资料分析

1.血常规

周围血象可提示白细胞和中性粒细胞增高，无特殊意义。

2.脑电图

早期即出现脑电波异常，76%～81%为局灶性脑电异常，86%为广泛性脑电异常。常表现为病变区域局灶性慢波，以后在慢波背景上出现局灶性周期性棘慢复合波。脑电图中最有诊断价值的是双侧脑电波不对称和以颞叶为中心的局灶性脑电波异常。

3.影像学检查

CT扫描颞叶或以颞叶为中心波及额叶的低密度病灶是HSE的特征性改变；病灶边界不清，有占位效应，其中可见不规则高密度点、片状出血；病灶可呈不规则线状增强。MRI早期T2加权像在颞叶和额叶底面可见边界清楚的高密度区。HSE患者在发病1周后90%以上患者会出现上述改变，但在发病第1周CT、MRI常显示正常，故影像学检查不能作为早期HSE诊断依据。

（四）进一步检查项目

1.脑脊液检查

压力增高，细胞数增多，达(10～500)×10^6/L，通常<200×10^6/L，呈淋巴细胞样改变，早期少数病例以中性粒细胞为主，常见少数红细胞，偶见数以千计红细胞(10^6/L)或黄变症，提示出血性病变。蛋白轻、中度增高，通常<1g/L，糖和氯化物正常，个别病例晚期糖降低，须与结核性或真菌性脑膜炎鉴别。3%～5%的病例发病数日内脑脊液正常，再次复查发现异常。

2.HSV抗体测定

ELISA是现今国际上通用的HSV抗体检测方法。本法采用双份血清和双份脑脊液作HSV-Ⅰ抗体的动态检测。诊断标准如下：双份脑脊液标本有增高趋势，滴度1:80以上；双份脑脊液抗体4倍以上升高；血与脑脊液的抗体比值<40。

3.HSV抗原测定

ELISA法检测HSV抗原，P/N≥2∶1为阳性，早期检测脑脊液HSV抗原阴性可作为排除本病的依据。

4.脑组织活检

镜下可见特征性出血性坏死病变，神经细胞核内Cowdry A型包涵体，或电镜下发现HSV病毒颗粒，虽然其特异性高，但耗时长，对早期临床诊断意义不大。

【诊断对策】

（一）诊断要点

单纯疱疹病毒性脑炎的主要诊断标准为：①有口唇或生殖道疱疹史，或此次发病有皮肤、黏膜疱疹。②起病急，病情重；临床表现有上呼吸道感染前驱症状或发热、咳嗽等。③脑实质损害的表现，如意识障碍、精神症状、癫痫和肢体瘫痪等。④脑脊液常规检查符合病毒感染特点。⑤脑电图提示有局灶性慢波及癫痫样放电。⑥影像学（CT、MRI）显示额、颞叶软化病灶。⑦双份血清和脑脊液抗体检查有显著变化趋势。⑧病毒学检查阳性。通常有前5项改变即可诊断，后3项异常更支持诊断。

（二）鉴别诊断要点

HSE须与其他病毒性脑炎、急性播散性脑脊髓炎、脑脓肿鉴别。

1.带状疱疹病毒性脑炎

临床少见，病人多有胸腰部带状疱疹史，表现为意识障碍和局灶性脑损害症状体征，预后较好。MRI无脑部出血性坏死病灶，血清及脑脊液可检出带状疱疹病毒抗原、抗体或病毒核酸。

2.肠道病毒性脑炎

肠道病毒主要引起病毒性脑膜炎，也可引起病毒性脑炎。夏秋季多见，病初有胃肠道症状，流行性或散发性，表现发热、意识障碍、癫痫发作、平衡失调及肢体瘫痪等。脑脊液PcR检查可确诊。

3.急性播散性脑脊髓炎

常见于麻疹、水痘、风疹、腮腺炎和流感病毒等感染或疫苗接种后，引起脑和脊髓急性脱髓鞘病变，临床症状复杂，可有意识障碍和精神症状，以及脑干、脑膜、小脑和脊髓等病损体征。

4.巨细胞病毒性脑炎

临床少见，常见于免疫缺陷如AIDS或长期使用免疫抑制剂患者。亚急性或慢性病程，表现意识模糊、记忆力减退、情感障碍、头痛和局灶性脑损害体征。约25%病人MRI可见弥漫性或局灶性白质异常。脑脊液PCR可检出病毒。

5.感染中毒性脑病

常见于急性细菌感染早期或高峰期，又称细菌感染后脑炎，是机体对细菌毒素过敏反应发生的脑水肿，多见于败血症、肺炎、菌痢、白喉、百日咳和伤寒等。2～10岁儿童常见，原发病伴脑症状同时发生，出现高热、呕吐、头痛、烦躁、谵妄、惊厥、昏迷和脑膜刺激征等，偶见轻偏瘫或四肢瘫。CSF压力增高，细胞数不增多，蛋白轻度增高，糖和氯化物正常。1～2个月脑症状消失，不遗留后遗症。

（三）临床类型

1.Ⅰ型疱疹病毒性脑炎

多见于成人，即上述的常见的单纯疱疹病毒性脑炎。

2.Ⅱ型疱疹病毒性脑炎

多见于新生儿和青少年。特点为：①急性暴发性起病。②主要表现为肝脏、肺脏等广泛的内脏坏死和弥漫性的脑损害；患儿出现难喂养、易激惹、嗜睡、局灶性或全身性抽搐等表现。③

子宫内胎儿感染可造成胎儿先天性畸形，如精神迟滞、小头畸形、小眼球、视网膜发育不全等；新生儿发病后死亡率很高。

【治疗对策】

（一）治疗原则

本病的治疗原则是积极抗病毒，抑制炎症、降颅压、防止并发症。

（二）治疗计划

1.抗病毒治疗

（1）阿昔洛韦（acyclovir，ACV）：又称阿昔洛韦，是治疗本病的首选药物，有抑制 HSV-DNA 聚合酶的作用，可透过血脑屏障，毒性较低。用药方法：每次 10～15mg/kg，每天 2～3 次静脉滴注，连用 10～21 天。该药经肝、肾排出，副作用较少，可有谵妄、震颤、皮疹、血尿和血清转氨酶暂时升高，肾功能损害时应减量。当临床提示 HSE 或不能排除 HSE 时，即应给予阿昔洛韦治疗，而不应因等待病毒学结果而延误用药。

（2）喷昔洛韦（pencicliovir，PCV）：抗 HSV 疗效是阿昔洛韦的数倍，抗疱疹病毒谱广，对 HSV 疗效不超过阿昔洛韦，但对阿昔洛韦耐药 HSV 突变株敏感。用量每天 5～10mg/kg，或 250mg，静脉滴注，12 小时 1 次，1 小时以上滴完，一个疗程 14～21 天。主要副作用是肾功能损害和骨髓抑制，免疫抑制患者可出现中性粒细胞和血小板下降，与剂量相关，停药后恢复。

2.肾上腺皮质类固醇

能控制 HSE 炎症反应和减轻水肿，多采用早期、大量和短程给药原则。

（1）地塞米松：因不良反应较弱，为重症 HSE 治疗中常用药物。临床多用 10～20mg/d，每日 1 次，静脉滴注，连用 10～14 天。而后改为口服泼尼松 30～50mg，每日 1 次，以后每 3～5 天减 5～10mg，直至停止。

（2）甲泼尼龙：抗感染作用是所有激素中最强的，HSE 严重时可采用冲击治疗，用量为 500～1000mg，静脉滴注，每天 1 次，连续 3 天。而后改为口服泼尼松 30～50mg，每日 1 次，以后每 3～5 天减 5～10mg，直至停止。

3.抗菌治疗

合并细菌感染时应根据药敏结果采用适当的抗生素，如果发生真菌感染还应该加用抗真菌药物。

4.对症治疗

高热、抽搐、精神错乱及躁动不安等，可分别给予降温、控制痫性发作、镇静或安定剂等，颅内压增高可用脱水剂。

5.全身支持治疗

对重症及昏迷患者非常重要，注意维持营养及水电解质平衡，保持呼吸道通畅，必要时少量输血或给予静脉高营养或复方氨基酸。重症病例应加强护理，注意口腔卫生，防止褥疮、肺炎及泌尿系感染等并发症，高热须物理降温。恢复期积极采取理疗和康复治疗，促进神经功能恢复。

【病程观察及处理】

（一）病情观察要点

（1）治疗期间定期检查外周血象、肝功能及肾功能；注意药物的不良反应。

(2)注意观察患者的意识及神经系统损害的体征变化。

(3)必要时应复查腰穿、脑脊液。

(二)疗效判断与处理

(1)患者的意识障碍加重和/或神经系统损害的体征增多,提示病情恶化,需加强降颅压、激素及支持等治疗。

(2)如上述症状有改善,则提示病情控制理想,可酌情逐步减少降颅压、激素及支持等治疗。

【预后评估】

预后取决于治疗是否及时和疾病的严重程度。本病未经抗病毒治疗、治疗不及时或治疗不充分,以及病情严重的患者预后不良,死亡率高达60%～80%。发病数日内及时给予足量的抗病毒药物治疗,多数患者可治愈。但10%患者可能留有不同程度的精神智力障碍、癫痫、瘫痪等后遗症。因此,HsE强调早期诊断和早期治疗。

【出院随访】

1.出院时带药

皮质类固醇需逐渐减量直至停用,故出院时需带药。同时可给予神经营养及改善脑部微循环之类药物。

2.定期门诊检查与取药

第三节　肠道病毒性脑炎

【概述】

肠道病毒性脑炎(enterovirus encephalitis)是肠道病毒感染所致。肠道病毒属细小核糖核酸病毒,是微小无胞膜RNA病毒,有很多血清型,最常见血清型为柯萨奇病毒A9B2B5,埃可病毒4、6、9、11、30,肠道病毒71。人类肠道病毒性脑炎约占病毒性脑炎的10%～20%。

【诊断步骤】

(一)病史采集要点

1.流行病学特点

肠道病毒感染与气候、季节及人群年龄、卫生状况有明显关系。热带、亚热带地区肠道病毒感染频繁,温带地区夏季及初秋(6～10月)发病率明显增加,占全球感染人数的80%～90%,儿童和卫生状况差的人群感染率较高。人类肠道病毒主要由粪一口途径、污染物或呼吸道传播。

2.早期

常有发热和消化道、呼吸道先驱症状。

3.极期

大多数肠道病毒感染患者发生无菌性及病毒性脑膜炎,出现头痛、畏光和颈强直、恶心、呕吐等脑膜刺激征,可出现皮疹。肠道病毒脑炎常表现脑弥漫性损害症状,如注意力改变、意识障碍、嗜睡甚至昏迷；少数患者以局灶性脑损伤为主，如偏瘫、视力障碍或感觉异常等，以及肌无力、肌张力改变和共济失调等，提示大脑皮质、基底节和小脑受累。严重病例可出现全身性或局灶性癫痫发作，下丘脑受累导致中枢性高热或体温过低、自主神经障碍及血管调节功能异常。眼球运动、吞咽及其他脑神经功能障碍不常见。

（二）体格检查要点

1.一般检查

可有发热，消化道及呼吸道体征如腹痛、气促、咽红、扁桃体肿大等表现。

2.神经系统检查

脑膜炎时多只是可查及脑膜刺激征，而无其他局灶性阳性体征；脑炎时弥漫性损害患者多有意识障碍；局灶性损害可出现上运动神经元性瘫痪体征，如肌张力增高、腱反射亢进、病理征阳性等，小脑受损可出现意向性震颤及辨距不能等表现。

（三）门诊资料分析

1.血常规检查

多数正常或白细胞有轻度下降，无特异性意义。

2.血清抗体检测

急性期与恢复期检测血清特异性中和抗体滴度上升4倍或以上，可帮助诊断。

3.脑电图检查

有助于确定疾病早期脑皮质是否受损。

（四）进一步检查项目

1.脑脊液检查

外观清亮，压力正常或略高，细胞数$(10\sim3000)\times10^6/L$，平均$(50\sim500)\times10^6/L$，单核细胞为主，病程早期可$<10\times10^6/L$。蛋白含量增高，一般不$>1g/L$，免疫球蛋白可增高及出现寡克隆带，糖含量多正常或轻微下降。

2.CT及MRI检查

病程早期多正常，严重病例可出现局灶性水肿和增强效应，主要可排除其他疾病。

【诊断对策】

（一）诊断要点

主要根据病史、临床表现和脑脊液检查等，以及排除其他诊断。

（二）鉴别诊断要点

本病须注意与结核性、细菌性及隐球菌性及其他真菌性脑膜炎鉴别。

1.细菌性脑膜炎

临床表现与肠道病毒性脑炎相似，但病情更凶险，意识模糊甚至昏迷、谵妄、精神错乱。血白细胞明显增加。脑脊液压力高，细胞数超过$1000\times10^6/L$，以中性粒细胞为主。如蛋白量超过150mg/dl，则病毒性脑膜炎的可能性甚小。如脑脊液含糖量低于血糖的50%，则不利于病毒性脑膜炎而有利于细菌性脑膜炎的诊断。脑脊液乳酸脱氢酶活性、溶菌酶活性在细菌性脑膜炎时增高，且不受抗菌药物治疗的影响，而在病毒性脑膜炎时则为正常，故有助于二者的鉴别。

2.结核性脑膜炎

此病也有发热、头痛、恶心、呕吐，检查有脑膜刺激征，在临床上易与病毒性脑膜炎相混淆，需注意鉴别。但患者还有结核杆菌感染的一般指标，如血沉加快、PPI）试验阳性等。脑脊液压力高，细胞数轻至中度增加（5～50）×10^6/L，蛋白轻至中度增加，糖和氯化物降低，发现结核菌有确诊价值。

3.隐球菌性脑膜炎

通常隐袭起病，呈亚急性或慢性起病，进展缓慢。主要表现为脑膜刺激征，意识障碍、抽搐发作和精神障碍等较少。脑脊液压力增高、细胞数增高（以淋巴细胞为主）、蛋白增高和糖含量降低。墨汁染色可确诊。

【治疗对策】

1.治疗原则

可参照单纯疱疹病毒性脑炎。

2.治疗计划

参照单纯疱疹病毒性脑炎。

3.治疗方案的选择

参照单纯疱疹病毒性脑炎。

【病程观察及处理】

1.病情观察要点

参照单纯疱疹病毒性脑炎。

2.疗效判断与处理

参照单纯疱疹病毒性脑炎。

【出院随访】

1.出院时带药

参照单纯疱疹病毒性脑炎。

2.检查项目与周期

参照单纯疱疹病毒性脑炎。

3.定期门诊检查与取药

参照单纯疱疹病毒性脑炎。

4.应当注意的问题

参照单纯疱疹病毒性脑炎。

第四节　巨细胞病毒性脑炎

【概述】

巨细胞病毒性脑炎（cytomegalovirus ermephalitis）是人类巨细胞病毒（CMV）感染所致。CMV属人类疱疹病毒属，基因由双链线型DNA分子组成，可引起原发性和继发性感染，正常人群极少感染，免疫异常人群，如同种移植术后服用免疫抑制剂者、获得性免疫缺陷综合征(AIDS)患者及围生期胎儿及婴儿等是易感人群。CMV先天性感染是先天性神经系统缺陷的常见原因，约1%的成活婴儿可感染CMV，严重播散性感染(约占10%)称为巨细胞包涵体病。

【诊断步骤】

(一)病史采集要点

1.流行病学特点

CMV有传染性，无流行性和季节差异，有多种传播途径，如性传播、母婴传播、血液传播、器官移植及密切接触等。正常人群极少感染，免疫异常人群，如同种移植术后服用免疫抑制剂者、获得性免疫缺陷综合征(AIDS)患者及围生期胎儿及婴儿等是易感人群。

2.临床表现

CMV引起的脑炎在临床上与HIV所致的痴呆常难以鉴别，而且在尸检之前常不能确诊。典型病人有亚急性或慢性病程，随后出现皮质功能障碍，从而引起意识障碍、昏睡、定向力障碍以及癫痫发作等。如果伴有脑干损害时可出现局部症状。在坏死性脑干脑炎患者，可以发现该病与脑神经损害、眼球震颤有密切关系，通过CT扫描可以发现脑室进行性增大，这种类型的CMV脑炎常在短时间内死亡。

(二)体格检查要点

患者可有一些痴呆的表现，如计算力、理解力、定向力、记忆力障碍；意识障碍如昏睡、昏迷等；脑干脑炎时根据受累部位的不同可有相应颅神经受累的表现，严重时引起生命体征的变化。

(三)门诊资料分析

1.血常规检查

多数正常或白细胞有轻度下降，无特异性意义。

2.病毒及包涵体检查

脑脊液、尿、唾液、精液、乳汁、子宫颈分泌物及粪便中PCR检查可检测出CMV。浓缩尿沉渣及唾液细胞中可查及包涵体。

(四)进一步检查项目

1.头颅CT

可显示脑室旁脱髓鞘样低密度病灶。

2.病理

CMV脑炎病理特点是含典型CMV核内包涵体的分散小胶质结节。

【诊断对策】

(一)诊断要点

可根据患者临床表现和PCR检测CSF中的CMV。CMV脑炎诊断困难，大多数AIDS患者，尤其男性同性恋者存在CMV循环抗体，并可从尿及血液中分离出CMV，但可无神经系统感染。

(二)鉴别诊断要点

(1)CMV所致先天性感染与弓形虫病、风疹、单纯疱疹病毒及梅毒所致先天性感染，临床上难以鉴别;血清学特异性 IgM 检测有助于鉴别。

(2)AIDS 痴呆:CMV 脑炎与 AIDS 痴呆易混淆,CMV 脑炎一般较 AIDS 痴呆起病急,意识障碍出现早,存活时间短;AIDs 痴呆以认知障碍和精神障碍为主。

【治疗对策】

(一)治疗原则

本病的治疗原则是积极抗病毒,对症支持治疗。

(二)治疗计划

1.抗病毒治疗

已获得批准的抗 CMV 药物有更昔洛韦和膦甲酸,这些药物对血脑屏障通透性较好,脑脊液药物浓度可达血浆浓度的 1/3。

(1)更昔洛韦(ganciclovir):也称丙氧鸟苷,抑制病毒 DNA 复制,抗疱疹病毒作用强。通常用量 5～10mg/(kg·d),静脉滴注,12 小时 1 次,14～2l 天为 1 个疗程。副作用为中性粒细胞及血小板减少,与剂量有关,停药后可恢复,应注意监测;以及头痛、恶心、呕吐、抑制精子产生和潜在致癌作用等。

(2)膦甲酸(foscarnet):是膦乙酸焦磷酸盐类似物,直接作用于病毒 DNA 多聚酶,用量 60mg/kg,静脉滴注,8 小时 1 次,持续 2～3 周,继以维持量 90mg/(kg·d)。主要副作用是肾毒性,以及电解质紊乱、抽搐及恶心等。

2.对症治疗

高热、抽搐、精神错乱及躁动不安等,可分别给予降温、控制痫性发作、镇静或安定剂等,颅内压增高可用脱水剂。

3.全身支持治疗

对重症及昏迷患者非常重要,注意维持营养及水电解质平衡,保持呼吸道通畅,必要时少量输血或给予静脉高营养或复方氨基酸。重症病例应加强护理,注意口腔卫生,防止褥疮、肺炎及泌尿系感染等并发症,高热须物理降温。恢复期积极采取理疗和康复治疗,促进神经功能恢复。

【病程观察及处理】

1.病情观察要点

参照单纯疱疹病毒性脑炎。

2.疗效判断与处理

参照单纯疱疹病毒性脑炎。

【预后评估】

参照单纯疱疹病毒性脑炎。

【出院随访】

(1)出院时带药:参照单纯疱疹病毒性脑炎。

(2)检查项目与周期。

(3)定期门诊检查与取药。

(4)应当注意的问题。

第五节　亚急性硬化性全脑炎

【概述】

亚急性硬化性全脑炎(subacute sclerosing panencephalitis,SSPE)是由麻疹病毒感染造成的大脑灰质和白质损害的全脑炎,又称慢性麻疹脑炎、亚急性麻疹包涵体脑炎、迟发性进行性脑炎、免疫抑制性麻疹病毒脑炎。本病见于世界各地,农村多于城市,好发于儿童或青少年人群,8～10 岁儿童发病率最高,男女患者比例为 2.5～3.3∶1。

【诊断步骤】

(一)病史采集要点

1.起病情况

SSPE 主要发生于儿童和少年,5～15 岁最多,农村男孩多见,18 岁后发病者甚少。典型病例通常在 2 年前有过麻疹感染,或经 6～8 年无症状期隐袭起病,呈亚急性或慢性进展型发展,约 10%病例为暴发性,病程持续数月至 2～3 年,以 1 年居多,通常 1～3 年死亡。少数病例可暂停发展或暂时缓解。

2.首发症状

病程早期主要有认知障碍,行为和动作障碍两大类。认知障碍表现为学习能力和接受能力下降、计算力略减低、记忆力略差、注意力不集中、言语减少。行为和动作障碍表现为常感乏力、易跌倒、手部动作不灵活、动作缓慢、偶尔小便失禁等。这些早期一般性症状多较轻,不易引起家长和旁人的注意。

3.病程演变

大体可分 4 个阶段①行为精神障碍期:主要是智力下降和精神症状。常表现为记忆力减退,表情淡漠,易激惹,注意力不集中,学习成绩下降,嗜睡,幻觉和性格、行为异常等。经数月或数周进入第二期。②运动障碍期:肌阵挛性抽搐是本期最主要的临床表现,肌阵挛的特点包括弥漫性、重复性和频发性。具体表现为头、躯体及四肢突然屈曲性抽搐。另外还可发生舞蹈样动作、共济失调、癫痫等。本期可历时 1～3 个月,个别可达数年。③昏迷、角弓反张期:表现为昏迷、阵发性角弓反张,呼吸不规整,并伴有自主神经功能障碍,如高热、多汗等。历时 1～3 个月。④大脑皮质功能丧失期:患者呈植物状态,睁眼昏迷,四肢肌张力降低,无躯体动作,癫痫、肌阵挛消失。约 80%于病后 9 个月死亡,10%死于病后 3 个月,不到 10%存活 4～10 年。

4.既往病史

多有麻疹病史或麻疹疫苗接种史。

(二)体格检查要点

不同的病程阶段体征各有不同。早期可无明显体征,多表现为高级神经活动受损的表现,如反应极迟钝,语言减少且极缓慢,思维迟钝,记忆力、理解力、计算力减退,定向力障碍。颅神经检查无异常;第 2 期可查及肌阵挛性屈曲性抽搐、共济失调、癫痫发作及其他锥体外系受损表现,如震颤、舞蹈样动作等不自主动作;第 3 期可查及昏迷、阵发性角弓反张,呼吸不规整及自主神经功能障碍表现，如高热、多汗等；第4期患者呈植物状态，睁眼昏迷，四肢肌张力降低。

（三）门诊资料分析

1.血常规

SSPE患者白细胞数可轻度增高。

2.脑电图

可作为支持性诊断。可见特征性的SSPE综合波，即：①在低平背景电活动上周期性双侧对称性出现的巨大δ波，周期间隙为5～10秒，常与临床的肌阵挛同时出现；②或者巨大δ波间混杂快活动波；③受巨大δ波阻断的长棘波。如果在疾病后期复查脑电图，可发现不规则的高幅慢波增多。晚期病人脑电活动节律紊乱，波幅低平。

（四）进一步检查项目

1.脑脊液

细胞数正常或仅有轻微增高（淋巴细胞为主），蛋白增高，以免疫球蛋白IgG、IgM增高为主，并出现单克隆IgG带。胶金曲线为麻痹型。

2.头颅CT、MRI

早期正常，随病情进展，可出现皮质萎缩，脑室扩大和白质多灶性病变。

3.脑活检

病理学显示多数神经元和神经胶质细胞中有包涵体，并伴有小胶质细胞的激活。

4.免疫学检查

补体结合试验测定血清、脑脊液中麻疹抗体为阳性。荧光免疫检查，在脑活体组织或脑脊液中测出麻疹病毒。

【诊断对策】

（一）诊断要点

Jabbour（1972）认为诊断本病必有下列标准中的4条。①多有麻疹病史或麻疹疫苗接种史、典型的临床病程和相应的临床表现；②典型的脑电图表现；③脑脊液细胞学征象及免疫球蛋白增高，呈现寡克隆带，胶金曲线为麻痹型；④脑脊液及血清中有高滴度的麻疹抗体；⑤脑组织活检显示多数神经元和神经胶质细胞中有包涵体，提示全脑炎；⑥脑组织培养分离出麻疹病毒。

（二）鉴别诊断要点

本病须与Creutzfeldt-Jakob病及其他慢性脑炎相鉴别。

1.Creutzfeldt-Jakob病（CJD）

又称皮质纹状体脊髓变性。多在中年以后发病，以精神障碍、进行性痴呆、肌阵挛、小脑性共济失调、锥体束或锥体外系损伤症状为主要临床表现，数月至1年左右死亡。血常规及脑脊液常规生化检查均正常。病程后期脑电图多表现为弥漫性慢波，伴有典型的周期性每秒1～2次的三相波。血液、脑脊液或脑组织免疫组织化学检测可检测出PrP。病理上以大脑海绵状变性、神经细胞脱落、星形胶质细胞增生为主要改变。病原学检测为主要的鉴别要点。

2.Gerstmann-Straussler-Scheinker病（GSS）

GSS是一种以慢性进行性小脑共济失调、构音障碍、痴呆、锥体束征和下肢肌肉萎缩为主要表现的常染色体显性遗传朊蛋白病。发病年龄为15～66岁，平均发病年龄为45岁。具有明显的家族史，疾病晚期出现与CJD相似的脑电图特征性改变，即在慢波背景上出现1～2Hz周期性棘波、尖波或三相波。肌电图可检查出腰骶肌群呈神经源性损害，而上肢正常。病理特点为大脑弥漫性的PrP淀粉样蛋白斑块，形态多种多样。

（三）临床类型

Brisma在1995年SSPE国际年会上用放射影像学CT和MRI的表现作为本病严重度的分期。0期：脑白质无脱髓鞘病灶也无脑萎缩表现；1期：脑白质脱髓鞘病灶（+）或脑萎缩（+）；2期：脑白质脱髓鞘病灶（+）和脑萎缩（+）；3期：脑白质脱髓鞘病灶（++）或脑萎缩（++）；4期：脑白质脱髓鞘病灶（++）和脑萎缩（++）；5期：脑白质脱髓鞘病灶（+++）或脑萎缩（+++）；6期：脑白质脱髓鞘病灶（+++）和脑萎缩（+++）。

【治疗对策】

（一）治疗原则

迄今为止对SSPE尚无特效治疗，现有治疗的原则多为抗病毒、对症支持治疗及防止并发症，一些脑代谢药、免疫抑制剂和干扰素及转移因子等的疗效均不肯定。

（二）治疗计划

虽然SSPE病程发展中可有相对较长的一段缓解期，但最终仍是死亡。因此，主要的处理为对症治疗，目的是提高患者的生活质量和延长存活期。

1.抗病毒治疗

（1）阿昔洛韦（acyclovir，ACV）：又名阿昔洛韦，为本病首选抗病毒药物，可通过血脑屏障，毒性较低。用药方法：每次10～15mg/kg，每天2～3次静脉滴注，连用10～21天。

（2）喷昔洛韦（penciclovir，PCV）和泛昔洛韦（famciclovir，FCV）：PCV口服吸收较差，改良为FCV后生物利用度提高，效果改善。FCV为口服片剂或胶囊，250～500mg，每日3次口服，7天为1个疗程。

2.对症支持治疗

对高热、抽搐、精神症状或颅内高压者，可分别给予降温、抗癫痫、镇静和脱水降颅压治疗。可配合神经细胞营养剂，如胞磷胆碱等。对昏迷患者应保持呼吸道通畅，并维持水电解质平衡，予营养代谢支持治疗，加强口腔和皮肤护理，防止褥疮、下呼吸道感染和泌尿道感染等。可适当予理疗、按摩、针灸等帮助肢体功能恢复。

3.其他治疗

Dyken等报道用异丙肌苷（inosine pranobex，inosiplex）治疗数例患者可延长生命，改善部分症状。异丙肌苷每日用100mg/kg，分数次给予。在上述治疗无明显效果时，可考虑尝试此治疗。

【病程观察及处理】

（1）治疗期间应注意病情的进展，对可能发生的症状有一定的预知。

（2）SSPE最后的死亡原因多为继发感染、循环衰竭或营养不良性恶病质，因此在治疗中应注意观察，预防并发症的出现及早期处理。

【预后评估】

SSPE 预后差，患儿常于起病后 3～4 年死亡，但也有个别患儿长期存活甚至自行缓解。

【出院随访】

（1）出院时带药：出院带药与住院期间用药大致相同。

（2）检查项目与周期。

（3）定期门诊检查与取药。

（4）应当注意的问题。

第六章　运动障碍疾病

第一节　概述

运动障碍疾病，又称锥体外系疾病，主要是随意运动的调节功能受到损害，而运动、感觉及小脑系统没有直接受损。

锥体外系的主要组成是基底节，对“基底节”还没有一个统一的定义，但临床常认为它们包括尾状核、壳核、苍白球、丘脑底核和黑质。

在锥体外系中，神经元间的传递与许多神经递质有关，如多巴胺、乙酰胆碱、去甲肾上腺素、5-羟色胺、γ-氨基丁酸和谷氨酸，其中多巴胺与乙酰胆碱、多巴胺与γ-氨基丁酸是互相平衡的递质，这些递质的产生与传递障碍即可引起运动障碍疾病。

锥体外系病变所产生的症状有两大类，即肌张力的变化和不自主运动。临床上常分为肌张力增高一运动减少（如帕金森病）和肌张力降低-运动增多（如舞蹈病）两大综合征。

第二节　帕金森病

【概述】

帕金森病（Parkinson disease，PD）是一种好发于50岁以上的中、老年人的中枢神经系统变性疾病。其发病率约20/10万，65岁以上老人患病率约1.7%，55岁以上老人约有170万患者，男女比例相似。帕金森病的病因及发病机制不完全明了，与环境因素、遗传因素及年龄老化有关。黑质致密部多巴胺能神经元变性、脱落导致纹状体中多巴胺（Dopamine，DA）显著减少，而乙酰胆碱含量无变化，则相对增多，两者的动态平衡受到破坏，从而导致帕金森病。

【诊断步骤】

（一）病史采集要点

1.起病情况

缓慢起病，症状进行性加重。

2.主要临床表现

震颤，强直，运动迟缓和姿势平衡障碍。

（1）震颤是最易被发现及引起重视的临床表现，见于大部分病例，90%的患者以震颤为首发症状。多在静止及休息时明显，故为静止性震颤，又称“搓丸样”震颤，典型的震颤频率为4～6次/秒。震颤在情绪激动或精神紧张时加重，活动时减轻，睡眠时消失。静止性震颤常开始于一侧上肢或下肢,继而向对侧呈"N"字形发展,晚期可累及头、下颌及舌。少数70岁以上的老年患者可无震颤。

(2)强直:见于绝大部分病例,患者感到僵硬及无力。强直常开始于一侧上肢近端,上肢重于下肢,可累及四肢、躯干、颈部和面部。合并震颤时肢体出现齿轮样强直,无震颤时出现铅管样强直。面部肌强直表现为"面具脸",手部肌强直表现为"路标征",肌强直上肢表现为肘关节屈曲、患侧上肢协同摆动动作减少,患侧下肢拖步。晚期患者讲话缓慢,声音低沉、单调、不清,甚者吞咽困难。

(3)运动迟缓:表现为随意运动迟缓,自主运动减少,穿衣、翻身、进食、洗漱等日常活动完成困难;严重病例可出现运动困难。不少患者中晚期出现起步困难,即迈第一步困难。部分患者写字时越写越小,称为"小写症"。

(4)姿势平衡障碍:站立时身体前倾前屈、肘关节屈曲、髋关节及膝关节屈曲;行走时病侧上肢协同摆动动作减少或消失,病侧下肢拖步,步伐小、碎步,严重者行走时越走越快并向前冲,形成特殊的"慌张步态";转弯时连续小步、缓慢,使头及躯干一起转弯。

3.既往病史

可能有如下病史:农药或乡村生活,有杀虫剂、除草剂、化肥接触史,长期饮用露天井水史,食用坚果史;少数患者有数十年或以上原发性震颤病史,后由原发性震颤转化为帕金森病。吸烟者帕金森病发病率降低或发病时间延迟。少部分患者有家族史,50岁以前发生的帕金森病可能与遗传因素有关。

(二)体格检查要点

1.高级神经活动

早期正常,晚期出现记忆力减退、幻觉,以视幻觉多见;有些患者焦虑或抑郁,还有些有睡眠障碍。

2.脑神经

未见明显异常。

3.运动系统

(1)姿势步态:单侧患病者行走时病侧上肢协同摆动动作减少,病侧下肢拖步。双侧及躯干患病者身体前倾、前屈,肘关节及髋膝关节屈曲,行走时碎步前冲,严重时呈"慌张步态"。

(2)肌张力:伴有震颤时患侧肌张力齿轮样增高,不伴震颤时肌张力呈铅管样增高,躯干受累时颈部肌肉肌张力增高。

(3)肌力:四肢肌力正常。

(4)不自主运动:患侧上下肢先后静止性震颤,晚期头、下颌、唇、舌静止性震颤。

(5)共济运动:双侧指鼻准,患侧快复轮替笨拙,跟膝胫试验完成好。

4.感觉系统

全身深浅感觉无异常。

5.反射

(1)浅反射:双侧对称。

(2)深反射:双侧对称,可正常、减弱或增强。

6.病理反射

未引出。

7.脑膜刺激征

阴性。

8.自主神经系统

(1)皮脂腺分泌亢进后期面部呈“脂颜”。

(2)出汗增加:后期明显。

(3)顽固性便秘。

(4)直立性低血压。

(三)门诊资料分析

(1)头颅CT正常。

(2)常规头颅MRI正常。

(3)肌电图静止时肢体肌肉可见4～6次/秒节律性震颤。

(四)进一步检查项目

1.血液检查

(1)甲状腺功能:正常。年轻患者需排除甲状腺功能亢进。

(2)血清铜蓝蛋白:正常。年轻患者需排除肝豆状核变性。

(3)血钙:正常。年轻患者需排除基底节钙化。

2.核医学检查

(1)头SPECT(单光子发射计算机断层扫描):患肢对侧基底节放射性聚集减少,且双侧不对称。

(2)头PET(正电子发射计算机断层扫描):患肢对侧基底节放射性聚集减少,且双侧不对称。

3.功能头颅MRI检查

4.脑超声检查

【诊断对策】

(一)诊断要点

根据起病年龄多在50岁以上,表现为静止性震颤、强直、运动迟缓和姿势平衡障碍;单侧起病,逐渐进展,持续性的不对称性受累,对左旋多巴的治疗反应良好;排除帕金森综合征,头颅CT及头颅MRI未见异常,即可诊断。

(二)鉴别诊断要点

注意与有帕金森表现的疾病鉴别。

1.帕金森综合征

临床表现出现前有明确的病因。

(1)血管性帕金森综合征:有高血压病及脑卒中史,常出现假性延髓性麻痹、腱反射亢进、病理征等,头颅CT或MRI可见病灶。

(2)药物诱导的帕金森综合征:神经安定剂(吩噻嗪类如奋乃静及丁酰苯类如氟哌啶醇)、

氟桂利嗪、利血平、甲基多巴、桂利嗪、甲氧氯普胺及锂盐等,可导致可逆性帕金森综合征。

(3)中毒性帕金森综合征:常在一氧化碳、锰、二硫化碳、甲醇、MPTP 和水银中毒后出现。

(4)脑炎后帕金森综合征现已少见,病毒性昏睡性脑炎后出现。

(5)外伤后帕金森综合征颅脑外伤后出现。

(6)基底节钙化(非动脉硬化性):患者多年轻,有抽搐及智能减退的表现,部分有家族史,头颅 CT 示基底节钙化,血清钙降低。

2.伴有帕金森表现的其他神经变性疾病

(1)Lewyr 体病临床表现以痴呆和幻觉突出,痴呆出现早且进展迅速,一天内症状有波动,发病年龄较年轻;对左旋多巴反应不好。

(2)进行性核上性麻痹(PSP):发生于中老年人,隐匿起病,缓慢加重。早期常跌倒,其特征性表现是眼球垂直运动受限,尤其上视困难;还有痴呆、构音障碍、假性延髓性麻痹、轴性肌张力增高及锥体束征阳性,震颤不明显。抗帕金森治疗效果差。

(3)多系统萎缩(MSA):除有锥体外系症状外,还有不同程度的自主神经症状、锥体束征和小脑征,左旋多巴疗效差。①纹状体黑质变性(SND):较罕见,表现为运动迟缓及肌强直,震颤不明显,常有腱反射亢进、病理征阳性及晕倒等症状和体征。②橄榄脑桥小脑萎缩(OPCA):多在成年后发病,锥体束征和小脑征最突出,MRI 显示橄榄体和小脑萎缩。③Shy-Drager 综合征(SDS):自主神经神经症状最突出,表现为直立性低血压、性功能障碍和排尿障碍,偶有锥体束征和小脑征。氟氢可的松和吲哚美辛(消炎通)治疗有效,多巴胺类药物治疗无效或加重症状。

(4)皮质基底节退行性变(CBGD):在出现强直、震颤、运动减少和姿势平衡障碍等基底节功能障碍症状的同时,还出现皮层性感觉缺失、失用、肌阵挛、痴呆或失语等皮层功能障碍的症状。症状常显著不对称,抗帕金森治疗效果差。

(5)肝豆状核变性(wilson 病):发病年龄小,出现多种类型的不自主运动,角膜 K-F 环阳性,有些患者因肝功能异常而发现此病;血清铜蓝蛋白、血清铜降低,尿铜增加。

3.特发性震颤(essential tremor,ET)

发病年龄早,病程长,多有家族史,仅有震颤,无肌强直和运动迟缓,饮酒或用普萘洛尔(心得安)及其同类药可使症状显著减轻。

4.正常颅内压脑积水

可出现碎步、宽基底步态、尿失禁和痴呆,头颅 CT 或 MRI 可见脑积水,抗帕金森治疗无效。

5.抑郁症

老年抑郁症患者表情贫乏、言语单调、随意运动减少,易被误诊为帕金森病。抑郁症患者无肌强直及震颤,抗抑郁治疗有效。

【治疗对策】

(一)治疗原则

1.综合治疗

帕金森病的治疗应采取综合治疗,包括药物治疗、手术治疗、康复治疗、心理治疗等,其中药物治疗是首选而且是主要的治疗手段。目前应用的治疗手段,无论药物或手术,只能改善症状,不能阻止病情的发展,更无法治愈。

2.用药原则

(1)坚持"剂量滴定"、"细水长流、不求全效"的用药原则,用药剂量应以"最小剂量达到满意效果"。

(2)治疗既应遵循一般原则,又应强调个体化特点,不同患者的用药选择不仅要考虑病情特点,而且要考虑患者的年龄、就业状况、经济承受能力等因素。

(3)药物治疗的目标是延缓疾病进展、控制症状,并尽可能延长症状控制的年限,同时尽量减少药物的副作用和并发症。

3.治疗原理

恢复脑内多巴胺与乙酰胆碱的动态平衡。

(二)治疗计划

1.药物治疗

若疾病影响患者的日常生活和工作能力,则需采用药物治疗,共七类药。

(1)抗胆碱能药物:通过阻滞乙酰胆碱受体和突触对多巴胺的再摄取发挥作用。对震颤和强直有一定效果,但对运动迟缓疗效较差,适用于震颤突出且年龄较轻的患者。这类药物有口干、便秘、尿潴留、视物模糊及精神症状等副作用,因此老年患者慎用。常用的药物有:苯海索(安坦),1～2mg,每日 3～4 次,口服。

(2)金刚烷胺(amantadine):能增加突触前膜多巴胺的合成和释放,减少多巴胺的再吸收,同时具有抗胆碱能作用。对少动、强直、震颤均有轻度改善作用。常用量为每次 0.1g,每日 2～3 次。副作用有神志模糊、下肢网状青斑、踝部水肿等,均较少见。

(3)多巴制剂:治疗目的是提高黑质一纹状体内已降低的多巴胺水平,减轻或逆转已出现的功能障碍。

左旋多巴作为多巴胺合成前体可透过血脑屏障进入脑内,被多巴胺能神经元摄取后转变成多巴胺而发挥治疗作用。左旋多巴至今仍是治疗帕金森病最基本最有效药物,对震颤、强直、运动迟缓等均有较好疗效。为避免左旋多巴的外周脱羧作用,减轻外周副作用,增强疗效,左旋多巴常与外周的脱羧酶抑制剂(卡比多巴或苄丝肼)联合应用。常用的复方制剂有:美多巴(madopar 125 或 rnadopar 250)按左旋多巴:苄丝肼=4:1 组成,息宁(sinemet)按左旋多巴:卡比多巴=10:1 组成;有片剂、胶囊剂、控释型(左旋多巴:卡比多巴=4:1)及弥散型等多种制剂供选择使用。

因为长期用药会产生疗效减退、症状波动和运动障碍等,一般应根据患者年龄、工作性质、疾病类型等决定用药。年轻患者可适当推迟或尽量减少多巴制剂的用量,年老患者可考虑早期选用多巴制剂。用药都应该从小剂量开始,根据病情需要逐渐增量,以最低有效量作为维持量。

副作用有周围性和中枢性两类。周围性副作用表现为恶心、呕吐、低血压、心律失常(偶见)等,持续用药后多可适应。中枢性副作用有症状波动、运动障碍(异动症)和精神症状等。前列腺肥大、闭角型青光眼、严重肝肾功能不全、精神病患者禁用,活动性消化道溃疡者慎用。

症状波动和运动障碍是常见的远期并发症，多在用药后4～5年出现。

症状波动(motor fluctuation)有两种形式：①疗效减退(wearing-off)，或剂末恶化(end of dose deterioration)：指每次用药的有效作用时间缩短，症状随血液药物浓度发生规律性波动，可增加每日服药次数或增加每次服药剂量，改用缓释剂，也可加用其他辅助药物；②“开-关”现象(on-off phenomenon)：指症状在突然缓解(“开期”)与加重(“关期”)之间波动，“开期”常伴多动症；发生机制不详，与服药时间、药物血浆浓度无关，处理困难，可试用多巴胺受体激动剂。

运动障碍(dyskinesia)又称异动症，表现为类似舞蹈症、手足徐动的不自主运动，可累及头面部、四肢、躯干，有时表现为单调刻板的不自主动作或肌张力障碍。主要有3种形式：①剂峰运动障碍(peak-dose dyskirmsia)：即改善-运动障碍-改善；②双相运动障碍(biphasic dyskinesia)：即运动障碍-改善-运动障碍；③肌张力障碍(dystonia)：常表现为足和小腿痛性痉挛。运动障碍与纹状体受体的超敏感有关，减少用药剂量或给予多巴胺受体阻滞剂治疗有效。

(4)多巴胺能受体激动剂：激动 DAD_2 或(和)D_1 受体，疗效不如复方左旋多巴，但与之合用可减少左旋多巴的用量，对多巴胺能神经元有保护作用。发病年龄轻的早期患者可单独使用。应从小剂量开始，渐增剂量至获得满意疗效而不出现副作用为止。副作用与复方左旋多巴相似，但症状波动和运动障碍发生率低，直立性低血压和精神症状发生率较高。常用药物及剂量如下：

1)麦角类：

①溴隐亭(bromocriptihe)：每次1.25mg，每日1次，逐渐增加剂量，最佳剂量为每日10～20mg。

②培高利特(pergolide，协良行)：从每日25mg开始，逐渐增加剂量，可至每日200～300mg。

③克瑞帕：从每日10mg开始，逐渐增加剂量，可至每日40～60mg。

④卡麦角林(cabergoline)：每日2～4mg。

因在国外观察到麦角类多巴胺受体激动剂有肺纤维化及心脏瓣膜纤维化，故在部分国家已停止使用，2007年底培高利特已在我国退市，溴隐亭及克瑞帕等同类药的使用受到很大的影响。

2)非麦角类：

①吡贝地尔缓释片(piribedil；又名泰舒达，trastal)：激动DA D2、D3受体，从每日50mg开始，可增至每日150～200mg。主要副作用恶心、呕吐，宜饭后服，开始用时最好在晚饭后服，整粒吞，不要咬碎。

②森福罗(sifrol；又名普拉克索，pramipexc)l)：选择性DA D2、D3受体激动剂，同时缓解帕金森病伴发的抑郁症状是此药的一大特点。从小量开始，日维持量1.5～4.5mg。

③罗平尼洛(ropinirole，requip)：选择性DA D2受体激动剂，副作用很少。未在我国上市，治疗剂量4～10mg/d。

④阿扑吗啡(apomorphine)：为最早发现的多巴胺受体激动剂之一，是广谱的DA受体激动剂，本品必须皮下注射，注射后10分钟起效，一次疗效维持20～60(90～120)分钟，持续时间与剂量有关。我国暂无此药。

⑤罗替戈汀(rotigodine):是一个全新的 DA D2 受体激动剂,为一种硅树胶贴剂(透皮贴片),每日仅需贴一次可保持体内 24 小时稳定的血药浓度,方便使用,副作用轻,耐受性好。我国暂无此药贴。

(5)儿茶酚胺甲基转移酶(COMT)抑制剂:通过抑制左旋多巴在外周的代谢,使血浆左旋多巴浓度保持稳定,增加左旋多巴的进脑量,延长左旋多巴的半衰期和生物利用度,减少症状波动的发生。该类药与左旋多巴合用可增强后者疗效,单独使用无效。有多巴胺能副作用及非多巴胺能副作用,非多巴胺能副作用包括腹泻、头痛、多汗、口干、转氨酶升高、腹痛、尿色变黄等,用药期间需监测肝功能。可选用药物有托卡朋(tolcapone,答是美 tasmar)和恩他卡朋(entacapone,珂丹 comtan),恩他卡朋有效剂量 100～200mg,每日 3～5 次,最多不超过每日 8 片。

(6)神经保护治疗:单胺氧化酶(MAO)抑制剂,以选择性 B 型单胺氧化酶(MAO-B)抑制剂应用较广,经阻断 MAO-B 的 DA 代谢途径,提高纹状体内的 DA 浓度,改善运动徐缓症状并能振奋精神。常见副作用有兴奋、失眠、幻觉、妄想和胃肠不适。常用司来吉兰(selegiline,思吉宁),每次 2.5～5mg,1～2 次/天,晨间口服,避免晚上服用。第二代 MAO-B 抑制剂雷沙吉兰(rasagiline)已面世。

(7)其他:某些抗组胺能药物、神经营养因子、免疫调节剂、抗氧化剂和自由基清除剂等都有神经保护作用。

2.外科治疗

早期药物治疗效果较好,而长期治疗疗效明显减退,同时出现异动症等副作用,并且调整药物难以改善症状者可考虑手术治疗。需强调的是手术仅是改善症状,而不能根治疾病,术后仍需应用药物治疗,但可减少剂量。手术须严格掌握适应证,非原发性帕金森病的帕金森叠加综合征患者是手术的禁忌证。对处于早期帕金森病、药物治疗效果明显的患者,不宜手术治疗。手术对肢体震颤和(或)肌强直有较好疗效,但对躯体性中轴症状,如姿势步态异常、平衡障碍无明显疗效。手术法主要有神经核毁损术和脑深部电刺激术(deep brain stimulation,DBS),DBS 因其相对无创、安全和可调控性而作为首选。手术靶点包括苍白球内侧部、丘脑腹中间核和丘脑底核,其中丘脑底核 DBS 对震颤、强直、运动迟缓和异动症的治疗效果最为显著。

3.康复治疗和心理治疗

疾病早期无须特殊治疗,应鼓励患者多做主动的康复运动。晚期卧床患者应加强护理,减少并发症的发生。教育、心理疏导、支持、营养和锻炼是帕金森病治疗中不容忽视的辅助措施。为减轻患者残疾,延缓病情进展和改善生活质量,对患者进行语言、进食、走路及各种日常生活能力的训练和指导十分重要,康复治疗包括:语音语调的锻炼,面部肌肉的锻炼,手部、四肢及躯干的锻炼,步态和平衡的锻炼,以及姿势恢复锻炼等。

总之,帕金森病的治疗没有绝对的固定模式,因为不同患者的症状可有区别,对治疗的敏感性也存在差异,同一患者在不同病情阶段对治疗的需求也不一样,所以帕金森病的治疗也要相应个体化。

【病程观察及处理】

本病进行性发展，一旦明确诊断需终生服药。任一种治疗都不能使症状完全消失，只能部分改善，并且不能逆转病程。尽管如此，仍需坚持服药及康复锻炼。骤然停药会使症状明显加重，再次给同样剂量的药也不能达到停药前的水平。换药时宜渐减旧药，渐加新药。

【预后评估】

目前由于左旋多巴药物的应用，帕金森病患者的死亡率几乎与非帕金森病同龄人群相同。此病本身并不对生命构成威胁，死亡的直接原因是肺炎、尿路感染、压疮、骨折等各种并发症，多出现在病程晚期。

【出院随访】

(1)出院时带药：住院期间使用药物，尤其复方多巴制剂等。

(2)每天进行康复锻炼。

(3)定期检查肝肾功能、血常规、功能显像如SPECT、PET或功能MRI等。

(4)定期门诊随诊与取药，在有经验的专科医生指导下调整药物。

第三节　小舞蹈病

【概述】

小舞蹈病(chorea minor，CM)又称Sydenham舞蹈病、急性舞蹈病和风湿性舞蹈病。本病由Sydenham(1684)首先描述，是风湿热在神经系统的常见表现。本病主要表现为不自主的舞蹈样动作、肌张力降低、肌力减弱、自主运动障碍和情绪改变，多见于儿童和青少年，女性患病数是男性的2倍。本病可自行缓解，但复发者并不少见。多数患者有A组β-溶血性链球菌感染或(和)风湿热病史，尸检患者中90%有风湿性心脏病的证据。溶血性链球菌感染能诱导与尾状核、丘脑底核神经元胞浆抗原有交叉反应的抗体产生，提示可能属自身免疫性疾病。本病好发于围青春期，女性多于男性，部分患者在妊娠或口服避孕药时复发，提示其发病可能和激素有关。

【诊断步骤】

(一)病史采集要点

1.起病情况

约2/3患者为5～15岁儿童，女多于男。大多数为亚急性或隐袭起病，约1/3的病例舞蹈症出现前2～6个月或更长时间内有β溶血性链球菌感染史，出现相应临床症状和体征。

2.主要临床表现

早期症状表现为失眠、情绪激动、行为变化、易激惹、注意力散漫和学业退步，其后舞蹈样动作和肌张力改变可日趋明显。舞蹈样动作表现为快速、不规则、多变、不随意的类似舞蹈样的运动。面部的舞蹈样动作表现为挤眉、皱额、努嘴、吐舌等；肢体舞蹈样动作表现常起于一肢，逐渐累及一侧或对侧，上肢比下肢明显，上肢各关节交替伸直、屈曲、内收等动作，下肢步态颠簸、行走摇晃、易跌倒；躯干舞蹈样动作表现为脊柱不停弯、伸或扭转，舌肌和咽喉肌的舞蹈样动作可致构音、吞咽困难。以上症状均在情绪紧张时加重,安静时减轻,睡眠时消失。

(二)体格检查要点

1.高级神经活动

躁动、不安,有的甚至精神错乱、幻觉、妄想。

2.运动系统

(1)肌张力降低及肌力减退:肌张力普遍降低,各关节可过度伸直。作握拳状时,可发现其握力不均匀,时强时弱,时紧时松,如挤乳状,称为"挤奶"征或"盈亏"征。出现特征性的旋前肌征,即当患者举臂过头时,手掌旋前;当手臂前伸时,因张力过低而呈腕屈、掌指关节过伸,称舞蹈病手姿。

(2)不自主运动:头面部、肢体及躯干见舞蹈样动作。

3.腱反射

减低或消失。

4.风湿病的表现

部分患者可同时出现如关节肿痛、结节、红斑、风湿性心脏病等。

(三)门诊资料分析

1.影像学检查

(1)头颅 CT:尾状核区低密度灶。

(2)头颅 MRI:T_2 加权像显示尾状核、壳核、苍白球和双侧黑质异常高信号。

2.脑电图

无特异性,常为轻度弥漫性慢活动。

(四)进一步检查项目

1.血液检查

(1)血沉增快。

(2)抗"O"滴定度增高。

(3)C 反应蛋白:阳性或增高。

2.心电图、X 线胸片、超声心动图

见风湿性心脏病的相应改变等。

3.复查头颅影像学

临床好转时病灶消退。

【诊断对策】

(一)诊断要点

根据发病年龄、典型的舞蹈动作、肌张力降低、自主运动障碍、情绪精神改变等症状诊断不难,如同时有风湿病的其他表现诊断更加肯定。

(二)鉴别诊断要点

需与习惯性痉挛、亨廷顿(Huntington)舞蹈病及其他症状性舞蹈病相鉴别。

1.习惯性痉挛

或称习惯性动作,见于儿童,其异常运动多表现为某-肌肉,或肌组的快速、瞬间的抽动,动作具刻板性、反复性，而小舞蹈症的异常动作，牵涉面较为广泛，而且，动作多变，也即缺乏刻板性。习惯动作在分散注意力时减少，在一定程度上可受意识控制。患儿肌张力不低，肌力无损，协调动作正常，没有旋前肌征，也没有舞蹈病手姿与握拳“盈亏”征。实验室检查无异常。

2.亨廷顿(Huntington)舞蹈病

又叫亨廷顿病(HD)。儿童期起病的亨廷顿病出现舞蹈样不自主运动时易被误认为小舞蹈病。但就舞蹈样动作本身而言，在HD，主要累及近端肌，比小舞蹈病者更具急掷感；而在小舞蹈病中，它的舞蹈样运动通常较为流畅，带有一种不耐安定的感觉。另在HD，肩、躯干部带有扭转运动色彩的异常运动较为多见，常伴强直、精神衰退，癫痫发作的机遇也多于小舞蹈病者，而且常有家族史；疾病的自限性有利于诊断小舞蹈病。有用肌电图检测帮助识别两者的，例如，在小舞蹈病，其暴发活动(burstsactivity)持续在100毫秒以上，且有拮抗肌方面的不同步，而在HD，产生暴发的持续时间较短，多为10～30毫秒与50～100毫秒。必要时，用PCR法检测(CAG)n三核苷酸重复扩展情况帮助鉴别。

3.药源性舞蹈样异常运动

其异常运动的致因药物很多，其中值得注意的是氟哌啶醇、异烟肼、硝苯地平、苯妥英钠或吩噻嗪类如普鲁氯哌嗪，有药物服用史而无风湿热病表现，可帮助识别。

【治疗对策】

(一)治疗原则

(1)急性期应卧床休息，避免强光或其他刺激，给予足够的营养支持。

(2)病因治疗:抗风湿病治疗。

(3)对症治疗:控制舞蹈症状及精神症状。

(二)治疗计划

1.病因治疗

确诊后均应使用青霉素或其他有效抗生素治疗；10～14天为1个疗程。同时给予水杨酸钠或泼尼松，症状消失后再逐渐减量至停药，以最大限度防止或减少本病复发，并控制心肌炎、心瓣膜病的发生。

2.对症治疗

(1)地西泮2.5～5mg，每日2～3次口服。

(2)或硝西泮5～7.5mg，每日2～3次口服。

(3)氯丙嗪12.5～25mg，每日2～3次口服。

(4)氟哌啶醇0.5～1mg，每日2～3次口服。

【病程观察及处理】

(一)病情观察要点

(1)治疗过程中观察舞蹈症状、精神症状及风湿热表现的变化。

(2)定期复查血常规、血沉、抗“O”、C反应蛋白、胸片及心电图。

(3)注意药物副作用:安定类易出现倦睡，氯丙嗪及氟哌啶醇等抗精神病药易致肌张力增高。

（二）疗效判断与处理

（1）舞蹈症状及精神症状好转，复查血液检查较病初下降则继续原方案治疗。

（2）病情加重应加强对因治疗，增加强有力的抗生素。

（3）出现舞蹈动作减少、肌张力稍增高宜少量加用苯海索。

【预后评估】

本病可自行缓解，但复发者并不少见。预后较好，控制风湿热后舞蹈症状减少，精神症状随之也很快缓解。

【出院随访】

（1）出院带药：当前服用的药物。

（2）定期复查血常规、血沉、抗“O”、C反应蛋白、胸片及心电图。

（3）定期门诊复诊与取药。

（4）防感冒与疲劳，生活起居规律。

第四节　亨廷顿舞蹈病

【概述】

亨廷顿舞蹈病（Huntington's chorea）又称亨廷顿病（Huntington disease，HD），是一种常染色体显性遗传性疾病，外显率很高，可达100%。主要临床表现为成年缓慢起病和逐渐进展的舞蹈样动作、精神障碍和痴呆。平均病程约为15年。少年型患者多于20岁前起病，多为父系遗传，主要表现为进展的肌强直、共济失调、癫痫发作和智力减退等，而舞蹈样动作少见。起病的主要原因为4号染色体短臂的CAG三核苷酸串连重复序列的异常扩展，该基因编码的蛋白质称亨廷素（Huntingtin）。亨廷素分布于患者的大脑皮质和纹状体的神经细胞包涵体内和营养不良的轴突中，但亨廷素通过何种途径导致神经细胞凋亡尚不明确。亨廷顿病的发病机制还不明确，主要理论是脂质过氧化导致能量代谢的异常，后者进一步引起细胞的兴奋毒性和凋亡。病变主要为广泛性的大脑皮层、基底节（特别是纹状体）、黑质及小脑浦肯野细胞的脱失。病理上表现为大脑皮质萎缩，胶质细胞增生，尾状核萎缩，侧脑室前角扩大，晚期全脑均可见萎缩。生化研究显示基底节中的GABA和其合成酶谷氨酸脱羧酶、乙酰胆碱及其合成酶胆碱乙酰转移酶的含量均下降。患病率为0.4～8/10万，白种人发病率较高，我国较少。

【诊断步骤】

（一）病史采集要点

1.起病情况

本病好发于30～50岁，缓慢起病，症状逐渐进展。运动障碍、认知障碍和精神障碍等临床表现均可作为首发症状出现。少年型多于20岁前起病，首发症状以肌强直和癫痫发作多见。

2.阳性家族史

可为父系或母系遗传。

3.主要临床表现

(1)运动障碍:进行性发展的运动障碍表现为四肢、面部、躯干,突然、快速、不自主的跳动或抽动。舞蹈样不自主运动是本病最突出的特征。当病情发展时,随意运动受损明显,运动笨拙、僵直、不能完成复杂的随意活动,晚期呈现四肢不能活动的木僵状态。还可出现吞咽困难和构音障碍。

(2)认知障碍:进行性痴呆是亨廷顿病患者的另一特征。早期表现为皮质下痴呆,后期表现为皮质和皮质下混合性痴呆。认知障碍开始表现为日常生活和工作中的记忆和计算能力下降,随后出现理解、判断能力下降,患者变得比较混乱,出现人格的改变。言语的改变包括口语流利性下降、轻度找词困难和构音障碍。舞蹈样运动障碍常累及舌和唇,破坏了发音的韵律和敏捷性,妨碍了言语的量、速度、节律和短语的长度,使口语呈现一种暴发性质。

(3)精神障碍:开始表现为人格行为改变,包括焦虑、紧张、兴奋易怒、闷闷不乐、不整洁和反社会行为,随后出现抑郁、淡漠、不安等情感障碍和其他精神症状,如幻觉、狂躁和退缩等。情感障碍多见,且多在运动障碍之前发生。对患者的重度抑郁症状如能早期发现并及时治疗,可预防自杀。亨廷顿病患者的神经和精神障碍进行性加重,最后患者处于呆傻、缄默状态。

(二)体格检查要点

1.高级神经活动

口语流利性下降、轻度找词困难和构音障碍,暴发性言语。早期记忆和计算能力下降,后出现理解、判断能力下降,患者变得比较混乱,出现人格的改变。开始表现为焦虑、紧张、兴奋,后来出现抑郁、淡漠等抑制情感,最后处于呆傻、缄默状态。

2.脑神经

少部分吞咽困难,余未见异常。

3.运动系统

(1)早期:不自主运动为主,表现为舞蹈样动作、抽动症。

(2)后期:出现随意运动障碍,笨拙、僵直、不能完成复杂的随意活动。

4.感觉系统

正常。

5.腱反射

正常。

6.病理反射

未引出。

(三)门诊资料分析

头颅CT或MRI:对诊断有重要价值,典型的影像学改变为双侧尾状核萎缩,导致侧脑室额角外侧面向外膨起,出现特征性的“蝴蝶”征。

(四)进一步检查项目

1.脑脊液检查

γ-氨基丁酸水平下降。脑电图表现为低波幅快波,尤其额叶明显,异常率占88.9%。

2.电生理检查

患者P100不正常;检测P300常可以作为本病早期智能障碍的客观指标。

3.核医学检查

SPECT检查显示尾状核和豆状核区血流明显下降,额叶和顶叶血流也有下降。PET表现尾状核区葡萄糖代谢明显下降,先于尾状核萎缩。

4.遗传学检查

基因检测发现,亨廷素基因CAG三核苷酸串联重复序列在11～34次之间为正常人,在36～39次之间可能为发病者,超过40次肯定为患者。基因检测是该病早期诊断、症状前诊断和产前诊断的准确、可靠方法。

【诊断对策】

(一)诊断要点

根据典型的亨廷顿病家族史,进行性运动异常伴舞蹈和僵直,进行性痴呆及精神障碍可考虑诊断,影像学检查发现对称性尾状核萎缩进一步支持诊断。亨廷素基因检测如果发现大于或者等于40次的CAG重复序列即可确立诊断。父或母患病者,后代的发病概率为50%,杂合子的临床表现和纯合子的一样。

(二)鉴别诊断要点

需要与以下疾病鉴别:

1.小舞蹈病

多见于5～15岁的儿童和少年,起病多有精神异常,而后出现不自主运动,多涉及面部及四肢,可伴有构音障碍和吞咽困难,肌张力低下,一般智力正常。部分患者可伴有风湿病的其他症状。影像学检查可无异常改变。

2.神经棘红细胞病

多在15～35岁间发病,呈隐性遗传,临床表现和亨廷顿病有许多共同特点:有舞蹈症状,口、面运动障碍,情绪和行为障碍。本病的特征是进行性神经退行性变伴舞蹈样动作及棘红细胞增多,常合并周围神经病,无明显痴呆,血涂片有棘红细胞增多。

3.良性家族性舞蹈症

本病常于婴幼儿期发病,呈常染色体显性或隐性遗传,无遗传家族史,非进行性发展,不伴痴呆及行为、人格改变。

4.其他类型的舞蹈病

药物性迟发性运动障碍出现在精神病患者长期服用抗精神病药物后,最明显的动作累及口和舌,但手、下肢、躯干和呼吸肌也可发生舞蹈或手足徐动症。此病的诊断要依靠长期应用精神药物病史。血管疾病、甲状腺功能亢进、红斑狼疮、红细胞增多症等均可以出现舞蹈样动作,这些疾病都存在相应的内科表现,鉴别诊断并不困难。

【治疗对策】

(一)治疗原则

(1)平衡脑内递质:抗多巴胺,增加脑内GABA浓度,促进胆碱能活动。

(2)改善临床症状,减少舞蹈样动作。

(3)对症治疗:抗抑郁治疗,有精神症状者抗精神病药物治疗。

(4)产前诊断,避免生育,以免传给后代。

(二)治疗计划

1.舞蹈样不自主运动

可选用对抗多巴胺能药物或多巴胺受体抑制剂。常用氟哌啶醇、氯丙嗪、奋乃静、舒必利和氯氮平,控制舞蹈样运动。注意上述药的使用宜从小量开始,以免引起帕金森综合征。

2.运动迟缓-运动不能

可选用抗帕金森药物如左旋多巴类,金刚烷胺或/和抗胆碱能类药物苯海索,上述药的使用宜从小量开始。

3.精神症状

抑郁者给予抗抑郁药治疗;有精神症状者,给予抗精神病药物治疗。

【病程观察及处理】

目前没有任何药物可以改变亨廷顿病的自然病程。

【预后评估】

症状常常是进展性的,病程约 10～25 年,平均的生存年限为 19 年。最后常因口咽功能障碍,进行性体重下降与长期卧床,并发症致死。大多数的病程可持续约 20 年。症状出现早(小于 20 岁)的病情发展较快;发病年龄大于 50 岁的病情发展相对较慢。

【出院随访】

(1)带药。

(2)定期门诊随诊。

(3)加强护理。

第五节　肌张力障碍

【概述】

肌张力障碍(dystonia)是一组因躯体骨骼肌的促动肌和拮抗肌不协调,并且间歇持续收缩造成重复的不自主运动和异常扭转姿势的症状群,又称为肌张力障碍综合征(dystonic syndrome)。肌张力障碍是一种较常见的运动障碍性疾病,发病率仅次于帕金森病。

(一)分类

目前尚无肌张力障碍的统一分类。主要根据肌张力障碍的受累肢体和部位,可能造成肌张力障碍的原因、发病年龄等进行分类。

1.按肌张力障碍范围分类

(1)局限性肌张力障碍(累及身体某一部分):如痉挛性斜颈、书写痉挛、眼睑痉挛、口下颌肌张力障碍等。

(2)节段性肌张力障碍(累及邻近数个部位):如颈部节段性肌张力障碍、纵轴节段性肌张力障碍、臀部节段性肌张力障碍、下身节段性肌张力障碍等。

(3)偏身肌张力障碍。

(4)全身肌张力障碍。

2.按肌张力障碍起病年龄分类

(1)儿童型肌张力障碍(0～12 岁)。

(2)少年型肌张力障碍(13～20 岁)。

(3)成年型肌张力障碍(＞20 岁)。

3.按肌张力障碍病因分类

(1)原发性肌张力障碍:包括遗传性(如肌阵挛性肌张力障碍、发作性肌张力障碍、发作性睡眠性肌张力障碍、"特发性"扭转型肌张力障碍等)及散发性。

(2)继发性肌张力障碍:神经系统变性疾病(如帕金森病、多系统萎缩等),生化代谢病(如氨基酸代谢病、脂质代谢病等),以及由于外伤、感染、肿瘤、血管性、药源性引起的继发性肌张力障碍,还有心因性肌张力障碍。

(二)病因与发病机制

肌张力障碍中原发性约占 90%,一般原发性肌张力障碍除姿势、位置、基底节的生化异常外,其他病因尚不清楚。很少有其他神经系统损害的体征。许多继发性肌张力障碍与基底节及其联系纤维的病变有关,可有应用或接触药物或毒物史,神经系统检查可发现认知功能障碍、锥体束损害、视力和视野障碍,以及其他神经肌肉损害表现。实验室检查可发现生化代谢异常、MRI 或 CT 异常、脑电图异常等。

【诊断步骤】

(一)病史采集要点

1.起病情况

原发性及继发性肌张力障碍,均可以家族性或散发性的形式出现。原发性肌张力障碍起病多较慢,继发性肌张力障碍起病可快可慢。

2.主要临床表现

躯体骨骼肌的不自主运动和躯体的异常扭转姿势,可累及躯体的任何部位,但以颈、胸、腰、下肢脚跟部多见。肌张力障碍在一天内多无波动。肌张力障碍常因紧张、疲劳、情绪波动而加重,休息或安静时减轻,睡眠中消失。感觉刺激(如触觉、本体觉)也可使症状减轻为肌张力障碍所特有,对诊断有一定帮助。即将手放在下颌或面部可使痉挛性斜颈缓解,触摸眼周围皮肤可使眼睑痉挛减轻。

(1)扭转痉挛(torsion spasm):又称变形性肌张力障碍(myodystonia musculomm deformans),多见于儿童及年轻人,病初只表现局限性的肌张力障碍症状,以后波及全身,造成扭转痉挛。可有阳性家族史。本病临床症状的核心是肌张力障碍后姿势和运动的异常表现。发生扭转痉挛的原因是一组肌群的肌张力过高,而其拮抗肌肌张力降低,以后又逐渐变换,交替出现张力的缓慢变化。肌群的肌张力变化多端,没有固定模式,致使造成奇怪姿势和运动状态。轻者仅有一侧下肢的牵拉或僵硬的感觉,并有轻度行走不便,以后加重,足部内旋呈马蹄内翻样,行走时足跟不着地,约 20%将发展成全身性。患者尚可表现挤眉弄眼、牵嘴歪舌、眼睑痉挛、扭转及各种肢体的不自主运动等。总之,本病主要累及颈肌、躯干肌及四肢近端肌肉。最突出的症状是以躯干为纵轴的扭转或螺旋样运动，当自主运动及情绪激动时加重，睡眠时消失。

(2)局限性肌张力障碍：

1)痉挛性斜颈(spasmodic torticollis)：是由颈肌阵发性不自主收缩引起头向一侧扭转或阵发性倾斜。本病多由基底节变性所引起，也可为心因性的。多成年起病，颈部的深浅肌肉均可受累，以胸锁乳突肌、斜方肌收缩最易出现症状。一侧胸锁乳突肌收缩时引起头向对侧旋转，颈部向收缩一侧屈曲。两侧胸锁乳突肌同时收缩时，则头部向前屈曲。颈肌收缩多呈痉挛样跳动，往往一侧更为严重，患肌常有疼痛，并可见肥大。不随意运动于情绪激动时加重，睡眠中消失。

2)眼睑痉挛：眼睑痉挛是由于眼轮匝肌不自主收缩，导致双侧眼睑间断或持续性闭合。眼睑痉挛好发于女性，大多数50～60岁起病。起病最常见的主诉是眨眼频繁，眼部有刺激不适感、烧灼感、畏光，后发展成不自主眼睑闭合，严重者用手扒不开，持续时间数秒到数分钟。起初痉挛出现于一侧，最后都发展为双侧，影响读书、行走，甚至导致功能性失明。精神紧张和强光照射症状加重，睡眠时消失。部分患者向上看、走路及读书时出现痉挛；有些动作如讲话、唱歌、张口、咀嚼、笑、平卧、压迫眉弓或颞部等可缓解痉挛。

3)Meige综合征：多见于老年人，一般在50岁以后起病，女性多见。临床分为3型：眼睑痉挛型，眼睑痉挛合并口、下颌肌张力障碍型，口、下颌肌张力障碍型。最常见的首发症状是双眼睑痉挛，口、下颌和舌痉挛常表现为张口、牙关紧咬、缩唇、噘嘴、伸舌等，致面部表情古怪，痉挛可持续数秒或数分钟，在精神紧张、强光照射、阅读、注视时加重，讲话、唱歌、咀嚼、欢笑时减轻，睡眠时消失。严重时患者需用手掰开眼睑方可视物，以致影响日常生活；口下颌肌受累严重者，可引起下颌脱臼和牙齿磨损。一般无智能障碍，无锥体束病变，约1/3的患者有情感障碍。

4)书写痉挛(writer's cramp)和其他职业性痉挛：指在执行书写或其他职业(如弹钢琴、打字)等动作时手和前臂出现的肌张力障碍和异常姿势，以至出现书写或其他职业的动作困难，而进行与此无关的其他动作(如持筷)时则为正常。

3.既往史

继发性肌张力障碍可以有脑外伤、中枢神经系统感染、脑肿瘤、脑卒中、服用抗精神病药或甲氧氯普胺等药引起的继发性肌张力障碍，还有突然的心理打击致心因性肌张力障碍。

(二)体格检查要点

全身各部位均可出现促动肌和拮抗肌肌张力不协调，致不自主运动和异常扭转的姿势，以颈、胸、腰、下肢脚跟部多见。

(三)门诊资料分析

1.头MRI或CT

部分继发性肌张力障碍可有异常，如脑外伤、中枢神经系统感染、脑肿瘤、脑卒中的改变。

2.脑电图

中枢神经系统感染所致继发性肌张力障碍的患者的脑电图异常，可见慢波或尖慢、棘慢复合波。

（四）进一步检查项目

基因检测 大量的基因研究认为儿童和少年发病的自发性扭转痉挛可能是常染色体显性遗传病，典型肌张力障碍的基因 DYTl 定位于 9q34，儿童或成人发病的颅颈肢体肌张力障碍的基因 DYT6 定位于 8 p21～22，成年发病的颈及其他局限性肌张力障碍的基因 DYT7 定位于 18p。多巴反应性肌张力障碍也是一种遗传性肌张力障碍叠加综合征，基因 DYT5-GTP 环水解酶，定位于 14q 22.1。

【诊断对策】

（一）诊断要点

首先需根据病史、有无不自主运动和/或异常姿势的特征性表现确定是否为肌张力障碍，然后区分是原发性或继发性。原发性肌张力障碍患者年龄较小，可有遗传家族史，基因分析有助于确诊。继发性肌张力障碍患者年龄较大，症状多为局限性，体格检查和辅助检查可发现继发的原因及脑脊髓病理损害证据。

（二）鉴别诊断要点

应与破伤风、僵人综合征、神经性肌强直、偏侧面肌痉挛疾病鉴别。

1.破伤风

全身肌张力增高，有被铁锈金属割破皮肤的病史。

2.僵入综合征

躯干肌肉突发性疼痛和板紧，继而肌肉呈对称、持续性僵硬，扳紧其特点呈石样硬和板样强，逐步扩展到肢体、躯干和颈肌。突然刺激加在持续性强硬的肌肉上，可诱发阵发性肌肉痉挛伴疼痛；睡眠时僵硬消失。肌电图在休息和肌肉放松时均可出现持续运动单位电活动，睡眠时消失。

【治疗对策】

（一）治疗原则

(1)明确诊断，及时治疗。

(2)查找病因，病因治疗。

(3)对症治疗，改善不自主运动及姿势异常。

（二）治疗计划

1.药物治疗

(1)抗胆碱能制剂：大剂量如苯海索（安坦）。

(2)肌松剂巴氯芬。

(3)苯二氮革类如氯硝西泮、硝西泮或地西泮等。

(4)抗多巴胺能药物：利血平。

(5)抗精神病药物：氟哌啶醇等。

(6)抗惊厥药：卡马西平等对缓解肌张力障碍有效。

(7)肉毒毒素：A 型肉毒毒素对局限型肌张力障碍有效。注射部位应选择临床检查痉挛最严重的肌肉或肌电图检查有明显异常放电的肌群，注射剂量应个体化。

继发性肌张力障碍患者需要同时治疗原发疾病。

2.外科治疗

立体定向丘脑切开术对单侧肌张力障碍有益，但是双侧丘脑切开术可导致构音障碍。还可以对受累肌肉进行选择性硬膜外颈前根断离术或脊髓的传人神经纤维切断术，对难治性颈性肌张力障碍的治疗有效。部分切除受累肌肉也有一定效果。脑深部电刺激（DBS）也可考虑。

只有在药物治疗效果不佳且病情严重影响了患者生活质量时，才考虑手术治疗。

【病程观察及处理】

观察不自主运动和异常扭转姿势的症状群的出现，若出现则积极查找病因对因治疗，并使用多种药物对症治疗。

【预后评估】

发病年龄与肌张力障碍的预后有关。原发性肌张力障碍可分为儿童型和成人型，儿童型多在 20 岁以前发病，并呈进行性加重，大部分发展成为全身性肌张力障碍；成人型一般仅累及局部或扩展到邻近的几个部位。由于本病有特效治疗方法，如能早期诊断、早期治疗，患者可保持正常的生活质量，预后良好。

【出院随访】

（1）出院带药。

（2）定期复诊与取药。

（3）加强锻炼。

第七章　脱髓鞘疾病

第一节　概述

脱髓鞘疾病(demyelinating disease)是指由多种病因引起的、以髓鞘脱失为主要病理特征的一大类获得性神经系统疾病。其特征性病理变化是神经纤维的髓鞘脱失，而神经轴突和神经元胞体相对完好。其髓鞘的破坏、脱失多以小静脉为中心，病灶主要在白质内。镜下可见单核细胞、淋巴细胞、少数浆细胞和巨噬细胞浸润形成的血管周围袖套现象。脱髓鞘疾病本身不是一个确切的疾病名词，然而该名词之所以沿用至今是因为其精练地反映了该类疾病的基本特征，即髓鞘脱失、轴突胞体相对完好。临床应用时一定要严格掌握这一名词的适用范围及条件，同时又要兼顾传统沿袭。例如，Schilder 脑病和急性出血性坏死性白质脑炎，虽然轴索可有严重的破坏，但传统上仍属脱髓鞘疾病。反之，很多疾病白质内髓鞘脱失明显，但病因明确(如营养物质缺乏、中毒、缺血缺氧、神经髓鞘代谢的相关酶系缺乏等)，或因缺乏血管周围炎性细胞浸润等而不列入脱髓鞘疾病，如亚急性联合变性、迟发性 CO 中毒后脑病、脑白质营养不良、进行性多灶性白质脑病等。脱髓鞘疾病多表现为局灶性神经功能损害，症状反复复发与缓解，神经功能障碍呈累加式加重。可以分为中枢神经系统脱髓鞘疾病和周围神经的脱髓鞘疾病。前者主要包括：多发性硬化，急性播散性脑脊髓炎，急性出血性白质脑炎等；后者主要是指急性和慢性感染性脱髓鞘性多发性神经病。

第二节　多发性硬化

【概述】

多发性硬化(multlpie sclerosis，MS)是指时间上(2 次或 2 次以上)或空间上(2 个或 2 个以上)多发的一种中枢神经系统脱髓鞘性疾病。病理改变从充血、水肿(急性期)发展到胶质增生等硬化斑块形成(恢复期)，临床出现与病变相对应的神经系统损害表现。其特点为病灶多发，病程中常见缓解与复发。好发于北半球寒冷与温带地区，而在极北地区又不多见。北欧、北美的发病率约为 0.5‰～1‰，个别地区如苏格兰北部 Orkne5，群岛，患病率更高，有高达 3‰的纪录。在非洲与东方人中发病偏低。我国也属低发病区，所见的病例分布较广，所报告的病例绝大多数为汉族，最多的发病年龄在 20～40 岁之间，发病高峰年龄为 30 岁，女性多见。

【病因与发病机制】

目前病因不明。可能与以下因素有关：

1.免疫因素

支持免疫机能障碍的根据是周围血中T抑制淋巴细胞的数量减少，T辅助淋巴细胞/T抑制淋巴细胞的比值增加，自身抗体阳性率和伴发其他自身免疫疾病的百分率均较非免疫性疾病高，硬化斑中可见浆细胞和白细胞介素-2受体阳性的T淋巴细胞。认为与病毒感染有关的理由是多发性硬化的病理改变与羊的慢病毒感染疾病——Visna相似，但至今尚未找到病毒感染的直接证据，发病机制未确定，一般认为可能的机制是患者早期患过某种病毒感染而致自身抗原改变，另外有的病毒具有与中枢神经髓鞘十分近似的抗原，这两者都可导致免疫识别错误而诱发自身免疫机制。

2.遗传因素

研究发现MS的发病有家族集中趋势，并且数个基因与MS的发病有关。MS单卵双生共显率为25%～30%，异卵双生共显率为2%～5%，兄妹同时患病的概率较高。高加索人群主要组织相容性复合体(MHC)基因中与免疫相关的DR15、DQ6、DW2基因亚型异常也与MS的发生有关。

3.环境地理因素

纬度越高，发病率越高，但在65°以上反而又呈下降趋势。某些特殊地区发病率高达250/10万，高发区人群15岁前迁入低发病区后其发病率与低发区相近，而成年迁入人群则保留原有发病率；反之，低发病区成年人群迁入高发区后仍基本保持原有发病率，而15岁前迁入者则具有高发区发病率。

总之，目前较多学者认为某些易感个体由于先天遗传因素而易于发生免疫功能异常，加之后天环境因素(如地理环境因素、病毒感染等)的作用，促发了髓鞘成分的自身免疫应答，最终导致MS的发生。

【诊断步骤】

(一)病史采集要点

1.起病情况

本病起病快慢不一，以亚急性起病多见，也有呈卒中样急性起病的。以单个症状起病或起病时即提示病灶多发者，约各占半数。好发于青壮年，女性多于男性。

2.主要临床表现

部分患者有头痛、眩晕、上呼吸道感染等前驱症状。临床表现因病变部位不同而变化较大，以运动乏力、感觉异常、视敏度下降和复视最为常见。我国患者的临床表现以脊髓、视神经受累的概率最高，其次为脑干、小脑或大脑半球受损的征象。病程长短不一，缓解和复发为本病的重要特征，另一部分患者症状呈持续性加重或阶梯样加重而无明显缓解过程。约10%的病例，病势缓慢进展，无缓解一复发，特别见于以脊髓病征起病的患者。急性多发性硬化较为少见，病势凶猛，病程平均数周，也无缓解与复发的特点。

(二)体格检查要点

1.高级神经活动

注意精神症状多以欣快色彩为多见，情绪易于激动，抑郁反应也不少见，可有记忆减退，晚期可致痴呆。因小脑病损或假性延髓性麻痹可引起构音不清，特点为语音轻重不一，连续性差，呈所谓的断续言语。

2.颅神经

除视神经与视交叉部位可有脱髓鞘病证外，其他颅神经功能障碍大都由脑干病灶引起。可有视力减退与视野障碍。眼球运动方面外展神经障碍较多，动眼神经次之，滑车神经的功能常不受影响。内侧纵束病灶引起核问性眼肌麻痹，少见于其他病，如果在年轻人出现双侧核间性眼肌麻痹，应高度怀疑本病的可能。眼球震颤常见，可为水平性、旋转性或垂直性。少数患者有眼球扫视性摆动(saccadic oscillation)。少数患者有三叉神经痛；晚期可能出现假性延髓性麻痹征。

3.感觉系统

疼痛作为早期症状也是常见的。多见于背部、小腿与上肢，多为根痛、灼热痛，疼痛呈持续性或阵发性。检查时发现的痛觉障碍随病灶部位而定，通常深感觉障碍比较明显，严重时可出现感觉性共济失调。颈髓病变时，可出现 Lhermitte 征，即屈颈时出现自后颈部向下放射的触电样异常感觉，对本病有一定的提示性。

4.运动、反射系统

可见多种体征，多见痉挛性瘫痪，小脑性共济失调，感觉性共济失调。也可见言语讷吃和痛性强直性肌痉挛。腹壁反射缺失、跖反射伸性和小脑征也是常见症状，有些病例进展到最后，痉挛性截瘫明显，致行走不能。

5.其他

少数患者有自主神经功能受累，出现尿急、尿频，后期有尿潴留或失禁，还可有肠道功能紊乱，部分患者有阳痿与眭欲减退。

(三)门诊资料分析

1.血常规

可完全正常，也可有急性感染的表现包括白细胞升高，以及中性粒比例的增高。

2.影像学检查

头颅 CT 对诊断 MS 作用有限，其敏感性在 50%以下，且难以检出轻症病灶。病灶急性期表现为白质内多发低密度灶，边界清楚或模糊，无占位效应。病灶大小不一，多分布于脑室周围、大脑中央部白质、脑干与小脑。核磁共振(MRI)敏感性高，可达 90%以上，甚至 98%。可以检出临床下病灶且有助于了解病损的年龄。病灶在 T1 相呈等信号或少数呈低信号，在 T2 或质子相呈高信号，病灶自数毫米至数厘米不等，多数小于 1cm，侧脑室旁病灶呈卵圆形，长轴与脑室壁垂直，这种征象对诊断 MS 有一定的特异性。

3.从病史和体格检查

可以发现时间和空间上的病灶多发性，以及一些典型的症状体征包括年轻人的双侧核间性眼肌麻痹、Lhermitte 征等特殊表现，可以提示本病的诊断。

(四)进一步检查项目

1.脑脊液检查

外观正常，压力不高。临床静止时，60%～70%的患者细胞数正常，疾病活跃时，60%患者有单核细胞轻度或中度增多，不超过 50×106/L。总蛋白量多正常，只有 30%～40%的患者轻中度增高，多在1.5g/L以下。但在临床肯定的MS患者中，90%有γ球蛋白增高，可见于CSF总蛋白含量正常时，大部分为IgG，此外，可见IgG指数增高与IgG合成率增高。85%～95%临床肯定的MS患者，可检出IgG寡克隆带，不见于血清。

2.电生理检查

脑电图的诊断意义不大。诱发电位通常能发现尚无临床表现的亚临床病灶，为临床诊断提供客观依据。可提示中枢神经系统的躯体感觉、视觉、听觉等传导通路上可能病变，其异常一般以潜伏期延长为主，其中以视觉诱发电位的敏感性最好。

【诊断对策】

（一）诊断要点

主要根据临床表现进行诊断：①中枢神经系统白质和视神经有2个以上互无联系的病灶；②缓解与复发的病程；③病程在6个月以上且排除了与主要症状相关联的其他神经系统疾病。

1983年I)oser最早提出了一个比较完整的诊断标准，其中包括了临床确诊指标、实验室支持确诊指标，以及临床可能诊断指标和实验室支持可能诊断指标。2000年7月伦敦多发性硬化国际协作组在前面标准的基础上制定了新的临床诊断标准，被称为McDonald标准。2001年北京多发性硬化协作组参考国内外文献，提出了我国的Ms临床诊断标准（表10-1）建议。这些标准和建议给临床工作带来了很大方便，在指导诊断、治疗以及临床研究方面发挥重要的作用。

表10-1　我国多发性硬化的临床诊断标准

<table>
<tr><td rowspan="2">临床确诊</td><td>2次发作，有2个不同部位病变的临床证据</td></tr>
<tr><td>2次发作，1个部位病变的临床证据和另1个部位病变的亚临床证据</td></tr>
<tr><td rowspan="3">临床很可能</td><td>2次发作和1个部位病变的临床证据，2次发作必须累及中枢神经系统的不同部位，历史资料于此不能用作病变部位的临床证据</td></tr>
<tr><td>1次发作和2个不同部位病变的临床证据</td></tr>
<tr><td>1次发作，1个部位病变的临床证据和另1个不同部位病变的亚临床证据</td></tr>
<tr><td rowspan="3">实验室支持的确诊</td><td>1次发作，有2个部位病变的临床证据，脑脊液中有IgG组分区带和/或IgG合成率增高</td></tr>
<tr><td>2次发作，有1个临床或亚临床病变，和脑脊液中有IgG合成率增高</td></tr>
<tr><td>1次发作，有1个部位病变的临床证据和另1个不同部位病变的亚临床证据，脑脊液中有IgG组分区带和/或IgG合成率增高</td></tr>
<tr><td rowspan="3">实验室支持很可能</td><td>2次发作，脑脊液中有IgG组分区带和/或IgG合成率增高</td></tr>
<tr><td>1次发作和1个部位病变的临床证据，脑脊液中有IgG组分区带和/或IgG合成率增高</td></tr>
<tr><td>1次发作和1个部位病变的亚临床证据，脑脊液中有IgG组分区带和/或IgG合成率增高</td></tr>
</table>

（续表）

临床可能可疑	进行性截瘫史，中枢神经系统至少有2个不同部位的病变，除外其他疾病1次发作，伴或不伴中枢神经系统1个部位病变的证据 反复发作的单侧或双侧视神经炎，另有1次视神经以外的中枢神经系统发作，但无视神经以外中枢神经系统病变的证据

（二）鉴别诊断要点

临床上常需与多发性硬化鉴别诊断的疾病有：

1.急性播散性脑脊髓炎

病前多有感染病史。起病急，常伴发热，头痛剧烈，并可有脊神经根性疼痛，弛缓性四肢瘫，意识障碍及脑膜刺激征阳性，无复发缓解病程，视神经损害较少见。

2.脑干脑炎

急性或亚急性起病，多呈一组解剖部位相邻的颅神经核及神经长束损害表现，无视神经损害，并无缓解与复发。

（三）临床类型

1996年，Lublin和：Reingold基于调研215个国际MS临床研究协会的资料，提出下列病程分型：

1.复发-缓解型（relapsing-remitting，R-R）

2次急性发作间有完全的缓解；2次发作间有后遗症或有残留的缺损，但2次复发间无进展。

2.原发-进展型（primary-progressive，P-P）

以不同的速度加重，可不伴复发；可伴有偶尔的复发和轻度缓解或复发；该型在亚洲人中极少见。

3.继发-进展型（seconadary-progressive，S-P）

以R-R病程开始，随之疾病进展，进展速度不一，偶见复发加重后轻度缓解与病况保持平稳。

4.进展-复发型（progressive-relapsing，P-R）

疾病以进展形式起病，有急性加重或见完全复原，特点为在2次复发之间，疾病继续恶化。

5.良性型（benign）

起病15年后神经系统功能仍良好。

6.恶性型（malingnant）

疾病加速进展，导致神经系统残疾明显或死亡。

【治疗对策】

（一）治疗原则

阻止病程进展，减少复发，延长缓解期，缩短复发期，积极预防各种并发症，重视生活护理，提高生存质量。

（1）由于病因不详，尚缺乏对因治疗；由于对本病的免疫学发病机制探索活跃，抑制病态免疫的措施，是最常用的方法。

(2)对于不同的疾病时期，应给予不同的治疗；但原则上应在诊断后尽早治疗。

(3)由于患者常受到伤残困扰，对症治疗很是需要。

(4)目前的主要治疗在于缓解发作、减少复发，从而减轻病征，缓解症状，尽可能地支持功能，保持生活质量。

(5)应重视心理方面的护理，尽可能使患者愉快地投人家庭与社会生活。

(二)治疗计划

1.针对免疫学发病机制的治疗

(1)皮质类固醇：起效机制不详。通常认为在疾病活跃时应用，有利于缩短疾病的活动期。在急性加重时，可考虑采用甲基泼尼松龙冲击疗法，0.5～1g/d，静脉滴注 3～5 天，然后有序递减。有证据显示对较高程度的 R-R 型患者，按月给予甲基泼尼松龙 1g 冲击，可能减慢进展速度或减少复发频率。应注意类固醇的副作用。另外，也可以用地塞米松 5～10mg 静脉滴注，1 次/d，10～20 天后可改为口服。

(2)干扰素：对 MS 患者的血脑屏障破坏有重要效应。适用于可以走动的活动性 R-R 型患者，所谓活动性是指过去 2 年内至少有 2 次发作；也有研究显示对继发性进展型干扰素可以延迟进展，近来上市的利比(Rebif)可能是有希望的药物。

(3)静脉注射免疫球蛋白：有资料显示可以促进髓鞘再生，用量通常为 0.4g/(kg·d)，连用 3～5 天。可以减少复发，降低疾病进展速度。

(4)血浆置换：有报告显示，血浆置换有利于皮质类固醇无效的脱髓鞘病。

(5)其他药物：也有人应用环磷酰胺、硫唑嘌呤或环孢菌素的。

2.对症治疗

(1)痉挛：可选用药物治疗或手术治疗。药物治疗常选用的药物为脊舒，口服剂量宜从小剂量 5mg/d 开始，缓慢加量，以达最大耐受量。该药为 GABA-β 受体激动剂，可以缓解反射性肌肉痉挛，减轻僵硬，减少急性痉挛的频度与强度。还可选用地西泮，丹曲林以及苏氨酸。对于局限性的痉挛有用酚或乙醇进行周围神经封闭术的，也有考虑用肉毒杆菌毒素肌注，以短时间缓解肌肉挛缩的。可供选用的手术治疗包括矫形手术、肌腱切断术、周围神经切断术，以及选择性神经根切断术。

(2)疼痛：对于慢性疼痛，可选用三环类抗抑郁剂(阿米替林)、氯硝西泮与包括阿片类在内的多种止痛剂。对因痉挛而引起疼痛的患者，尚可加用上述缓解痉挛的药物。当药物治疗无效时，可选用神经根切断术，或相关神经邻近区域内的甘油滴注术。

【病程观察及处理】

(一)病情观察要点

治疗过程中，应注意观察病情进展的程度和速度，注意用药后病人对药物的反应情况，定期进行神经系统体格检查，以及影像学检查，可帮助判断病情的发展情况，从而有利于判断预后和选择更为恰当的治疗方案和药物。

(二)疗效判断与处理

对病人疗效的判断，主要是根据临床症状和体征的改善情况和影像学上病灶变化的情况来判断。若对初选的治疗方案反应差,应该考虑换用其他治疗方案;对症处理对于 Ms 患者来讲,是非常重要的一部分治疗;应该给予特别的重视。

【预后评估】

不同临床类型预后迥异。多数患者预后良好,可在多年后仍生活自理;少数患者病程进展较快,且有一定的死亡率。

【出院随访】

出院时仍应口服糖皮质激素治疗,以小剂量激素维持,间隔 1 个月进行门诊复诊,并取药,包括激素以及对症处理的药物;必要时要进行影像学随诊,特别对于发现亚临床病灶和判断药物治疗的效果有很大的帮助。应当尽量避免感冒、发热、腹泻等感染的发生。

第三节　视神经脊髓炎

【概述】

视神经脊髓炎(neuromyelitis optica,NMO)又称 Devic 病或 Devic 综合征,是视神经和脊髓同时或相继受累的急性或亚急性脱髓鞘病变。临床特征为急性或亚急性起病的单眼或双眼失明,其前或其后数日或数周伴发横贯性或上升性脊髓炎。早期认为 NMO 是一种单相病程疾病,但后来发生许多病例呈复发病程。有学者认为它属于多发性硬化的亚型,是亚洲和我国较为常见的中枢神经系统脱髓鞘疾病。

【病因与发病市几制】

确切病因及发病机制还不清楚。约 1/3 病例起病前有非特异性感染史,少数女性患者在病前 1 个月有分娩史,曾见并发于疟疾或系统性红斑狼疮、病前有接种史,也见单卵双生发病的报道,均可提供参考。

【诊断步骤】

(一)病史采集要点

1.起病情况

大多数急性或亚急性起病,少数慢性起病,进行性加重,有部分患者其视神经和脊髓症状两者起病急缓不同。少数患者在起病前数天到数周有低热、咽痛、头痛、眩晕、全身不适、恶心、呕吐、腹痛、腹泻等症状。全年均可发病,但以 6～10 月份为较好发季节。发病年龄以 21～40 岁为多,但不绝对。

2.主要临床表现

眼部病征常为双眼性,可先后或同时受累。整个病程中仅有单眼受累者很是少见。常表现为视力模糊,眼球胀痛,特别是在眼球活动时更为明显,或有前额疼痛。病情凶猛者可在几小时或几天内完全失明。眼底改变可出现两种情况:一种是早期为视盘炎,后期为继发性视盘萎缩;另外一种是早期眼底正常,后期呈现原发性视盘萎缩,以后者多见。脊髓病变的表现为播散性、不完全横贯性、半横断或上升性脊髓炎的表现。除出现相应的感觉、运动与括约肌功能障碍外,可有阵发性剧烈抽搐,或有烧灼样的局部痛性强直性痉挛性发作。颈髓病变时可合并 Horner 征。

（二）体格检查要点

1.高级神经活动

一般高级神经活动不受影响。

2.颅神经

除视神经外，其他颅神经不受影响。视神经受损的表现主要是视敏度下降，单眼或双眼受累；也可出现视野缺损。眼底可见视神经乳头炎或球后视神经炎。

3.感觉系统

感觉减退呈传导束性，可因脊髓受累的部位不同而影响部位不同。可出现阵发性强直性痉挛和神经根痛。

4.运动反射系统

表现为脊髓受损的截瘫或四肢瘫，程度各异。腱反射增高，病理反射阳性。

5.其他

脊髓受累可导致大小便功能障碍。

（三）门诊资料分析

1.一般常规的血液检查

急性发作时，周围血象中白细胞可能增高，以多形核白细胞为主，血沉加快，或见血清总补体升高。

2.脊髓 MRI

可见脊髓横贯性损害，可为不完全性。T_1 低信号，T_2 高信号，多累及 3 个以上的脊髓节段，且病灶融合。

（四）进一步检查项目

1.脑脊液检查

约 70%～80%以上的患者可见脑脊液单核细胞增高超过 $5\times10^6/L$，脑脊液蛋白也可增高。部分可出现寡克隆带。

2.电生理检查

少数患者脊髓病变可早于视神经而出现，此时，可存在视神经诱发电位的异常，可以更早帮助明确诊断。

【诊断对策】

（一）诊断要点

根据患者出现急性横贯性或播散性脊髓炎，以及双侧同时或相继发生的视神经炎的临床，结合 MRI 显示视神经和脊髓病灶，视觉诱发电位异常，CSF-IgG 指数增高和出现寡克隆带可做出临床诊断。

（二）鉴别诊断要点

1.单纯球后视神经炎

早期眼部症状易与单纯球后视神经炎混淆，后者多损害单眼，本病常双眼先后受累，并有脊髓病损或明显缓解一复发。

2.多发性硬化

多发性硬化可表现为视神经脊髓炎的临床模式，脑脊液检查和MRI检查颇具鉴别意义。视神经脊髓炎的脑脊液单核细胞数大于5×10^6/L或中性粒细胞数增多较多见，而在多发性硬化较少见。而寡克隆带常见于多发性硬化患者，视神经脊髓炎者罕见。头部MRI在多发性硬化可见典型病灶，而视神经脊髓炎者多正常。脊髓病灶在多发性硬化患者常常呈小斑片状，而在视神经脊髓炎多累及多个脊髓节段。

(三)临床分型

根据病程可分为单相病程型和慢性多相复发型。

【治疗对策】

本病治疗原则及方案与多发性硬化一致。

【病程观察及处理】

30%～40%的患者有缓解一复发病程，眼与脊髓症状都可反复。劳累、发热与上呼吸道感染可能是复发的诱因。视神经脊髓炎的临床表现常较重，多因一连串发作而加剧。治疗过程中应经常检查视神经功能的恢复情况，并注意因脊髓炎导致的并发症的处理。注意单独应用口服泼尼松治疗，可能增加新的发作风险。

【预后评估】

复发型视神经脊髓炎的预后差，多数患者呈阶梯式进展，发生全盲或截瘫等严重残疾，1/3的患者死于呼吸衰竭，这些在多发性硬化的患者不多见。单相型的预后相对较好。首次发病后从不缓解或呈进行性恶化者均占少数。但缓解多不达痊愈。本病预后多与脊髓炎的严重程度、并发症有关。呼吸肌瘫痪、肺炎、褥疮、尿路感染等都是威胁生命的因素。

【出院随访】

患者往往出院时正在口服皮质激素治疗，出院后定期随访，注意激素的并发症，同时应注意观察病情有无复发，通过体格检查和影像学检查判断复发的情况以及预后的情况。

第四节　急性播散性脑脊髓炎

【概述】

急性播散性脑脊髓炎(acute disseminated encephalomyelitis，ADEM)又称感染后脑脊髓炎、预防接种后脑脊髓炎，系指继发于麻疹、风疹、水痘、天花等急性出疹性疾病，或预防接种后，因免疫机能障碍引起中枢神经系统内的脱髓鞘疾病。本病不常见，多见于青壮年和儿童，一年四季散发。虽可发生于任何年龄，但不见于2～3岁以下的幼儿。男女患病率差别不大。

【病因与发病机制】

本病确切病因不清楚，因多发生于病毒感染后，故认为可能是感染造成的髓鞘破坏，触发了免疫系统对髓鞘碱性蛋白等髓鞘成分的免疫应答。发病的前提条件是仅发生于特异的人体(可能与遗传易感性有关)，当感染或疫苗接种后触发过强的免疫反应。经实验动物研究证实，给予外源性髓鞘碱性蛋白，经过一定时间的潜伏后，可发生实验性变态反应性脑脊髓炎，与临床 ADEM 的发病过程和病理改变十分相似。

【诊断步骤】

(一)病史采集要点

1.起病情况

本病常为急性起病,出现神经症状之前 1～3 周常有感染史,如麻疹、水痘、风疹、腮腺炎、流感等,还可见于上感、腹泻、受凉、疫苗接种或手术后。

2.主要临床表现

通常在感染或接种疫苗后,突然再度发热,并可有头昏、头痛、恶心、呕吐、乏力、全身酸痛、背部僵硬等症状。此时体检可见脑膜刺激征。若病情进展,则 1～2 天内很快出现神经系统病征,包括脑、脑干、小脑、脊髓、脑神经或脊神经根、神经丛、单或多神经的病征,如轻偏瘫、偏侧感觉减退、惊厥发作、肌阵挛、肌张力障碍、舞蹈动作、手足徐动、强直、记忆力减退、共济失调、视觉障碍、截瘫等不同的病征。病情轻重差别很大,从仅有脑部 MRI 显示多灶型白质异常的亚临床病例到重症暴发病例,后者表现为病情在几天内快速进展,出现惊厥、反应迟钝、意识模糊、精神错乱、昏迷,甚至死亡。

(二)体格检查要点

1.高级神经活动

由于病变范围较广泛,可出现精神异常,表现为神情呆滞,注意力、定向力、计算力下降,可有欣快、躁动等行为障碍,意识障碍多表现为昏迷、木僵、谵妄。

2.颅神经

病变累及脑干时,会出现多颅神经麻痹。

3.运动反射系统

因累及的部位不同,表现各异;可出现交叉瘫或四肢瘫,也可以出现截瘫伴有尿便失禁。累及小脑时会出现共济失调、颈项强直等。

4.感觉系统

因患者病情危重,往往处于昏迷状态,伴有精神症状,故查体时感觉往往无法配合检查。

5.其他

可累及自主神经出现多汗或无汗,亦可累及下丘脑出现中枢性高热、消化道出血等,脑水肿明显时出现颅内压增高、去脑强直发作等。

(三)门诊资料分析

1.一般血液检验资料

无特异性改变;在部分病例可出现周围血象的白细胞数轻度增多;有些患者可见血沉增快。

2.影像学资料

CT 扫描对诊断 ADEM 不敏感。病初,可无异常改变;几天后,常可显示双侧额叶、顶叶脑室旁点片状低密度病灶,偶可见丘脑、基底节区,但这些改变不具有特异性。病灶可呈结节状或环状强化。MRI 敏感性明显高于 CT 扫描,其多发病灶表现为 T_1 加权像等信号或低信号以及 T_2 高信号。病灶多位于大脑半球白质,一般不对称,无占位效应,不伴有出血,病灶可以强化。

(四)进一步检查项目

1.脑脊液检查

可提供实验室支持诊断依据,但并无特异性实验室诊断指标。腰穿脑脊液压力可增高或正常,白细胞与蛋白轻至中度增高,糖与氯化物正常,鞘内合成的 IgG 增多,寡克隆区带阳性。但有部分患者脑脊液可无异常发现。

2.电生理检查

因为病变损害广泛,脑电图检查约 80%出现弥散性慢波,呈中度以上异常,有时可出现棘波、慢波复合波。诱发电位在脊髓横贯性损害时可见下肢体感诱发电位异常,在脑炎型患者,则可见视觉诱发电位和脑干听觉诱发电位异常。

【诊断对策】

(一)诊断要点

主要依据病史及临床表现进行诊断。如患者近期曾接受疫苗接种,其临床表现较典型,可诊为疫苗接种后脑脊髓炎,发生在病毒性疾病退热后者则可诊为感染后脑脊髓炎。

(二)鉴别诊断要点

一般只要问清病史,结合临床表现,与其他疾病的鉴别并不困难。如病毒性脑炎和脑膜脑炎,起病后发热、头痛、呕吐、脑膜刺激征阳性和其他脑损害,脑脊液的炎性改变较明显,但感染后脑炎如发生在病毒性感染的发热期中,则不易与之鉴别。又如急性多发性硬化,虽可有发热和脑、脊髓的弥漫性损害,但其常见的临床表现:复视、眼球震颤、一侧或双侧球后视神经炎等则罕见于播散性脑脊髓炎。脑活检、头颅 CT 及磁共振等检查均有助于本病与其他有关疾病的鉴别诊断。

(三)临床类型

可分为预防接种后脑脊髓炎及感染后脑脊髓炎两型。

预防接种后脑脊髓炎在接种狂犬疫苗、牛痘、麻疹疫苗、乙脑疫苗后均可发生,其中以接种狂犬疫苗后的发生率最高。近来,由于改进了疫苗的制备技术,本病已较少见。首次接种较再次接种的发生率明显为高,一般于接种后 2～15 天多见。急性起病,突然出现发热、剧烈头痛或脊神经根放射性疼痛、呕吐、抽搐、不同程度的意识障碍、脑膜刺激征阳性等症状,继之迅速出现四肢瘫痪(常先为弛缓性,后转为痉挛性)或偏瘫、锥体束征阳性、膀胱及直肠括约肌障碍,还可伴有瞳孔改变、眼球震颤、眼外肌麻痹、言语障碍等。死亡率较高,存活者中多数遗留不同程度的残障,部分患者可完全康复。

感染后脑脊髓炎发生率最高的疾病为麻疹,其他依次为水痘、风疹、腮腺炎和流感。以病毒感染起病后 7～14 天或出疹后 2～4 天多见。急性起病,一般为患者病毒性感染退热后再次发热,突然出现剧烈头痛、抽搐、意识障碍、偏瘫,随后可见智能明显减退、失语、失明和颅神经损害;伴基底节损害者可有锥体外系不自主运动;伴小脑损害者可有运动性共济失调;脊髓损害为主者可有程度不等的截瘫。存活者中部分患者可遗留轻重不一的残障,如肢体瘫痪、智能障碍、性格改变、失明、失语及颅神经麻痹等。

【治疗对策】

（一）治疗原则

（1）预防前述易于导致感染后脑脊髓炎的感染；需接种狂犬病疫苗时，宜采用组织培养制剂，麻疹疫苗也要采用减毒的活疫苗。

（2）一旦出现神经系统病征，应从两方面积极治疗：针对免疫发病机制的治疗和对症支持治疗。

（二）治疗计划

1.针对免疫发病机制的治疗

（1）皮质类固醇类药物：可考虑应用甲基泼尼松龙冲击治疗，方案基本同多发性硬化。少数患者在接受皮质类固醇时，病况改善，停用药物后恶化，再用时，又可见好转。有人合用硫唑嘌呤。

（2）血浆置换：适用于皮质类固醇药物治疗失败后。

（3）静脉注射免疫球蛋白：剂量和疗程同多发性硬化。

（4）其他：还有人采用干扰素诱导剂，可能有免疫调节作用。需临床进一步证实疗效。

2.对症支持治疗

对于躁动患者，可给予镇静剂，对有头痛、呕吐等颅内压增高症时，可给予降颅压药物，对于高热昏迷者，可给予物理降温，也可考虑选用冬眠疗法，对有惊厥者，给予制痉剂。并注意维持水电解质平衡、热量供应、预防并发症。

【病程观察及处理】

（一）病情观察要点

因本病往往来势凶险，病情较重。故在治疗过程中，应注意密切观察受累范围的变化，注意生命体征的监测；在应用药物治疗的过程中，应注意并发症，包括激素的并发症，以及合用硫唑嘌呤时血象的变化；还应注意因卧床而致的其他并发症，包括肺部感染、褥疮等。

（二）疗效判断与处理

疗效判断以临床效果为准，对于早期应用激素或其他治疗后，反应较好者，可在冲击治疗后继续小剂量药物维持；反应欠佳者可更换药物，或者合并应用药物。

【预后评估】

总的来讲，多数患者在治疗后均可逐渐恢复，可达完全复原，约2/3患者预后良好或尚好，多在3～6个月内能下床行走。有惊厥及昏迷的患者，预后较差。本病病死率为10%～20%，死因多为并发症包括呼吸衰竭和肺炎。

【出院随访】

出院时可能部分患者尚在服用激素，应定期减量和复诊，在治疗后的3个月或半年进行影像学复查，包括受累各部位的影像学。应注意避免各种易致本病的感染和疫苗接种。

第八章 神经肌肉接头与肌肉疾病

第一节 重症肌无力

【概述】

重症肌无力(myastheniagravis,MG)是主要由乙酰胆碱受体抗体(AChR-Ab)介导、细胞免疫依赖的和补体参与的神经-肌肉接头(NMJ)传递障碍的自身免疫性疾病。根据我们的资料(1987年3月—2006年1月)1 520例MG患者发病率男:女=1:1.18,发病年龄为14岁以下者占47.0%,以眼睑下垂为首发症状占61.25%,按改良Osserman分型Ⅰ型占67.1%。新生儿至85岁均可发病。临床主要表现为睑下垂、面瘫、构音困难、吞咽困难、咀嚼困难、呼吸衰竭和四肢肌无力,症状晨轻暮重,肌肉持续活动时加重。眼睑下垂931例(61.25%),复视85例(5.59%),眼睑下垂合并复视188例(12.37%),眼睑下垂合并斜视24例(1.58%),斜视19例(1.25%),肢体无力68例(4.47%),咽喉肌无力70例(4.61%),咀嚼肌无力10例(0.66%),颈部无力4例(0.26%),声音嘶哑4例(0.26%),眼部症状(眼睑下垂或复视或斜视)合并肢体无力52例(3.42%),眼部症状合并咽喉肌无力56例(3.68%),危象首发3例(0.20%),眼部症状和肢体、咽喉肌同时受累6例(0.39%)。以眼部症状首发的有1 247例,占82.04%。1029例患者行胸腺影像(CT或MRI)学检查,结果示胸腺瘤152例(15%),胸腺增生669例(65%),胸腺萎缩43例(5%),胸腺正常165例;行手术病理检查603例,结果示胸腺瘤107例(18%),胸腺增生467例(78%),胸腺萎缩19例(4%),胸腺正常10例。儿童组以胸腺增生为主,45～59岁组胸腺瘤多见。

神经-肌肉接头突触是一种信号转换装置,支配骨骼肌运动的电冲动由中枢到达运动神经末梢,运动神经纤维末梢将轴突传来的极微小神经冲动电信号,在突触前膜处转换成化学信号释放,引起骨骼肌收缩,完成自主运动。其中起主要作用的是乙酰胆碱(ACh)。ACh通过突触间隙与突触后膜的AChR结合,突触后膜去极化,引起沿肌肉纤维传递波幅较大的肌肉动作电位,将化学信号转变为电信号引起肌肉收缩。MG的NMJ由于AChR-Ab和ACh竞争与AChR结合,使突触后膜的Ach减少,使终板电位不能有效地扩大为肌纤维动作电位,运动终板传递受阻使肌肉收缩力减弱而导致肌肉收缩无力。在运动频率最高、AChR最少的眼肌和面部肌肉中,肌无力最早出现。有胸腺的病理研究及尸体解剖证明,约70%的MG病人胸腺异常,其中10%～15%合并胸腺瘤,50%～60%合并胸腺肥大及淋巴滤泡增生,切除胸腺后病情改善,认为胸腺参与本病发病。在西方85%～90%的MG病人血清可检出AChR-Ab,正常人群及其他肌无力患者阴性,对MG具有诊断意义。

MG骨骼肌改变最重要病变发生在运动终板超微结构水平,电镜观察本病神经末梢及面积减少，NMJ 突触前膜变宽，囊泡数量及所含 ACh 量为正常范围。突触后膜延长，初级突触间隙由正常的 200A(1A＝10m-10)增宽至 400～600A(1A＝10-10m)，突触皱褶减少、变浅，表面破碎和皱缩，缺乏次级皱褶，突触间隙可见基底膜样物质聚积。

胸腺上皮肿瘤具有几个重要的镜下特征：即分叶结构，血管周围间隙，髓质分化和聚集不成熟的 T 淋巴细胞。过去胸腺瘤的组织学分型方案比较多，命名也比较混乱，2004 年 WHO 根据肿瘤细胞的形态将胸腺上皮肿瘤分为胸腺瘤 A 型(梭形细胞，髓质性)；AB 型(混合性)；B1 型(富于淋巴细胞、淋巴细胞性、皮质为主性、器官样)、B2 型(皮质性)、B3 型(上皮性，非典型性，器官样，分化好的胸腺癌)，其他类型胸腺瘤及胸腺癌(包括神经内分泌癌)，该方案反映了肿瘤细胞异形性从低到高的演化过程。

常见的临床分期如下，临床Ⅰ期：包膜完整，无镜下包膜浸润；临床Ⅱ期：侵犯周围胸膜或纵隔内脂肪组织或镜下包膜浸润；临床Ⅲ期：肿瘤侵犯邻近器官(心包、大血管、肺等)；临床Ⅳa 期：胸膜或心包播散；临床Ⅳb 期：淋巴道或血道转移。

【诊断步骤】

(一)病史采集要点

1.起病情况

起病隐袭，主要累及随意肌，其中眼外肌组最易受累，有肌肉易疲劳、晨轻暮重的主诉。症状常局限于某组肌肉，肌群重复或持续运动后肌力减弱，呈规律性波动，活动后症状加重，休息后不同程度缓解。

2.主要临床表现

MG 主要临床特征是骨骼肌病态疲劳，症状活动后加重，休息后减轻，呈现出晨轻暮重，用抗胆碱酯酶药如新斯的明可使症状改善。在某些诱因下，包括感染、精神创伤、过度疲劳、妊娠、分娩及应用神经肌肉接头阻滞药物等情况下，出现症状的加重或累及呼吸肌。波动性肌无力的发生顺序为眼外肌、咽喉肌、咀嚼肌、肩胛带肌、躯干肌和呼吸肌等。

(1)眼外肌常最早受累：约半数病例眼外肌首先受累，10 岁以下儿童常见，患者主诉为视物重影或视物不清等。检查发现眼睑下垂、斜视及复视，严重时眼球运动受限或固定，一般可由单眼开始，以后累及双侧，也可交替发生呈“拉锯状”或双眼同时发病，瞳孔括约肌一般不受累。瞳孔对光反射及调节反射存在。

(2)面部肌肉受累：包括表情肌、咀嚼肌、吞咽肌、舌肌和发音肌。出现表情障碍，闭目皱眉不能，示齿无力。咀嚼肌无力表现为咀嚼普通食物无力，如青菜、猪肉等，只能进食流质或半流食物，常常表现为咀嚼停顿，患者诉牙齿无力，须休息片刻方能继续咀嚼。舌肌无力表现为，伸舌不出或伸舌时间短，舌在口内无力搅拌食物，构音不清。吞咽肌无力表现的吞咽困难有别于延髓性麻痹的持续性无力，而是休息一会儿又可以吞咽食物，连续吞咽又会感到疲劳，饮水呛咳程度较轻，发音肌无力表现为，长时间谈话后语音微弱低沉或带鼻音。如果患者伴有眼睑下垂或吞咽困难的声嘶，易于识别。如果以声音嘶哑为首发或唯一的症状时易造成误诊。

(3)躯干肌及四肢肌受累：颈屈肌、肩胛带肌、髋部屈肌受累较少，躯干肌中骶棘肌常受累。颈肌受累导致抬头困难，头部向前倾，患者常用双手扶托，四肢近端肌群受累表现双手抬举或梳头困难，走一段路后上楼梯或公共汽车困难，影响日常活动，严重时被迫卧床。肌无力以近端重于远端，受累肌仅有轻度萎缩或无萎缩，腱反射多数保存甚至亢进。膀胱及直肠括约肌受累可影响大小便功能。有一部分患者可出现听力下降，用抗胆碱酯酶药后好转，可能与镫骨肌受累有关。

(4)呼吸肌受累：早期表现活动后气短，病情重时静坐也有气短、发绀及咳嗽无力，继发吸入性肺炎可导致死亡。严重的呼吸肌麻痹，以致不能维持换气功能时，称为重症肌无力危象，此时须及时抢救，会危及生命，是MG死亡的常见原因。肺感染或手术(如胸腺摘除术)后可诱发危象，情绪波动和系统性疾病，失眠等均可使症状加重，有一部分患者并没有明显的诱因，考虑为自然病程发展的结果。危象可分为三类：第一种为肌无力危象：临床最常见，约占MG危象的95%，诱发因素通常为呼吸道及肺感染、手术(包括胸腺摘除术)、分娩、月经期、过劳、情绪抑郁，漏服、停服抗胆碱酯酶药或药量不足，应用过量镇静剂，呼吸抑制剂如吗啡，神经一肌肉传导阻断剂如链霉素、庆大霉素等。患者全身肌无力迅速进展加重，出现呼吸困难，常伴烦躁、不安、出汗和震颤等，由于呼吸肌无力，可出现二氧化碳潴留，患者在夜间最明显，会出现头痛剧烈，神志改变，需引起高度警惕。依酚氯铵2～5mg静脉注射(或新斯的明1mg肌注)后肌无力症状短暂明显好转，可证实诊断。第二种为胆碱能危象：约占危象的4%，通常因抗胆碱酯酶药过量，使终板膜电位发生长期去极化，阻滞神经肌肉传导所致。见于长期大剂量抗胆碱酯酶药应用患者或随意加大用药量者。依酚氯铵试验症状加重可证实。在肌无力症状迅速加重的同时伴有肌束震颤及毒蕈碱样反应，如恶心、呕吐、脸色苍白、出汗、流涎、腹痛、腹泻、肠鸣音亢进、大小便失禁、瞳孔缩小、唾液增多、心动过缓和肌束颤动等，先兆症状常为瞳孔缩小，可引起心搏骤停和血压下降可危及生命。第三种为反拗性危象约占危象的1%，抗胆碱酯酶药治疗无反应。发病机制不清，可能由于对抗胆碱酯酶失敏感所致。临床表现患者药物剂量未变，但突然失效，肌无力症状明显加重而无胆碱能副作用征象，依酚氯铵试验无反应。多见于严重全身型患者，发生于胸腺瘤术后、感染、电解质紊乱等情况。

(5)心脏受损表现：MG患者心脏症状和体征多不典型或被严重的骨骼肌症状所掩盖，常被医生忽视。心电图可表现为T波平坦、倒置，ST段压低、窦性心动过速、过缓伴不齐，少数有二联律和Q波，经用新斯的明10分钟后，这些异常则完全恢复，同时心肌酶学也有改变。

(6)平滑肌和膀胱括约肌也可受累：我们发现，患者伴发麻痹性肠梗阻、动力性梗阻性肾盂积水，经用肾上腺糖皮质激素治疗，这些表现随MG的好转而改善，说明这些患者的平滑肌症状属肌无力性质。以上研究均说明MG不仅侵犯骨骼肌的突触后膜的烟碱型乙酰胆碱受体，而且可以侵犯平滑肌的突触后膜的毒蕈碱型乙酰胆碱受体。感觉通常保存，个别病人伴有癫痫发作、精神障碍、锥体束征、自主神经和周围神经受累等表现。可能与中枢神经系统的乙酰胆碱的同样减少有关。

(7)有一部分病人可表现为言语理解，表达和抽象概括能力，视觉分析，视-运动协调，空间综合能力、注意力和短时记忆能力受损害，甚至具有轻-中度认知功能障碍的特点，而无失语等严重痴呆的表现，且长时记忆损害较轻。而胆碱能系统在认知过程中发挥重要的功能，抗胆碱能制剂如阿托品等能引起记忆障碍。相反，毒扁豆碱则有阻断乙酰胆碱酯酶的作用，并有增强记忆力的作用。因此，目前认为MG患者AChR-Ab可作用于中枢神经系统，引起乙酰胆碱减少而影响记忆功能。

3.既往病史

我们的资料，在 1520 例 MG 患者中合并其他自身免疫性疾病有 132 例(8.68%)，其中合并甲状腺功能减退有 3 例，甲状腺功能亢进有 104 例，白癜风 2 例，系统性红斑狼疮 3 例，血小板减少性紫癜 4 例，风湿性关节炎 3 例，干燥综合征 3 例(表现为眼干、口干、阴道干)，结节病 1 例，银屑病 2 例，肾病 5 例，多发性肌炎 1 例，吉兰-巴雷综合征 1 例。其中以合并甲亢最多，占 78.79%(104/132)。合并甲亢的发病率为 6.8%(104/1520)。在 104 例 MG 合并甲亢的患者中，女性 67 例(64.4%)，眼肌型 65 例(62.5%)，全身型 39 例(37.5%)，甲亢发生于 MG 前或二者同时发病的占 81.7%(85/104)，于 MG 后发病的占 18.3%(19/104)。MG 患者家属患其他自身免疫性疾病的有 13 个家族，占 0.86%。其中 1 例 10 岁 MG 患者，1995 年出生，2004 年发现 MG，MG 发病后 10 个月发现甲亢，其母亲 1991 年发现甲亢，其两个姨母及曾祖母也患有甲亢。因此，在询问既往史中特别要注意家族情况。

4.家族史

家族性重症肌无力(familial myastheniagravis，FMG)指在一个家族中，有 2 个或 2 个以上的成员患有重症肌无力，不包括重症肌无力母亲所生的新生儿所表现的一过性重症肌无力。文献报道：家族性重症肌无力的发病率为 1.4%～5.3%，同一家族同性别(互为兄弟或姐妹)的发病年龄相近或几乎同时发病，同一家系的 MG 分型基本相同，病情演变也基本一致，我们的前期研究提示，在本课题组 1520 例 MG 患者中，FMG 家系 14 个，共 29 例患者，以兄弟姐妹最多，占 82.8%。这提示遗传因素也参与 MG 的发病中，在病史询问中应注意。

(二)体格检查要点

(1)一般情况基本正常。若患者以肌无力危象来就诊，需注意其呼吸循环等情况。

(2)要注意甲状腺有无肿大，能否听到血管杂音等。

注意：患者的皮肤黏膜，关节有否畸形等，需寻找其他自身免疫疾病的证据。

(3)神经系统检查重点应放在运动系统方面。注意眼球运动、复视、瞳孔的大小、对光反射等的情况，若患者瞳孔扩大，对光反射消失应质疑重症肌无力的诊断，需排除其他疾病。注意有无吞咽困难，讲话有无鼻音，颈肌的肌力等情况。患者四肢的肌张力一般正常，腱反射无改变，也可出现病理征。一部分病人也会出现四肢肌萎缩，需与运动神经元病相鉴别。

(4)其他的神经系统检查基本正常。

(三)门诊资料分析

1.肌疲劳试验

肌疲劳试验(Jolly 试验)是诊断 MG 的最简单方法，在门诊就能完成。令患者受累随意肌快速重复收缩，然后观察肌肉无力有否加重，休息后能否缓解。如连续眨眼 50 次，可见眼裂逐渐变小；令病人仰卧位连续抬头 30～40 次，可见胸锁乳突肌收缩力逐渐减弱出现抬头无力；举臂动作或眼球向上凝视持续数分钟，若出现暂时性瘫痪或肌无力明显加重，休息后恢复为阳性；如咀嚼肌力弱可令重复咀嚼动作 30 次以上，如肌无力加重以至不能咀嚼为阳性。让患者下蹲 30～40 次，患者因无力难以完成为阳性。做此试验过程中，一定要注意前后对比。

2.新斯的明或依酚氯铵试验

新斯的明和依酚氯铵均是抗胆碱酯酶药，可用于 MG 诊断和各类危象的鉴别。在做这一类试验时，要注意药物副作用，需取得患者理解。

(1)依酚氯铵试验：当患者存在握力、颈肌力量、眼外肌功能、睑下垂、复视、吞咽、生活能力、肌电图(EMG)变化时，使用依酚氯铵可短时改善症状，即支持MG诊断，但此试验不能用于呼吸窘迫患者。依酚氯铵成人量为10mg(儿童0.2mg/kg)，开始静注2mg，如果无严重毒蕈碱样副作用，其余药物在约30秒内推入。其作用时间一般为2～20分钟，偶尔大于2小时。临床症状的改善时间应与药物有效时间相符。小剂量(1mg)依酚氯铵用于诊断胆碱能危象；如果无效，可增至5mg。若为胆碱能危象会暂时肌无力加重并出现肌束震颤；反拗危象无反应。副作用包括轻度毒蕈碱样反应，如恶心、呕吐、肠痉挛、多汗及流涎等，平滑肌痉挛和心律改变，支气管哮喘和心律失常者慎用。若出现副反应，可给予阿托品肌内注射对抗。此药还有罕见的心室颤动和停搏风险，必要时采取紧急呼吸支持。由于可使胃肠蠕动加强，此试验宜在饭后2小时内进行。而且对于晚期重症病例因神经肌肉接头突触已破坏过重，可出现假阴性，但不能否定MG的诊断。

(2)新斯的明(neostigmine)试验：甲基硫酸酯新斯的明是人工合成化合物。该药物起效时间较长，持续时间也长，能够更好地做临床判断。一般予1～1.5mg肌内注射，通常注射后10～15分钟症状开始改善，20分钟达高峰，持续2～3小时。副作用与处理方法同依酚氯铵试验。可肌注阿托品来对抗毒蕈碱样反应和心律不齐。

(3)冰敷实验：温度可对重症肌无力症状造成影响。高热加剧肌无力症状，而低温则有助于提高肌力，低温冰敷实验通过冰袋敷在眼周围大约2分钟，在2分钟内即可显著提高眼睑组织的肌力，甚至恢复至正常水平。现已证实在眼肌型肌无力患者中，这项实验均为阳性，有100%敏感性，同时也有较高的特异性，此实验操作简单、安全、无创伤性，对临床有实用价值。

(4)其他常规检查：本病患者一般血常规，尿常规，常规生化检查基本正常。若患者以呼吸肌无力来就诊，其二氧化碳结合力升高，需注意有否因呼吸无力，二氧化碳潴留引起呼吸性酸中毒合并代偿性碱中毒的情况。有些患者因为咽喉肌无力引起进食减少，需注意有否合并酮症、负氮平衡、电解质混乱等情况。

(四)进一步检查项目

完善门诊的常规抽血检查，目的在于了解有否合并其他疾病及确诊MG。如甲状腺功能排除甲亢，血沉、类风湿因子、抗O抗体等排除其他结缔组织疾病。

1.血清AChR-Ab测定

MG患者AChR的滴度明显增加，阳性率为70%～95%，是项高度敏感、特异的诊断试验。酶联免疫吸附试验(ELISA)检测特异性达99%以上，敏感性88%。全身型MG的AChR-Ab滴度明显高于眼肌型，阳性率高，Ⅲ型(急性突发型)病人抗体滴度最高。放射免疫测定(RIA)也广泛应用，80%～90%全身型MG患者及约60%的眼肌型MG患者可检出血清AChR-Ab。但抗体滴度与临床表现不完全一致，该抗体也可见于13%的Lambert-Eaton肌无力综合征病人，故不适宜作为重症肌无力的筛选检查。

2.抗肌肉特异性激酶(MuSK)抗体的测定

在MG中另一种抗体也引起人们的关注，这种抗体是针对肌肉特异性激酶(MuSK)的抗体。MuSK主要在肌肉早期发育过程中进行表达，其作用决定了神经肌肉连接处的正常结构，可参与完成神经肌肉接头处的冲动传递。抗 MuSK 抗体主要通过结合肌细胞处的 MuSK 连接区域，并将其暴露于神经肌肉连接处，从而抑制了肌细胞中 MuSK 的集聚蛋白路径，改变了神经肌肉的传递，并导致肌无力的发生，在临床上，主要用于血清反应阴性的重症肌无力(SNMG)诊断。70%的所谓的血清阴性(没有发现存在有 AChR 抗体)的全身型 MG 患者中发现有这种抗体，而在血清阳性 MG 患者和伴有胸腺瘤的 MG 患者中却并未发现有这种抗体。血清 AChR 抗体阴性而抗 MuSK 抗体阳性的 MG 患者的起病年龄，显著较仅是血清 AChR 抗体阴性的 MG 患者早，但无男女性别差异。最近台湾的一项研究发现，在中国人群的全身型血清阴性 MG 患者中仅 3.8%(1/26)的患者是抗 MuSK 抗体阳性，显著低于高加索人群中全身型血清阴性 MG 患者中 40%～70%的比率。

3.血清骨骼肌柠檬酸提取物(CAE)和肌联蛋白抗体(Titin-Ab)检测

MG 患者血清中除乙酰胆碱受体抗体(AChR-ab)外，还可以检测到其他抗体。早在 20 世纪 60 年代初 Strauss 等就发现，在 MG 患者血清中存在一种能与骨髓肌横纹肌起反应的自身抗体，其后证明该抗体能与胸腺中的肌样细胞起反应。由此，骨骼肌柠檬酸提取物抗体(cAB-Ab)检测被用作为临床诊断伴胸腺瘤重症肌无力的重要参考指标。20 世纪 90 年代初，Aarli 等研究发现，能与 MG 患者血清产生免疫反应的骨骼肌柠檬酸提取物抗原成分为肌联蛋白。随后经免疫电镜方法证实了肌联蛋白的主要免疫原性区。近年来，国内外相继报道了检测 MG 患者血清 Titin-Ab 的结果，并认为该抗体检测在伴胸腺瘤重症肌无力诊断中具有重要参考价值。

4.Ryanodine 受体抗体(RyR-Ab)的测定

RyR 是一种跨膜型的钙通道蛋白质，它不受电压门控的调节，而能和一种植物碱 Ryarlodine(Ry)结合。RyR 的相对分子质量为 400000～450000，含有 5037 个氨基酸残基，它的结构特征近似“足”形，分布于肌质网与 T 小管(或肌膜)相邻的膜上，分跨膜部分和胞质部分。RyR 是一种钙离子释放通道，通过 RyR 通道，推测钙离子可直接由肌质网流向 T-小管与肌质网的间隙，进而引起骨骼肌的兴奋收缩耦联。目前的研究认为 RyR 与肌膜和 T-小管膜上的二氢吡啶受体(dihyhdropyridine recepto:DHPR)参与这一耦联。

1992 年 Mygland 等发现，伴胸腺瘤的 MG(MGT)和晚发型 MG 血清中存在 RyR 抗体，而早发型 MG 和其他自身免疫病患者的血清中未检测到该抗体。而且 RyR 抗体可以与心肌发生交叉免疫反应。由于:RyR 抗体的发现及其在骨骼肌兴奋收缩耦联机制中的作用，人们很自然的想到 RyR 抗体能诱发 MG。离体实验表明，RyR 抗体与 RyR 具有高度亲和力，能阻断钙离子从肌质网释放，并且已有学者发现 MG 患者确实有兴奋收缩耦联机制的障碍并可伴有肌病的表现。他们认为，RyR 抗体致病作用可能是胸腺瘤中增生的上皮细胞具有部分骨骼肌抗原或是与之有交叉反应的表位表达，从而致敏 T 淋巴细胞，进一步刺激 B 淋巴细胞产生抗 RyR 抗体。RyR 抗体影响了钙的释放，使骨骼肌不能有效收缩，导致肌无力的发生。但其确切机制还有待进一步研究。

近年来研究，许多 MG 病人体内可检测到非 AChR-ab，尤其是在 MGT 和晚发型 MG 病人体内。MGT 病人中约有 50%体内可检测到 RyR 抗体，而在不伴有胸腺瘤的 MG 病人和早发型 MG 病人血清内很少检测到该抗体。因此，RyR 抗体和 MG 尤其是 MGT 和晚发型 MG

的关系引起人们的关注。进一步研究发现 MGT 和晚发型 MG 中,临床症状严重程度越高,其体内 RyR 抗体出现的概率也就越大。得出 RyR 抗体与 MGT 病人病情的严重程度呈正相关,并且是高度致死因素,建议这些抗体应该作为诊断 MG 的指标。重症病人的表达多于轻症病人,因此 RyR 抗体水平的检测对于 MG 患者的临床病情评估具有参考价值。

5.基因诊断

人类白细胞抗原(human leucocyte antigen,HLA)系统,定位于 6 号染色体短臂 6p21.3～21.33,在人类遗传系统中最具多态性。传统上 HLA 基因分为Ⅰ类(HLA-A、B、C 等),Ⅱ类(HLA-DR、DQ、DP 等)及Ⅲ类(补体基因)。其中 HLA-Ⅱ类基因与自身免疫疾病关系最为密切。MG 与 HLA 的关系多年来受到国内外学者的重视。起初人们运用血清学方法发现欧洲白人高加索人 MG 与 HLA-A1,B8,DR3 相关。美洲黑人 MG 则与 HLA-A1,B8,DR5 相关。日本人 MG 与 HLA-A2,BW46,DRW9 相关。在国内香港 MG 年轻发病眼肌型则与 HLA-B46、DR9 相关,成年发病则与 B5、B15 相关。迄今为止,显示与中国人 MG 有关联的 HLA 基因位点包括:HLA-DQB1,A2,BW46,DQW9,CX46,DQ9,DQW3,DPBl 等。目前发现,许多自身免疫病与 HLA-DQ 基因多态性相关联。随着 HLA-DQ 基因多态性在 MG 发病中作用的建立,国外已在该亚区发现了 MG 的易患基因。

6.肌电图检查

(1)常规肌电图:MG 的常规肌电图可见随着持续收缩,MUP 波形和波幅不恒定,随着持续时间的延长,波幅可变小,在肌无力较重的患者尤为明显,这与神经肌肉接头处的传导受阻有关。但在临床上一般并不对此进行定量或定性测定。进行肌电图检查的主要目的在于鉴别是否存在其他神经肌肉损害,为达到这一目的,应该同时进行神经传导测定,这在临床表现不典型者尤为重要。部分 MG 患者可以合并有肌源性损害的表现,此时需要注意进一步明确是否合并有其他疾病,如结缔组织病或甲亢等内分泌性疾病。

(2)重复神经电刺激(repeat nerve stimulation,RNS):是常用的神经肌肉传导生理检查,是检测 NMJ 疾病最常用方法。3Hz 低频重复电刺激周围神经引起支配肌肉动作电位迅速降低 10%为阳性。

常规检查面神经、腋神经及尺神经,频谱一般为 2Hz、3Hz、10Hz 和 20Hz,持续时间 3 秒,结果判断用第Ⅳ或第Ⅴ波与第Ⅰ波相比,观察波幅或累积衰减程度。RNS(小于 5Hz)波幅或面积衰减 10%或 15%以上为阳性,高频重复电刺激(大于 10Hz)衰减值应超过 30%(正常值因实验室而不同),其中腋神经刺激的阳性率最高,其次是面神经刺激,尺神经刺激最低,其机制可能与安全阈不同有关。RNS 阳性率还与病变的类型有关,全身型 MG 的阳性率明显高于眼肌型 MG。而高频 RNS 递减的阳性率较低,主要用于观察有无波幅递增,是诊断 Lambert-Eaton 综合征的特征性手段。

值得注意的是,RNS 低频递减现象并非 MG 所独有,其他某些影响神经肌肉接头的疾病也可以导致 RNS 的低频递减现象,如某些药物可以直接影响神经肌肉冲动的传递,某些疾病也可以继发出现神经肌肉接头处的异常,如 ALS 由于失神经和神经再生运动终板不成熟,也可以出现神经肌肉接头处的功能异常,产生 RNS 低频刺激波幅递减。

在检查时须注意在停用抗胆碱酯酶药 10 小时后,否则可出现假阴性。另外,疾病进展期或皮质类固醇治疗期见轻度波幅增加，注意不要与 Lambert-Eaton 综合征患者随意收缩后出现特征性波幅增加混淆。

(3)单纤维肌电图(sintgle fiber electromyogram，SFEMG)：是 20 世纪 70 年代后期开始用于临床电生理检测技术，SFEMG 通过特殊电纤维针电极测定颤抖研究 NMJ 功能。主要监测参数有 3 个颤抖(jitter)：指同一运动单位内的两个肌纤维在连续放电时，二者潜伏期时间间隔的差异，正常约 10μs。该参数由神经肌肉接头传递时间的差异所决定。MG 病人 jitter 值明显增宽。阻滞(block)：是指一对或一对以上的电位在连续放电的过程中，如一个电位间断出现或脱落称为阻滞。block 是由于神经肌肉接头处传递障碍，轴索的神经冲动未能向下传导到肌纤维所致。为颤抖严重时的一种表现，通常在 jitter＞80～100μs 以上时出现。在进行 SFEMG 测定时，必须注意减少影响 jitter 结果的因素。另外，jitter 随年龄增高而轻度增加，60 岁以后更明显。纤维密度(FD)：是指针电极记录范围内所记录到的肌纤维数目。连续测定 20 个部位，将 20 个记录部位所有的单纤维电位数除以 20，其平均值为该肌肉的 FD。

SFEMG 不仅用作 MG 诊断，也有助于判定疗效，检查前无须停抗胆碱酯酶药，但操作技术要求较高和费时，需病人很好配合，正确收缩才能分离出同一运动单位内单根肌纤维，低频 RNS 阳性病人无须作此项检查，SFEMG 诊断神经肌肉传导障碍较 RNS 敏感可靠，更依赖检查者的经验。sFEMG 是当前诊断 MG，尤其眼肌型或全身轻型 MG 病人最敏感电生理指标，MG 病人检出率为 91%～94%，RNS 仅为 44%～65%。另外，必须注意 SFEMG 的特异性较低，在多种疾病均可出现异常，即 SFEMG 颤抖增宽，并非就是 MG。

7.胸腺影像学检查

大多数 MG 患者伴有胸腺异常，其中约 15%伴有胸腺瘤，80%有胸腺增生，直接关系到诊疗方案的选择和患者预后。胸腺增生可见于任何年龄及性别，以儿童眼肌型及青年妇女全身型患者较多见，胸腺肿瘤主要见于成年男性。纵隔 CT 扫描常于主动脉弓前方发现较高密度均匀影，超出胸骨外缘。所有诊断为 MG 的患者必须进行胸部影像学检查，以寻找胸腺瘤的证据。胸部断层摄影术和 MRI 都可发现胸腺异常，但在诊断恶性肿瘤侵袭范围时 MRI 更有优势。

【诊断对策】

(一)诊断要点

诊断根据部分或全身骨骼肌易疲劳，波动性肌无力，活动后加重、休息后减轻和晨轻暮重等特点，体检无其他神经系统体征，低频重复电刺激波幅递减及单纤维肌电图显示震颤增宽或阻滞，胆碱酯酶抑制剂治疗有效，血清 AChR-Ab 阳性等特点可确诊。

(二)鉴别诊断要点

MG 有时可误诊为许多疾病，因此，做好鉴别诊断至关重要。常常需要与 MG 做好鉴别诊断的疾病有：

(1)其他原因所致的眼睑下垂、眼外肌麻痹的疾病 MG 常表现为眼睑下垂、复视、眼球运动障碍等眼外肌麻痹征象，但有这些眼症状的并不都是 MG。

1)动眼神经麻痹：患者表现为眼睑下垂，眼球运动障碍，此与重症肌无力容易混淆。但若为中枢性则会出现脑干其他部位的损害症状，若为周围性，患侧瞳孔散大，对光反射消失(因副交感神经纤维受损),症状无波动,新斯的明试验阴性。常见于脑血管意外,后交通动脉瘤,糖尿病,Tolosa-Hunt 综合征等。

2)先天性眼睑下垂和老年性睑下垂:从病史和年龄就能很好鉴别。患者症状无晨轻暮重,新斯的明试验阴性。

3)何纳综合征:是颈交感干受损的表现。患者表现为病灶侧眼裂变小,而非眼睑下垂(前者眼睑并没有覆盖角膜,而后者有覆盖角膜)瞳孔缩小,眼球凹陷,还伴有一侧面部无汗,面色红润而干燥,鼻黏膜充血及鼻道阻塞,眼内压降低等症状,患者中枢神经系统有病损(如脑干,颈 8-胸 2 脊髓等),而症状并没有波动。

4)眼睑痉挛和 Meige 综合征:这两种疾病是锥体外系统疾病,表现为面部或主要是眼睑的肌肉痉挛,患者在紧张时加重,安静和休息时减轻。有些严重的病人主诉为双眼无法睁开,但没有眼球活动障碍,新斯的明试验可鉴别。

5)进行性肌营养不良症眼肌型:多在青壮年发病,起病隐袭,病情尤其侵犯眼外肌,严重时眼球固定;家族史、肌酶谱和肌活检等可鉴别。

6)多发性硬化:患者可因为损害脑干内侧纵束而出现,患者表现为眼球同侧偏视的分离现象。此时,内收眼球的偏斜不如外展眼球那样完全,并可见有该外展眼球的眼球震颤,此为脑干内侧纵束的病变,产生核间性眼肌麻痹,易与重症肌无力混淆。可根据多发性硬化的其他表现与之鉴别,如小脑体征,病程缓解复发,阶梯样进展等鉴别。

7)甲状腺功能亢进浸润型眼肌麻痹:当患者有甲亢病史时容易混淆。甲状腺功能亢进浸润型眼肌麻痹通常根据眼球突出(早期不明显)和对新斯的明无反应来判断。

8)线粒体脑肌病:可有慢性进展性眼外肌麻痹,主要表现为双眼睑下垂,眼球各方向运动受限,可有肢体近端无力,同时患者也常主诉为肌无力的易疲劳性,表现为病态的疲劳(稍微活动就无力),但没有明显的晨轻暮重。此外若还伴有视网膜色素变性、心脏传导阻滞、矮小、智障者等,则为 KSS 型。线粒体脑肌病患者血乳酸浓度常增高,运动前与运动后的比较更有意义。肌肉活检电镜发现线粒体形态异常,数目增多。组织化学染色可见有明显的破碎红纤维(RRF)。肌酸磷酸激酶(CK)正常但也可增高,新斯的明试验阴性。

2.表现为肌无力的其他神经疾病

(1)肌无力综合征(Latubert-Eaton 综合征):50 岁以上男性患者居多,约 2/3 伴发癌肿,特别是小细胞肺癌。患者以四肢无力为主,下肢症状较重,颅神经支配的肌肉通常不受累,无明显的晨轻暮重,当患者做短暂的肌肉收缩时肌力可增强,持续收缩后又呈病态的疲劳是其特征性的表现。在做重复神经电刺激时可见低频刺激时波幅降低,而高频刺激波幅增高,血清 AchRAb 不高,抗胆碱酯酶药物无效可与 MG 鉴别。

(2)吉兰-巴雷综合征(GuillainrBarre syndrome,GBS):为急性起病的四肢对称性无力,可伴咽喉肌麻痹和面肌无力,很少侵犯眼外肌,新斯的明试验阴性,肌电图呈神经源性损害,运动传导速度降低、腱反射减弱或消失,可有四肢远端的末梢型感觉减退,脑脊液可呈蛋白细胞分离现象。GBS 的 Fisher 变异型的早期可有眼睑下垂,但 Fisher 型腱反射消失或出现共济失调,EMG 检查可鉴别。

(3)周期性瘫痪:周期性瘫痪是以反复发作的四肢近端弛缓性瘫痪为特征的肌病,常伴有血钾改变，我国以低钾型多见，青壮年多见，男多于女，下肢重于上肢，可伴肢体酸痛，数小时达高峰，腱反射减弱或消失，血钾降低（<3.5mmol/L），心电呈低钾改变（P-R间期延长，QRS增宽，ST段降低，T波低平，出现U波）。1～2天可缓解，常有反复发作史，新斯的明试验阴性。可伴有甲状腺功能亢进。

（4）多发性肌炎：通常无眼外肌麻痹，全身肌无力以近端为主，无波动性，患者有肌肉酸痛，肌酶升高，以CK为主，肌电图提示为肌源性损害，新斯的明试验阴性。肌活检可有炎症细胞的浸润。

（5）神经症患者可主诉全身无力、易疲劳，但无复视、眼睑下垂、斜视症状等。有一定的情绪障碍，肌电图无明显异常。

（6）肉毒中毒：肉毒素作用于突触前膜，导致NMJ传递障碍及骨骼肌瘫痪，用依酚氯铵或新斯的明后症状改善，易与肌无力危象混淆。但其起病快，早期通常瞳孔散大，光反应消失，并迅速出现延髓肌、躯干肌及肢体肌受累，并有明确的中毒史。

（7）有机磷杀虫剂中毒及蛇咬伤均可能引起危象，但有明确中毒史、蛇咬伤史，可鉴别。

除此之外，进行性肌营养不良，运动神经元病，脂质沉积性肌病，糖尿病性肌萎缩症，甲亢性肌病等也需与MG相鉴别。

3.表现为“延髓性麻痹”的神经系统疾病

有一部分MG患者以舌肌萎缩、说话鼻音、吞咽困难为主要症状，又不伴明显的眼外肌麻痹，若出现四肢的肌肉萎缩（V型）和无力则极易误诊，需与以下疾病鉴别。

（1）由各种原因，如脑血管病、感染、一氧化碳中毒、脑肿瘤、多发性硬化等导致双侧上运动神经元（大脑皮层运动区及其发出的皮质核束）病变所致假性延髓性麻痹，其主要临床表现有“三个困难”（言语困难，发音困难，进食困难）、病理性脑干反射、情感障碍等，还可有排尿困难、锥体束征。依靠新斯的明试验、神经电生理检查、AChR-Ab检测等资料鉴别。

（2）由诸如肌萎缩侧索硬化症、进行性延髓性麻痹、多组颅神经炎、延髓空洞症、脑干肿瘤等导致双侧延髓运动性核团及其根丝病变所致的延髓性麻痹，其主要临床表现也是“三个困难”，合并出现舌肌束震颤和舌肌萎缩。由于病变可在脑干和后组颅神经，因此可出现自主神经功能障碍及其他长束体征，如呼吸循环衰竭、锥体束征、感觉障碍等。依靠新斯的明试验、神经电生理检查、AChR-Ab检测等资料鉴别。

总之，临床上可出现与MG相似症状的肌病很多，首先必须认真、仔细地查体，对于查不到神经系统定位体征的患者，先做新斯的明试验和肌电图的重复电刺激检查，以及AChR抗体的测定。而不要急于先做那些不必要的昂贵的神经放射检查，因为尽管MG多伴有胸腺改变，但没有相应临床改变的胸腺检查的结果对MG的诊断毫无意义；而对于有定位体征的患者，如病理反射阳性，感觉障碍、共济失调、腱反射异常等则应根据需要进一步作头部或脊髓的影像学和其他实验室检查，认真而详尽的神经系统检查至关重要。

（三）临床类型

1.改良的Ossermean分型

被国内外广泛采用，用于临床治疗分期及判定预后。共分5型：

Ⅰ型或眼肌型MG（ocular MG）：我们的资料67.1%，欧洲占15%～20%，单纯眼外肌受累,出现上睑下垂或复视等,无其他肌群受累的临床及电生理证据,为良性型,皮质类固醇疗效好,预后佳。

ⅡA型或轻度全身型MG(mildgeneralized MG):占20%~30%,常伴眼外肌受累,四肢肌群轻度受累,通常无咀嚼、吞咽及构音障碍,生活可自理,进展缓慢,不发生危象,药物治疗反应较好。

ⅡB型或中度全身型MG(Hloderately severegeneralized MG):中国人占5%左右,眼外肌受累,骨骼肌和延髓肌严重受累,出现复视、睑下垂、吞咽困难、讷吃及肢体无力,生活难以自理,但未发生危象,药物治疗反应不佳。

Ⅲ型或急性突发型MG(acute fulminating MG):占1%~3%,急性起病,症状危重,进展迅速,常在起病数周至数月内达到高峰,生活不能自理,伴呼吸肌麻痹危象,常需气管切开或辅助呼吸,多合并胸腺瘤,药物治疗反应差,预后差,死亡率高。

Ⅳ型或晚期重症型MG(late severe MG):约占10%,症状与Ⅲ型相同,可经过2年以上由Ⅰ型发展为ⅡA、ⅡB型,再稳步进展而来,出现延髓麻痹或呼吸肌麻痹,药物治疗反应及预后差。

Ⅴ型或伴肌萎缩型:起病后半年内出现肌萎缩,肌无力出现失用性,继发性肌萎缩不属此型。

改良的Osserman分型法可反映受累肌群,病人对劳动能力影响或威胁生命的严重程度,Ⅱ型仅给病人生活和工作带来不便,Ⅲ型、Ⅳ型可随时出现生命危险,应高度重视。该分型只能反映受累肌群,不能准确反映肌无力严重程度,肌无力严重性与AChR-Ab滴度无相关性。

2.MGFA分型

2000年美国重症肌无力协会提出了新的临床分型,较Os-Serman分型更能客观、细致地反映出病人病情,以及治疗前后的变化与波动。

Ⅰ型:任何眼肌无力,可伴有闭合无力,其他肌群肌力正常。

Ⅱ型:无论眼肌无力的程度,其他肌群轻度无力。

ⅡA型:主要累及四肢或(和)躯干肌,可有同等程度以下的咽喉肌受累。

ⅡB型:主要咽喉肌或(和)呼吸肌,可有同等程度以下的四肢或(和)躯干肌受累。

Ⅲ型:无论眼肌无力的程度,其他肌群中度无力。

ⅢA型:主要累及四肢或(和)躯干肌,可有同等程度以下的咽喉肌受累。

ⅢB型:主要咽喉肌或(和)呼吸肌,可有同等程度以下的四肢或(和)躯干肌受累。

Ⅳ型:无论眼肌无力的程度,其他肌群重度无力。

ⅣA型:主要累及四肢或(和)躯干肌,可有同等程度以下的咽喉肌受累。

ⅣB型:主要咽喉肌或(和)呼吸肌,可有同等程度以下的四肢或(和)躯干肌受累。

Ⅴ型:气管插管,伴或不伴机械通气(除外术后常规应用);无插管的鼻饲病例为ⅣB型。

3.其他

根据发病年龄,胸腺病理,血清抗体的检出,与HLA相关联等特点可分为以下几类:

早发型MG(全身型),发病年龄小于40,多合并胸腺增生,90%AChR抗体阳性,西方人与DR3-B8关联,在亚洲则与DR9关联,男/女为1∶3,可合并多种自身免疫性疾病。

晚发型MG(全身型),发病年龄大于40,胸腺病理多显示正常或胸腺萎缩,90%AChR抗体阳性,大多数可见Titin抗体,Ryanodine受体抗体阳性,与DR2-B7关联。Titin抗体,Ryanodine受体抗体阳性者提示疾病的较严重,几乎不合并其他的自身免疫性疾病。

胸腺瘤型MG,40～60岁发病者多见,合并胸腺瘤,90%AChR抗体,Titin抗体,Ryanodine受体抗体及KcNA4抗体阳性,至今未发现与HLA有关联。可合并其他的副肿瘤相关性疾病。

MuSK抗体阳性型MG,大多数患者起病年龄小于40岁,胸腺病理提示正常,可检出MuSK抗体,与DR14-DQ5相关联。女性多见,可选择性累及咽喉肌与面肌等上半身的肌肉,呼吸肌常易受累,甚至有肌肉的萎缩,一般病情较重,常有危像发生。

血清抗体阴性全身型MG,本型临床差别很大,发病年龄不定,在某些病人胸腺表现为增生,未发现与HLA相关联。

眼肌型MG,在美国与欧洲以成年人多见,在亚洲以儿童多见,50%AChR抗体阳性,很少出现有抗MusK抗体,中国人与BW46相关。

4.其他特殊分型

(1)新生儿MG:约12%的MG母亲的新生儿出生后48小时内出现吸吮困难、哭声无力、肢体瘫痪及呼吸功能不全等症状,母亲、患儿均可检出AChR Ab,无力症状可持续数日至数周,随后症状逐步改善直至消失,抗体滴度降低。若出现呼吸衰竭,患儿可用血浆置换、呼吸机支持和大量丙种球蛋白、激素的治疗。一般预后良好。我们资料证实胸腺切除过的女患者分娩新生儿无MG。

(2)儿童和青少年型:儿童和青少年MG仍以女性多见,3岁以下婴幼儿几乎占一半以上。年龄越小,患病率越高,绝大多数病程短于2年,以单纯眼肌型最多,其次为全身型,部分单纯眼肌型在起病1个月～2.5年内转变为全身型。说明MG患儿经过治疗后,病情即使不痊愈也会相对稳定,仅少数(10%左右)转化为其他类型。极少合并胸腺瘤,胆碱酯酶抑制剂治疗效果相对欠佳。

(3)先天性MG:较少见,新生儿期通常无症状,婴儿期出现眼肌麻痹和肢体无力,严重时累及呼吸功能,部分患者有家族史。此型为AChR基因突变导致的离子通道病,抗胆碱酯酶药可能有效,血清中不能检出相关抗体。

(4)药源性MG:发生应用神经-肌肉传递阻滞剂,如氨基糖苷类抗生素、奎宁、奎尼丁、普鲁卡因胺、普萘洛尔、氯丙嗪和肌松剂等,特别在青霉胺治疗肝豆状核变性、类风湿关节炎及硬皮病患者,临床症状及AChR Ab滴度与成人型MG相似,停药后症状消失。

(5)老年MG:老年患者多以眼肌症状为首发,随后出现咽喉肌无力,说话鼻音,声音嘶哑,吞咽困难,四肢无力等症状。以全身型为多见,以Ⅱ、Ⅲ、Ⅳ型为主,眼肌型相对少见。各型互相演变,一般从眼肌型向全身型演变,2～3年完成。老年患者一旦发病,其随意肌受累范围广泛,程度严重,进展速度较快。在临床上应引起重视。老年患者合并其他自身免疫疾病少,但其他老年性并发症较多。老年患者容易误诊,若以咽喉肌无力为表现者,易误诊为脑干缺血,眼睑下垂者可误诊为老年性睑下垂、动眼神经麻痹、糖尿病等。患者的年龄越大,预后越差,伴有胸腺瘤的老年患者预后较差,原因与胸腺瘤引起的免疫因素改变有关,而与胸腺瘤的大小无关。

【治疗对策】

(一)治疗原则

MG 治疗原则:

(1)提高 NMJ 的传导:主要用胆碱酯酶抑制剂增加 Ach 释放及增强肌肉反应性;另外忌用神经-肌肉传递阻滞药,如氨基糖苷类抗生素、奎宁、奎尼丁、普鲁卡因胺、普萘洛尔、氯丙嗪和肌松剂等。

(2)免疫治疗,降低血清 AchR-Ab 水平:包括胸腺摘除、胸腺放疗、抗胸腺淋巴细胞血清、免疫抑制剂皮质类固醇或细胞毒药物等,血浆交换、大剂量免疫球蛋白、胸导管淋巴引流、淋巴(细胞)置换等。这些疗法应根据病人情况合理选择。

(二)治疗计划

1.抗胆碱酯酶药(anticholinesterase agents)

此药为可逆地抑制胆碱酯酶,使:NMJ 处 ACh 浓度增加,从而与突触后膜 AChR 结合增多,使肌力改善。MG 患者起始治疗时常首选,可改善肌无力症状,小剂量开始,逐渐调整剂量至肌力改善明显而副作用最小。适用于无胸腺瘤轻症全身型病例和单纯眼肌型患者。溴化溴吡斯的明和溴化新斯的明可单独治疗轻型 MG,或辅佐皮质类固醇治疗中型至重型 MG。

胆碱酯酶抑制剂只能对症治疗,不能改变免疫病理过程。有些病人开始用小量,以后逐渐增加,以至大剂量无效,提示此类药物不宜单独长期使用,应配合其他免疫抑制剂治疗。有些首次起病眼肌型年幼患者可先单独使用胆碱酯酶抑制剂,2 年内约 1/4 的病例自发缓解,3～6 个月无效可加用皮质类固醇治疗。胸腺摘除后一段短时期内,个别病人对抗胆碱酯酶药处于超敏状态,术后与术前用量相同或较大也可发生胆碱能危象,故术后药量应从从小剂量开始,一般为平时的 1/2～1/3,后缓慢加量。该类药物呈剂量依赖性,治疗用量要个体化,须权衡较大剂量所获症状改善与过量导致风险孰轻孰重。一般宜饭前 30 分钟给药,根据药物反应调整剂量及间隔时间,同时注意肌力波动和病情变化时作必要调整。若吞咽困难可饭前 30 分钟服药,晨起行走困难者可于起床前服药,只有夜间或清晨发生肌无力病人可采取睡前给予适当剂量,以免次日晨起时肌无力加重。另外,若患者发生感染、月经前和应激状态常须增加剂量,这一点在女性病人尤其重要。抗胆碱酯酶药对危重病人常不起作用,此时可用呼吸机辅助呼吸,暂时减少药量或停药可恢复对该药敏感性和减少气道分泌物。可同时加用其他治疗方法,待患者呼吸功能好转后再重新用药,注意药量也要比平时小。

常见副作用包括:①毒蕈碱样作用:如腹泻、流涎、腹部痉挛、流泪、瞳孔缩小、恶心、呕吐、支气管分泌物增多和出汗等;②烟碱样作用:如肌肉痉挛、自发性收缩和无力。给予阿托品 0.4mg 可缓解毒蕈碱症状,但不应常规使用。这些副反应可提示用药过量,如被掩盖易导致胆碱能危象,也有病人利用抗胆碱酯酶副作用来寻找最适剂量。此药机械性肠梗阻及尿路梗阻病人禁用,支气管哮喘病人慎用。新斯的明和溴化溴吡斯的明疗效肯定。

(1)溴化新斯的明(neostigmine bromide):口服 30～60 分钟作用达高峰,可持续 3～6 小时，量和次数因人而异，成人开始 90～180mg/d，根据需要分次口服。病情恶化不能口服时可肌内或皮下注射，成人 0.5mg，随后根据病情调节剂量。

(2)溴化溴吡斯的明(pyridostignlit bromide)：是 1-甲基-3-甲基吡啶溴化物的二甲基氨基甲酸酯，起效温和，作用时间较长(2～8 小时)并逐渐减效，是临床最常用的药物。成人起始量 60mg 口服，4～6 小时 1 次，以后逐渐增至 60～180mg，3～4 次/日；儿童剂量 7mg/(kg · d)；重症病例可酌情加量至 600～1000mg/d，最大适用剂量不超过 120mg/3h。由于药物吸收、代谢和排泄的个体差异，药物剂量可有很大变化，常凭经验掌握用药剂量和时机。认真记录药量及反应有助于调整剂量，合理用药。该药副作用缓和，一般无须加用阿托品。

2.皮质类固醇(corticosteroid)

为免疫抑制剂，可抑制 AChR-Ab 合成，减少 NMJ 突触后膜 AChR 自身免疫攻击，使终板再生及增加突触后膜 AChR。适用于中、重度全身型 MG 患者及胸腺摘除术后患者，特别是老年患者。对于儿童患者，因眼肌型多见，且自发缓解机会较大，而皮质类固醇可影响儿童的生长发育，故一般可推迟应用。其他轻症患者，在抗胆碱酯酶药治疗效果不满意时也应使用。长期应用皮质类固醇是针对 MG 发病机制的最根本治疗。用药过程中增加本药的剂量或增量较快时约 48%的 MG 病人病情恶化，机制可能由于血清 AChR 一过性增高，直接抑制 NMJ 传递。低频重复电刺激波幅递减明显，随意收缩力降低。其中 86%的病人需辅助呼吸。治疗应在 ICU 病房或有辅助呼吸器条件下进行，仔细观察病情。约 2/3 患者用皮质类激素后会出现副作用，锻炼、调节饮食、补钙和维生素 D 是重要的预防措施。

临床常用①小剂量递法：对于较重的患者，建议选用，因为此方法引起肌无力加重的机会不大。通常泼尼松成人 10～15mg/d 开始，每日早上 1 次顿服，后根据病情变化缓慢加量，一般每周增加 5mg，至成人 0.5～1.0mg/(kg · d)，儿童 1～2mg/(kg · d)。为了减少对自身 ACTH 的抑制作用，建议隔天把 2 天的剂量一起顿服。②大剂量递减法：对轻症患者和已上呼吸机的重症患者可采用此方法。可选用甲泼尼龙成人 0.5～1.0g/d，儿童 30mg/(kg · d)，静脉冲击治疗，连用 3～5 天，之后改为泼尼松 60mg/d 口服或地塞米松 10～15mg/d 静脉滴注。根据症状逐渐减量。

应注意长期应用皮质类固醇减量停药后的不良反应和防治。①反跳现象：皮质类固醇减量乃至停药过程中出现原有疾病加重。防止或减轻"反跳现象"的方法："下台阶"阶梯减量的方法逐渐撤减皮质类固醇。②虚弱征群：长期、连续服用皮质类固醇而停用后会出现乏力、食欲缺乏、情绪消沉，甚至发热、呕吐、关节肌肉酸痛等。患者对皮质类固醇产生依赖性，对停用有恐惧感。主观感觉周身不适和疾病复发。此时须鉴别确实是"疾病复发"还是"虚弱征群"。防止方法：在疾病处于稳定期后或在停用前隔日服用皮质类固醇。以减少对垂体的抑制。③应激危象：长期用皮质类固醇后 HPA 轴功能被抑制，停用后该轴功能需要 9～12 个月或更长时间恢复。因此，各种应激状态时均应加大皮质类固醇用量，已停用者可再次应用。

3.其他免疫抑制剂

(1)硫唑嘌呤(azathioprine)：商品名依木兰，是辅助皮质类固醇治疗 MG 的药物，又称为激素的增效剂，临床用于不能耐受皮质类固醇或皮质类固醇疗效不佳的病人。它的活性产物 62MP，能抑制嘌呤生物合成而抑制 DNA、RNA 及蛋白合成。对细胞和体液免疫均有明显的抑制作用，但并不干扰细胞吞噬和干扰素的产生。为一种非特异性的细胞毒药物。首剂量为12.5～50mg/d，每隔1～2周增加至25～50mg达到最大耐受量后维持该剂量。如果有副作用发生，退回到之前没有副作用发生的的剂量。所以，有效剂量因人而异。此药症状改善较慢，数月至1年才明显好转。开始用药注意骨髓抑制，定期复查肝肾功能。其副作用有发热，腹痛，恶心呕吐，厌食，白细胞减少症，肝脏毒性，皮疹等。如果出现肝毒性和白细胞减少症，剂量应减少到50～100mg/d。一旦恢复正常，剂量可增加25～50mg。如果白细胞计数低于3×10^9/L，应停用硫唑嘌呤，等计数恢复到4×10^9/L，再开始小剂量治疗。不能耐受此药副作用的病人不要选用，因为此类患者用之也无效。出现特异性流感样症状或皮疹并药热者也终生不能用。

(2)环孢菌素A(cyclospotine A)：是具有免疫抑制活性的真菌多肽，疗效与硫唑嘌呤相似，起效较快。用于不能耐受泼尼松和硫唑嘌呤的病人。可有高血压、肾脏毒性等严重副作用，价格昂贵，临床很少作为一线药物使用，对泼尼松副作用高风险病人或疗效不佳者可首选，通常要1个月左右方能起效。血药浓度达100～150μg/L临床可有改善。常见副作用有高血压和肾毒性，临床经验提示该药物的耐受性较硫唑嘌呤差。1/4以上的患者服用环孢素后，血肌酐水平上升30%～70%。患者停药的主要原因是肾毒性、头痛或精神症状、胃肠症状和感染。50岁以上有高血压或肾功能障碍的患者是肾毒性的高危人群，首次剂量和血药浓度越高，肾毒性的可能性越大。目前推荐的剂量低于以前推荐的剂量(每天5～6mg/kg)。多数病人的维持剂量是每天1.5～2mg/kg或更小。

需要指出的是，不同品牌的环孢霉素生物活性不同，因此，不能将不同品牌的环孢霉素制剂混用。同时避免合用其他肾毒性药物。环孢霉素与很多药物相互作用，包括氨基糖苷类、万古霉素、两性霉素B、酮康唑、磺胺恶唑/甲氧苄啶、H：阻滞剂、秋水仙碱和非甾体类抗感染药，临床应用时应注意。

(3)环磷酰胺(cyclophosphamide)：因高血压、糖尿病、溃疡病等不能用或不能耐受皮质类固醇者可应用。可分为大剂量，中剂量及小剂量疗法。有报道使用大剂量环磷酰胺冲击疗法(50mg/kg，连用4天)治疗可取得良好临床疗效，但此疗法因短期内导致严重骨髓抑制而限制其应用。小剂量环磷酰胺口服疗法(每天100mg，总量10g)，往往尚未积累到治疗剂量(4～8g)，患者就会出现恶心、呕吐、骨髓抑制及脱发等并发症而不能耐受。目前多采用中小剂量环磷酰胺间隙疗法：200～400mg/w静脉滴注，4～6g/疗程，好转后改200～400mg/2w。白细胞$<4\times10^9$/L或血小板$<100\times10^9$/L时应减量，白细胞$<3\times10^9$/L或血小板$<6\times10^9$/L时应停用。本药治疗MG可取得较好疗效。环磷酰胺的毒性反应多且严重，包括脱发(75%)，白细胞减少，恶心、呕吐。长期服用环磷酰胺应警惕膀胱癌和淋巴网状恶变的危险。另外，可引起出血性膀胱炎、性腺抑制、骨髓抑制、感染加重、恶心呕吐等，应用过程应予碱化尿液等处理。在中剂量环磷酰胺治疗中使用维生素B_6，可减少恶心、呕吐等胃肠道反应，同时足量补水以减少环磷酰胺的毒性代谢产物对膀胱的刺激作用。

(4)氨甲蝶呤(methotrexate，MTX)：适用于不能耐受环磷酰胺的患者。10～20mg静脉注射，1次/w，连用8～12周。副作用是严重骨髓抑制、口腔炎、口腔溃疡、腹泻和脱发等。

(5)其他新型的免疫抑制剂：近几年，很多新型的免疫抑制剂被应用于MG的治疗，并且取得了良好的效果。常用的有以下两种：

他克莫司(tactolimus,FK506)是一种新型的免疫抑制剂。20世纪60～70年代在日本首先被发现。它从链霉菌属中分离出，属于大环内酯类，对T辅助细胞选择性抑制，具有明确的免疫抑制治疗效用。1997年，日本的Yoshikawa等，首次以人体AchR残基制造的小鼠EAMG模型为研究对象，观察了针对此残基的抗体和相关辅助T细胞的变化，发现两者均较对照组明显下降，证实FK506有效地抑制了T细胞介导的自身免疫和相关抗体的产生，并有助于预防小鼠发展成为EAMG。此后，日本、西班牙等多位学者均对FKS06用于治疗MG的想法发生了巨大兴趣，并相继开展了相应的临床研究。2000年，FDA批准应用于MG的治疗。Tacrolimus在MG治疗中所需要的剂量很少，2～5mg，每天2次，可表现为剂量依赖性的副作用。所以在治疗MG中血药浓度一般维持在6～10ng/ml左右。大量的资料表明，在此血药浓度下，副作用少见。Tacrolimus常见的副作用包括高血压、高胆固醇血症、泌尿系统疾病、胆红素尿、消化道出血、多毛症、牙龈增生等，较少见的是肾毒性及脑血管疾病，其他少见的副作用包括心肌病、贫血、淋巴细胞减少症、机会感染、慢性腹泻和糖尿病、白细胞减少。

麦考酚酸莫酯(mycophenolate mofetil,MM)：是高效、选择性、非竞争性、可逆性的次黄嘌呤单核苷酸脱氢酶(IMPDH)和鸟苷酸合成酶的抑制剂，其中IMPDH是鸟嘌呤经典合成途径的重要限速酶。MM通过阻断嘌呤合成来选择性抑制T、B淋巴细胞增殖，常规用于异体移植患者。MG患者的耐受性好，2/3的患者有效，提示服用MM后功能改善或能辅助减少类固醇量的剂量。通常用量是1～2g，一天2次。主要副作用是腹泻、呕吐和易感染，白细胞减少较少见。长期使用MM的安全性仍需探讨。由于其起效快、副作用少，许多MG中心逐渐用MM取代硫唑嘌呤，作为首选辅助类固醇减量的药物。

4.降低血AChR-Ab水平

可用血浆置换，适于MG危象和胆碱酯酶抑制剂、皮质类固醇及胸腺摘除术无效的严重病例，起效迅速，但疗效不持久。

(1)血浆置换(plasma exchange,PE)：血浆置换是血液净化技术的一部分，是将患者的血液引出体外，经过特殊的装置分离血浆与血液细胞，然后将血液细胞和补充的置换液一起回输体内，以便清除患者体内的致病物质，达到治病目的。本方法适用于肌无力危象MG病人，可同时应用辅助呼吸。也可用于胸腺摘除术前准备及术后应用免疫抑制剂起始阶段辅助治疗，可减轻应用大剂量皮质类固醇诱发肌无力，对严重MG病人，抗胆碱酯酶药、皮质类固醇及胸腺摘除术均难改善病情时也可选用。同时注意血浆置换后数小时患者对药物敏感性增强，应相应调整药物剂量，用量应比平时少。有一部分患者，对血浆置换反应极佳，此时可数月作2～3次血浆置换。

血浆置换起效迅速，但不持久，疗效维持时间取决于AChR-Ab半衰期，维持2～8周。通常置换4～6次，每次大约要置换掉50mL/kg血浆，置换的次数和总量取决于病人的状况，包括临床疗效和对患者及血液动力改变的耐受性。4/5用正常人血浆，1/5用白蛋白或血浆代用品。做一次2L血浆置换估计可清除约80%的循环AChR-Ab，但循环抗体滴度下降与临床症状改善仅有粗略相关性。患者通常在第一次或第二次置换后48小时病情改善，在急性期可每天或隔几天进行一次治疗，理论上难治性病人可每1～2个月1次作为长期治疗的一部分，由于费用昂贵很难坚持,我们并无此经验。

其主要并发症为枸橼酸盐抗凝所引起低钙血症导致肢端麻木和肌肉痉挛,变态反应包括皮肤瘙痒、荨麻疹、寒战、高热甚至过敏性休克;心血管反应如心悸、胸闷、低血压、血容量不足、心力衰竭、感染等。降低并发症的措施是:防止出血和凝血。术前常规查凝血酶原时间、凝血时间、活化部分凝血酶原时间和纤维蛋白原含量,根据患者情况个体化给予肝素钠抗凝。置换过程中保持血流量平稳,减少循环系统并发症。血流量过低易导致血液凝固;引血速度过快,血液进入分离器不均匀,跨膜压增加易引起破膜、溶血。对无出血倾向患者,置换液不应用新鲜血浆,应用白蛋白和706代血浆,术中常规给予地塞米松5mg以防止变态反应;治疗室空气严格执行消毒制度,操作过程严格无菌操作,避免发热及感染,术中专人护理和观察,随时处理病情变化。

PE包括单重PE,双重血浆置换术(doublefiltration plasmapheresis,DFPP)及免疫吸附等。由于传统的血浆置换需要回输大量白蛋白和各种血浆制品,其来源有限,价格昂贵,并发症较多。DFPP是使血浆分离器分离出的血浆再通过膜孔更小(130～300A)的血浆成分分离器(Casa-Cade-Flow)将分子质量大的蛋白除去,留下白蛋白等分子质量小的蛋白,加上补充的置换液回输人体。该方法的优点在于可利用不同的孔径的血浆成分分离器选择性地去除大分子的免疫球蛋白,回收小分子的白蛋白,不需补充大量的置换液,减少感染等并发症的发生。DFPP具有症状改善快、患者痛苦少等优点,而且具有副作用少而轻,并发肌无力加重的概率明显减少的特点。

(2)大剂量免疫球蛋白(immunoglobulin,Ig)静脉疗法(IVIG):适应证同血浆置换,特别是体内IgG水平较低的重症患者。此方法可短期内控制肌无力症状,多数病人用药后10～1 5天病情好转,AChR-Ab水平降低,第25日达到病前水平,作用持续30～60天。IVIG的并发症发生率比血浆交换低。对不易建立静脉通道,血流动力学不稳定或有其他血浆置换禁忌证的患者,是替代血浆置换的最佳方法。标准化的IVIG治疗方案是每天0.4g/kg,连用3～5天,以后每4周用1次,0.4g/kg,其副作用有头痛,无菌性胸膜炎,缺血性疾病,过敏等。国外有应用的剂量为1g/kg,连用2天的纪录。该疗法较血浆交换简单易行,病情加重时两种疗法都可选用,部分患者IVIG疗效不佳时选用PE有效。可以肯定的是,对病情迅速恶化及MG危象病人可稳定病情,但因仅有短期疗效,不能作为大多数患者常规疗法。

5.胸腺摘除术(thyrnectomy)

胸腺在疾病发生发展的全过程中起重要的作用。19世纪末,Blalock对一例伴发MG的年轻妇女进行了纵隔肿瘤切除术,术后MG症状好转。之后不断有手术改善症状的报道,使得许多学者对MG患者胸腺组织进行了大量尸体解剖和胸腺切除标本的观察研究,发现80%～90%MG患者胸腺有病理学异常,65%～75%的MG患者有胸腺淋巴滤泡增生,10%有隐匿性胸腺瘤。MG胸腺组织中能检测出AChR蛋白所有组成成分。胸腺切除术后60%～70%的MG临床症状明显缓解,大部分患者外周血AChR抗体滴度及离体活化淋巴细胞产生AChR抗体明显下降。因此,胸腺切除术可去除MG患者产生自身免疫的始动抗原,去除免疫活性T淋巴细胞的生成地,除去乙酰胆碱受体抗体的合成场所,清除了参与自身免疫的胸腺激素,无论在理论上还是临床疗效都得到了认可。在1995年汉城亚大地区神经病大会上讨论认为:胸腺摘除为重症肌无力的首选治疗。手术方式历经改进至今,胸骨正中切口视野较大,有利于胸腺及脂肪的清除,所以应用较为广泛。我们的研究表明:病程越短,手术效果就越好。胸腺扩大切除术后 MG 的完全缓解率和有效率分别为 42.9%和 82.2%,与文献报道的 28%～52%和 72%～95%一致。近年来由于微创手术的日渐成熟,用胸腔镜切除胸腺逐渐应用于临床。微创手术展示出其损伤小、恢复快,术后危象发生率低的独特魅力而受到好评。

因此,切除胸腺应该是根治 MG 的方法之一。尽管在儿童手术的年龄上有不同意见,我们的资料与随访的结果认为,胸腺切除术对于激素等内科治疗 3 个月以上无明显改善者是有效的治疗措施。由于眼睑下垂、复视等影响患儿的学习效果,外观的改变使得患儿在学校不合群、自卑,尤其被人讥笑影响自信心,心理发育不健康等原因,推动了手术的开展。术后的改善虽然程度不等,但患儿对药物的敏感性明显增加。合并胸腺瘤是胸腺切除术的绝对指征。无论胸腺瘤还是胸腺增生即使是胸腺萎缩,文献报道 MG 患者胸腺切除术的完全缓解率在 28%～52%,有效率可达 72%～95%。我们的资料有相似的结果,我们对行胸腺扩大切除术的 546 例患者术后随访 6～190 个月,平均(28.7±18.4)月。410 例患者中有效率为 82.3%缓解率 42.9%。Logistic 回归显示:术前病程小于 1 年是影响术后疗效的保护性因素(危险度=0.310,P=0.006)。术后缓解率及有效率随术后时间延长逐渐上升,患者性别、年龄、临床分型、胸腺病理类型与疗效无关,术前病程越短,术后疗效越好。

老年人因容易合并多种疾病,而手术本身可诱发肌无力危象,因此 60 岁以上老年患者不主张做胸腺切除术。

手术常用的方法包括:①经胸骨手术入路:可充分暴露并切除肿瘤组织,最常采用。②微创手术是应用胸腔镜技术切除胸腺,由于切口小创伤小,近几年在国内外较受欢迎。③经胸骨上手术入路:可减轻术后疼痛和并发症,但视野较小不易充分切除胸腺,近年来较少采用。

由于手术可诱发肌无力危象,故需严格掌握手术适应证和时机,以降低术后危象的发生。哪些因素影响术后危象的发生呢?这是临床医生非常关注的问题,我们针对这个问题对行胸腺扩大切除术的 546 例患者中 176 例全身型 MG 患者术后危象的影响因素,采用病例一对照研究的方法进行了探讨。发现术前吞咽肌受累、术前感染史、术前危象史、术前溴吡斯的明用量越大是术后发生危象的独立影响因素。术后危象的标准尚不统一,我们确定术后 24 小时仍不能拔去气管插管,或者术后 24 小时内拔管但再次出现呼吸肌无力需要再次插管为术后危象。多因素分析胸腺瘤并不是影响术后危象的危险因素。Loach 等报道,胸腺瘤是发生术后危象的一个因素,可能与没有做多因素分析,排除混杂因素有关。多篇文献报道,胸腺病理并不是影响术后危象的因素。时间长、出血量多是术后危象发生的影响因素。这可能与手术本身对 MG 患者是一个创伤,创伤越大,诱发危象的可能性就越高有关。但在多因素分析时,并不是独立的危险因素。部分学者认为,手术前后应用类固醇激素治疗能降低术后危象的发生。我们发现,术前使用与不使用激素术后危象的发生率无统计学意义,我们将其纳入多因素分析时,并未显示出为术后危象的独立影响因素。Leventhal 等报道,术前 48 小时溴吡斯的明用量大于 750mg/d,术后危象的发生率高,我们的资料显示术前溴吡斯的明用量影响术后危象发生,但剂量并不像其他文献报道那样高。分析原因可能为术前溴吡斯的明用量偏大,导致气道分泌物过多,再加上患者术后 24 小时内的吞咽、咳嗽等力相对较弱,增加感染的机会,导致危象发生率升高。因此尽可能术前做好准备,将溴吡斯的明的用量调整至能控制症状的最小剂量范围。术前感染、术前危象也是影响术后危象的独立因素,术前做好准备,尽可能将感染、危象控制,待病情稳定再行手术治疗。

胸腺摘除疗效在术后3天达到顶峰,如果没有正规的内科治疗可维持1周至数月,之后症状逐渐复现,或保持在术前水平或比术前加重,甚至由眼肌型变为全身型,并可以出现呼吸困难。我们对这种现象称为术后复发。虽然手术切除胸腺但MG患者淋巴结等二级淋巴管中有合成乙酰胆碱受体抗体的B细胞及其相应的辅助性T细胞,这些T细胞尚能存活数年。单纯服用溴吡斯的明等药物仅仅是起到短期改善症状的作用,大剂量长期应用会加重神经肌肉接头处不可逆性病理损害,不宜长期单独应用。术后复发可以导致前功尽弃,也是长期以来制约胸腺手术开展的主要原因。所以,胸腺手术只能说是MG治疗的第一步,术后正规的治疗一般要2～4年,胸腺瘤至少要5年以上。5年后约90%的患者疗效明显,少儿多数可以停药。对于胸腺瘤患者若出现腺瘤局部浸润,手术不能彻底摘除则应进行放疗,局部肿瘤扩散及淋巴结浸润可予顺铂联合化疗。

部分患者症状改善不明显或无效,这可能与存在异位胸腺组织或胸腺以外的免疫因素有关。异位胸腺组织多位于纵隔脂肪组织内,因此纵隔脂肪组织能否彻底清扫是影响疗效的重要因素。

6.对症治疗

胆碱酯酶抑制剂过量引起腹痛、腹泻是M-胆碱系功能亢进所致,一般用阿托品类治疗,个别患者无效,试用中药四神丸可能有效。

7.中医中药治疗

重症肌无力属于中医"痿证"范畴,健脾补肾养肝是此病的治疗原则。在临床应用及实验研究中,多应用大剂量黄芪,兼用健脾补肾药物熟地、肉苁蓉、淫羊藿、鹿茸、附子、肉桂、枸杞子、杜仲、续断、胎盘、茯苓、白术等。从肝肾论治多用天麻、白芍、鸡血藤、川芎,以平肝熄风、活血舒筋活络;从益气补气养血通络则多用当归、白术。除上述专方外,复方多用补中益气汤加味、四君子汤合桃红四物汤、左归丸加味或十全大补汤加减等。而这些中药有调节免疫系统的作用,如黄芪可能具有升白细胞、刺激干扰素生成、增加机体免疫力等作用。

(三)治疗方案的选择

1.合并胸腺瘤或全身型的患者

胸腺摘除为首选方案。若术后病情明显恶化,可辅以血浆置换、大剂量免疫球蛋白、肾上腺皮质类固醇,细胞毒性药物及抗胆碱酯酶药等治疗。术后仍需正规药物治疗维持5年方可考虑停药。若各种原因不能胸腺摘除者可用血浆置换或大剂量免疫球蛋白治疗,配合肾上腺皮质类固醇和细胞毒性药物,逐渐过渡到单用皮质类固醇,病情好转稳定2个月后行胸腺摘除,术后维持原剂量,再缓慢减量至停用。对于不能或拒绝胸腺摘除的MG病人,危重者首选血浆置换或大剂量免疫球蛋白,非危重者首选皮质类固醇治疗,可适量加用其他免疫抑制剂及配合抗胆碱酯酶药等治疗。若对以上药物均不能耐受或不敏感,可予环磷酰胺等免疫抑制剂治疗。

2.单纯眼肌型患者

对于眼肌型的患者可先选用溴吡斯的明,若无效加用激素和硫唑嘌呤,或环孢素 A。对上药反应不佳,严重的或不能耐受药物副作用的患者可选用氨甲蝶呤,环磷酰胺,麦考酚酸莫酯,他克莫司等。任何时候若有症状的加重均可选用血浆置换或大剂量丙种球蛋白静脉滴注诱导迅速缓解。手术治疗不作为首选方案。

3.危象处理

(1)维持患者有效的呼吸功能:应首先保证呼吸道通畅及充分供氧,可用面罩式球囊辅助呼吸,维持患者呼吸功能;并注意清理口腔分泌物,若呼吸功能还无法改善,应尽快进行气管插管、用呼吸机辅助呼吸。如果患者气管插管的时间过长(一般超过 14 天),为防止局部受压导致组织坏死,应进行气管切开。气管切开护理应严格执行无菌操作,并雾化吸入,及时吸痰,保持呼吸道通畅,予有效抗生素预防控制肺感染、肺不张等并发症,直至从危象中自然康复。大多数肌无力危象病人需数周时间恢复,少数病例可能在数月内都需依赖辅助呼吸。患者合并肺不张、严重贫血、充血性心力衰竭及与应用抗生素有关的腹泻等,常延长辅助呼吸时间。

(2)药物治疗:

1)肌无力危象:①血浆置换疗法可起到立竿见影的作用,可缩短患者应用辅助呼吸时间,一般隔天 1 次,3～4 次后可获得满意。②大剂量免疫球蛋白静脉注射;按 400mg/(kg·d),应用 3～5 天,1 周左右可见显效。③大剂量皮质类固醇冲击疗法:可予甲基泼尼松龙 500～1000mg/d,连用 3～5 天,然后减量,用地塞米松 10～15mg/d,后予泼尼松口服维持。用此法可有短期内诱导肌无力症状加重风险,故建议在以应用呼吸机维持呼吸的情况下用,并加强抗感染,预防消化道出血等。④抗胆碱酯酶药:在肌无力危象起始阶段,为了减少呼吸道分泌物及恢复药物敏感性,用辅助呼吸维持患者换气功能后应停用,撤除呼吸机后,抗胆碱酯酶药应从小剂量开始,缓慢加量。⑤注意补钾。通常 MG 患者外周血钾不低,而补充钾盐后患者症状改善,说明细胞内钾不足。

2)胆碱能危象:应立即停用抗胆碱酯酶药,大量输液等促进药物排出,随后从小剂量开始重新调整剂量或改用其他疗法。同时应用阿托品 0.5mg/h,静脉注射,若患者出现呼吸衰竭时要予呼吸机辅助呼吸。出现血压下降及心搏骤停,需静脉缓慢注入硫酸阿托品及胸外心脏按压。

3)反拗性危象:需停用各种药物,维持普通输液,若出现呼吸衰竭即予呼吸机辅助,必要时气管切开无菌护理,及时吸痰,保持呼吸道通畅,预防肺感染及对症处理。也可试用血浆置换疗法或免疫球蛋白疗法,但疗效不肯定。待病人自主呼吸功能及抗胆碱酯酶药敏感性恢复后,重新调整药量或改用其他疗法。

4.特殊人群的 MG

(1)合并妊娠:妊娠不影响 MG 的远期预后,但妊娠期的病情变化难以预知,而且再次妊娠的情况可能与第一次妊娠期不同。有报道表明妊娠前 3 个月和产后第 1 个月是病情恶化的关键期,对 54 例孕妇的观察表明 20%在妊娠期病情改善,20%恶化,60%没有改变。原则上治疗不应改变,胆碱酯酶抑制剂对胎儿没有严重影响,每日剂量小于 10mg/kg 是安全有效的。但母乳中的抗胆碱酯酶药物可在母乳的喂养中引起新生儿的毒蕈碱样副作用,应引起注意。

类固醇皮质激素对胎儿致畸作用小，在母乳中水平比较低，仅有少数的报道称唇裂和腭裂的危险性增加。硫唑嘌呤在治疗剂量的应用未见胎儿畸形，但可引起早产和流产，故应用也需谨慎。氨甲蝶呤和环孢霉素有致畸作用，不建议使用。血浆置换和 IVIG 是比较安全的治疗措施。血浆置换可予每周 3～7 次，每次 2～3 L，最大总量可达 30 L。但也有人报道，因其可影响血中的激素水平，早产和流产的概率增加。胸腺切除术没有必要急于在妊娠期进行。妊娠期妇女的治疗应个体化，既要考虑药物对胎儿的影响，也要考虑药物减量可诱发肌无力危象，引起胎儿缺氧。

(2)新生儿 MG：MG 母亲生的孩子中 30％会发生 MG，AChR 抗体通过胎盘可引起新生儿短暂性肌无力，这是一种自限性疾病，出生后数小时到 3 天出现症状通常在 1 个月内消失。如果有明显的呼吸困难或延髓性麻痹，必须送入重症监护室进行支持治疗，包括辅助呼吸和鼻胃管喂养，进食前 30 分钟分次给予溴吡斯的明(每天 7mg/kg)有效，病情中度患者不需服药。

(3)儿童型与少年型 MG：由于长程糖皮质激素治疗对生长发育中儿童的近、远期有一定的副作用，因此对于初次发病的 MG 患儿，应首选溴吡斯的明治疗，尤其是单纯眼肌型，仅在效果不佳或多次复发时，可考虑加用或改用激素，同时应坚持用药至少 1 年。当激素治疗无效时，尤其是 MG 危象患儿，可选用 IVIG、血浆置换或其他免疫抑制剂治疗。儿童 MG 系一慢性疾病，需坚持长期规则治疗，积极预防感染，减少复发是获得长期缓解的关键。凡经过 1 年以上规则治疗者大部分都有满意疗效，一半以上患儿获得长期缓解，远期预后明显高于自然缓解率。

由于胸腺作为人体免疫器官，对儿童特别是小于 4 岁的小儿免疫发育起较大作用，因此过去多数学者主张持保守的态度。近几年随着外科技术的发展以及对胸腺和重症肌无力关系认识的逐步增加，不少学者开始对重症肌无力患儿的治疗采取积极的态度。众多学者研究证实儿童重症肌无力的胸腺切除的有效率显著高于泼尼松治疗组。而且有报道显示患者年龄较小，病程越短，手术疗效越好。因此，对于胸腺瘤和全身型重症肌无力患儿，应尽早手术。由于不少文献均报道病程超过 1 年的患者手术疗效明显下降，而单纯眼肌型向全身型进展的时间大多在 2 年左右。因此，对于单纯眼肌型的重症肌无力患儿可先予保守治疗，如 1 年后药物控制不佳亦应行手术治疗。至于胸腺对小儿免疫发育的影响，新近的研究发现对小于 1 岁幼儿行心脏手术的同时摘除胸腺，术后 T 淋巴细胞数目有所减少，然而尚无临床感染需要治疗的表现。而 Ramos 对 1 岁以后患儿行胸腺切除术则发现术后对外周血淋巴细胞无明显影响。因此，笔者认为对于 1 岁以上的儿童行胸腺切除术，其对免疫的影响是相对较小的。

(4)血清抗体阴性和抗 Musk 抗体阳性 MG：对传统治疗效果欠佳，但血浆置换短期可获得疗效。这些患者胸腺切除术存在争议，有人认为，因为抗 MuaSK 抗体(＋)的患者胸腺没有形态异常，故此方法无效。

5.针对胸腺病理特征选用相应治疗方法

(1)胸腺切除：国内外多年医疗实践证明，胸腺切除仍然是 MG 的基本疗法，对胸腺增生及胸腺瘤均有疗效。胸腺含 AChR 抗原，为合成 AChR 抗体(AChR-Ab)的发源地。胸腺切除可以去除参与激发自体免疫的特异性抗原、致敏 T 细胞、调节免疫的细胞因子以及分泌抗体的 B 细胞。凡药物疗效不佳，曾发生危象者，宜尽早手术。发病 3～5 年内的中年女性患者手术疗效甚佳。胸腺瘤切除疗效虽较差，也应争取手术治疗。

(2)胸腺切除的越多或剩余的胸腺越少，其缓解率越高。若肿瘤复发需再次手术，应争取切除肉眼可见所有的残余胸腺组织。

(3)经皮穿刺胸腺微波介入疗法：CT 直视下于胸骨切迹上方经皮穿入胸腺，分点微波加热治疗。适用于治疗 MG 伴胸腺增生及不能手术的胸腺瘤患者。须严格操作，防止并发症。近年来已基本淘汰此方法。

(4)联合化疗：MG 患者伴恶性胸腺肿瘤，即使经手术切除肿瘤、放疗及激素治疗，仍反复出现危象，非常难治。可予环磷酰胺(CTX)、表阿霉素(EPB)、长春新碱(VCR)静脉注射，并口服地塞米松(DXM)。

(5)大剂量环磷酰胺免疫剥脱疗法：近年来国外采用此疗法试治 MG 伴恶性胸腺瘤极难治患者。先每日静脉注射环磷酰胺 50mg/kg，共 4 天，第 5 天查血白细胞计数降至 0/mm^3。第 6 天开始每日补充粒细胞集落刺激因子(5μg/kg)，直至血中性粒细胞计数达 1000/mm^3。

【病程观察及处理】

(一)病情观察要点

(1)注意生命体征，特别是呼吸功能，若患者出现呼吸费力，需警惕危象的发生，并要鉴别 3 种不同危象。

(2)原发病的改善情况，如注意眼球的运动、复视、四肢的肌力等。

(3)注意可能加重病情及诱发危象的危险因子的存在：如肺部感染、疲劳、睡眠不足、情绪激动等，注意有无应用影响神经肌肉接头的药物。

(4)监测药物的副作用，如抗胆碱酯酶药引起的腹泻、腹痛、多汗等，类固醇皮质激素引起的高血压、血糖增高等，细胞毒性药物引起的骨髓抑制等。

(5)定期复查血常规，肝肾功能等。

(6)对于进行血浆置换的患者，需观察其血压、神志等情况，注意低钾、低钙、过敏等并发症。

(7)对首次加用类固醇皮质激素的患者，要注意有病情加重的危险，甚至可诱发肌无力危象。

(二)疗效判断与处理

重症肌无力诊断一旦确诊，为了更好地判断与提高疗效，必须做出治疗前基础肌力的评价。但应注意需排除一些干扰因素：如合并其他自身免疫性疾病(多发性肌炎、类风湿性关节炎等)，合并感染，使用影响神经肌肉接头的药物等情况。

1.一般标准

(1)临床痊愈：病人临床症状、体征消失，能参与正常生活、学习和工作，停用 MG 治疗药物，3 年以上无复发者。

(2)临床近期痊愈：临床症状、体征消失，能正常生活、学习和工作，停用 MG 治疗药物或减量 3/4 以上，1 月以上无复发者。

(3)显效：临床症状、体征明显好转，患者能自理生活，维持学习或从事轻微工作，MG 治疗药物减量 1/2 以上，1 个月以上无复发者。

(4)好转:临床症状、体征好转,病人生活自理能力有改善,MG 治疗药物减量 1/4 以上,1 个月以上无复发者。

(5)无效:病人临床症状、体征无好转,甚至恶化者。

2.临床相对记分标准

许贤豪(1992)所用于临床绝对记分法按眼睑下垂、眼球活动障碍、上肢无力、下肢无力、表情肌受累、咀嚼和吞咽困难,呼吸肌无力等 7 组肌群,用评分的方法记录肌无力的严重程度。每组 0～4 分。4 分为正常,每个病人 7 项记分之和为临床绝对记分。

临床相对记分为治疗后的绝对记分/28,若≥95%为痊愈,80%～95%为基本痊愈,50%～80%为显效,25%～50%为好转,小于 25%为无效。也有学者认为用病情改善率比较合理:病情改善率(%)=(治疗后临床绝对记分-治疗前绝对记分)/治疗前绝对记分×100。

32000 年美国重症肌无力协会提出了定量重症肌无力评分(QMG),结合临床分型,更能反映病情的变化。

多数 MG 患者病程迁延数年至数十年,需药物治疗维持,病程中症状常波动,个别患者暴发起病,少数病例起病后 2～3 年自然缓解。症状可从一组肌群迅速扩展到另一组肌群,有些病情进展前可数月无变化,有时发生不明原因缓解。MG 早期发生缓解可能性较大,病情缓解 1 年或更长时间又重新发病,提示疾病呈进展趋势。

预后及治疗反应。根据受累肌肉及程度不同,预测个体病例预后仍然很难。单纯眼肌无力时间愈长,后期发生全身性肌无力风险愈低,发病年龄愈大,呼吸衰竭发病率愈高,发病愈年轻愈呈良性病程。

男性患者症状进展通常较快。MG 患儿预后通常较好,期望寿命略缩短。MG 发病后第 1 年死亡率最高,发病后 4～7 年是进展性病例第 2 个死亡危险期,此期过后病程趋于稳定,严重复发风险减少。后期死亡主要与呼吸系统并发症如肺感染及误吸、延髓支配肌及呼吸肌功能障碍有关。

【出院随诊】

患者出院后每 2 周复诊 1 次,出院以带口服药为主,注意肝肾功能、血常规等、出院后要注意休息、避免劳累、预防感冒、避免参加剧烈体育活动。

第二节　多发性肌炎

【概述】

炎症性肌病(inflammatory myopathies)是以肌肉纤维、纤维间和肌纤维内炎症细胞浸润为病理特征,表现为肌无力和肌痛的一组疾病。主要包括多发性肌炎、皮肌炎和包涵体肌炎等。人们早已认识到横纹肌和心肌是许多感染性疾病唯一攻击的靶子,但许多肌肉炎症状态无感染病灶存在,提出自身免疫机制,至今尚未完全确定。

特发性多发性肌炎(idiopathic polyrnyositis,PM)和皮肌炎(dermatomyositis,DM)的病变主要累及横纹肌、皮肤和结缔组织。多发性肌炎是以多种病因引起骨骼肌器质性炎性改变和肌纤维变性为特征的综合征，病变局限于肌肉，累及皮肤称皮肌炎，如 PM 和 DM 均与结缔组织有关，则命名为 PM 或 DM 伴风湿性关节炎、风湿热、系统性红斑狼疮、硬皮病，或混合性结缔组织病等。本组疾病早在 19 世纪就已为人们所知，特发性 PM 和 DM 的病因及发病机制尚未明确。目前研究发现，可能的病因包括：

(1)感染：较多的研究显示，感染与 PM/DM 有关。如寄生虫、立克次体感染可造成严重的肌炎症状。目前对病毒的研究较为深入，至今已成功地用小 RNA 病毒，如柯萨其病毒 B_1，流行性腮腺炎(SAIDSD)病毒及 HTLV-1 型(人 T 淋巴瘤病毒 1 型)病毒造成多发性肌炎样动物模型。病毒可能通过分子模拟机制，诱导机体产生抗体，在一些易感人群中导致 PM/DM 的发生。有人曾在电镜下观察到本病肌纤维有病毒样颗粒，但致病作用尚未得到证实，也未发现患者病毒抗体水平持续升高。PM 和 DM 常伴许多较肯定的自身免疫性疾病，如重症肌无力、桥本甲状腺炎等，提出其与自身免疫有关。PM 被认为是细胞免疫失调的自身免疫性疾病，也可能与病毒感染骨骼肌有关。DM 可发现免疫复合物、ⅠgG、ⅠgM、补体等沉积在小静脉和小动脉壁，提示为免疫反应累及肌肉的小血管，典型病理表现为微血管周围 B 细胞为主的炎症浸润，伴有微血管梗死和束周肌萎缩。PM/DM 常与恶性肿瘤的发生有关。国内报道 DM 伴发恶性肿瘤的频率为 8%，国外报道其发生率高达 10%～40%，PM 合并肿瘤的发病率较 DM 低，约为 2.4%。50 岁以上患者多见，肿瘤可在 PM/DM 症状出现之前、同时或其后发生。好发肿瘤类型与正常人群患发肿瘤类型基本相似。

(2)药物：研究发现肌炎的发生可与某些药物有关。如乙醇、含氟的类固醇皮质激素、氯喹及呋喃唑酮等，药物引起的肌炎发病机制尚不清楚，可能是由于免疫反应或代谢紊乱所造成。药物引起的肌炎在停药后症状可自行缓解或消失。

(3)遗传因素：Behan 等曾报道 PM/DM 有家族史。研究发现，PM/DM 中的 HLA-DR3 和 HLA-B8 较正常人增高。PM/DM 的自身抗体产生及临床类型与 HLA 表现型有关。包涵体肌炎 HLA-DRI 的发生率为正常对照组的 3 倍。经动物实验研究发现不同遗传敏感性小鼠患多发性肌炎的易感性明显不同。以上这些研究都说明 PM/DM 的发生有一定遗传倾向。

【诊断步骤】

(一)病史采集要点

1.起病情况

发病率为 0.5～1.0/10 万，女性多于男性。文献报道 PM 与 DM 的男女比例分别为 1∶5 和 1∶3.75。本病可发生在任何年龄，呈双峰型，在 5～14 岁和 45～60 岁各出现一个高峰。本病在成人发病隐匿，儿童发病较急。急性感染可为其前驱表现或发病病因。呈亚急性至慢性进展，多为数周至数月内症状逐渐加重。

2.主要临床表现

主要的临床表现包括：近端肌无力和肌萎缩，伴肌痛、触痛。DM 患者还伴有皮疹的出现。

(1)多发性肌炎的首发症状依次为下肢无力(42%)、皮疹(25%)、肌痛或关节痛(15%)和上肢无力(8%)等。可出现骨盆带、肩胛带和四肢近端无力，表现为从坐或蹲位站立、上下楼梯、步行、双臂上举或梳头等困难，颈肌无力表现为抬头困难、头部歪斜。大多数学者认为 PM 合并周围神经损害是.PM 的一个罕见类型。郭玉璞等报道 43 例 PM 的神经或肌肉病理分析，发现有 8 例并发神经损伤(18.60%),提示 PM 合并神经损伤可能是变态反应性神经病对肌肉和神经两系统的损伤。最常见和最重要肌电图表现是运动和/或感觉神经传导速度减慢。有学者认为多发性肌炎是主要累及骨骼肌的疾病,有时除肌病外还伴随周围神经损伤的表现,如感觉损伤和/或肌腱反射消失等,则称为神经肌炎(NM)。至于 PM 合并周围神经损伤是一独立的疾病,还是 PM 病程中神经受损伤的表现之一,目前还没有定论。

(2)皮肌炎:①肌无力表现与 PM 相似,但病变较轻。②典型皮疹包括:向阳性紫红斑:上眼睑暗紫红色皮疹伴水肿,见于 60%～80%DM 患者,是 DM 的特异性体征。Gottron 征:位于关节伸面,肘、掌指、近端指间关节多见,为斑疹或在红斑基础上高于皮面的鳞屑样紫红色丘疹,是 DM 特异性皮疹。暴露部位皮疹:位于颈前、上胸部"V"区、颈后背上部、前额、颊部、耳前、上臂伸面和背部等处。技工手:掌面和手指外侧面粗糙、鳞屑样、红斑样裂纹,尤其在抗 Jo-1 抗体阳性 PM/DM 患者中多见。③其他皮肤病变:虽非特有,但亦时而出现,包括指甲两侧呈暗紫色充血皮疹,指端溃疡、坏死,甲缘梗死灶、雷诺现象、网状青斑、多形性红斑等。皮损程度与肌肉病变程度可不平行,少数患者皮疹出现在肌无力之前,约 7%患儿有典型皮疹,但始终无肌无力、肌病、酶谱正常,称为"无肌病皮肌炎"。④儿童 DM 皮损多为暂时性,临床要高度重视这种短时即逝的局限性皮肤症状,可为诊断提供重要线索,但常被忽略。⑤DM 伴发结缔组织病变较 PM 多见。⑥关节炎改变通常先于肌炎,有时同时出现,血清 CK 轻度升高。

PM 和 DM 患者常有全身表现,所有系统均受累:①关节:关节痛和关节炎见于约 15%患者,为非对称性,常波及手指关节,引起手指屈曲畸形,但 X 线无骨关节破坏。②消化道:10%～30%患儿出现吞咽困难、食物反流,造成胃反流性食管炎。③肺:约 30%患儿有肺间质改变,急性间质性肺炎、急性肺间质纤维化临床表现,部分患者为慢性过程,临床表现隐匿。肺纤维化发展迅速是本病死亡重要原因之一。④心脏:仅 1/3 患者病程中有心肌受累,出现心律失常、心室肥厚、充血性心力衰竭,亦可出现心包炎。心电图和超声心动图检测约 30%出现异常,其中以 ST 段和 T 波异常最常见。⑤肾脏:约 20%患者肾脏受累。⑥钙质沉着:多见于慢性 DM 患者,尤其是儿童。钙质在软组织内沉积,若沉积在皮下,溃烂后可有石灰样物流出,并可继发感染。⑦恶性肿瘤:约 1/4 患儿,特别是 50 岁以上患者,可发生恶性肿瘤,多为实体瘤,男性多见。DM 发生肿瘤多于 PM,肌炎可先于恶性肿瘤 2 年左右,或同时或晚于肿瘤出现。⑧其他结缔组织病:约 20%患儿可伴其他结缔组织病,如 SLE、系统性硬化、干燥综合征、结节性多动脉炎等,PM 和 DM 与其他结缔组织病并存,符合各自的诊断标准,称为重叠综合征。

3.既往史

患者既往病史对诊断有一定意义。特别要询问有否肿瘤和其他结缔组织病史。

(二)体格检查要点

1.一般情况

有些病人精神萎靡,乏力。有肌肉和关节疼痛病人会出现痛苦面容,可伴低热。有些晚期病人可出现呼吸功能障碍,患者气促,大汗淋漓等。

2.淋巴结

合并有肿瘤的病人,淋巴结可肿大。

3.皮肤黏膜

这是体格检查的重点所在。可出现不同程度的皮疹，早期为紫红色充血性皮疹，逐渐转为棕褐色，晚期可出现脱屑、色素沉着和硬结。眶周、口角、颧部、颈部、前胸、肢体外侧、指节伸侧和指甲周围可见红色皮疹和水肿，皮肤损害常累及关节(如肘、指及膝)伸侧皮肤，表现为局限性或弥漫性红斑、斑丘疹、脱屑性湿疹及剥脱性皮炎。某些病例表现为一处或多处局限性皮炎，恢复期皮肤可遗留暗红萎缩性色素沉着和扁平的带鳞屑基底，晚期皮肤可出现硬皮病样改变，称硬皮病性皮肌炎。

4.心脏

可出现室性房性期前收缩等心律失常，心音减弱等改变。

5.肺部

严重病例可出现双肺呼吸音减弱，如果合并有吸入性肺炎，双肺可布满干湿啰音。

6.关节

合并有关节炎的病人，可发现关节肿胀，甚至畸形、肌肉挛缩等改变。

7.神经系统体格检查

主要阳性体征集中在运动系统的检查中。一般面部的肌肉不受损，可见上肢近端、下肢近端和颈屈肌无力，以及吞咽困难、肌痛或触痛(一般以腓肠肌明显)、肢体远端无力和肌萎缩。腱反射通常不减低，无感觉障碍。

(三)门诊资料分析

1.血清肌酶

肌肉中含有多种酶，当肌肉受损时这些酶释放入血液中，因此对肌酶的检测，不仅有助于PM/DM的诊断，而且定期复查是了解病情演变的良好指标，肌酸激酶(CK)是肌炎中相对特异性的酶，有一部分肌酶在疾病初期即可升高，在疾病稳定、临床症状尚未好转时降低，因此对诊断、指导治疗和估计预后具有重要意义。

其中以CK对PM的诊断及其活动性判断最敏感且特异。血清肌酶的增高常与肌肉病变的消长平行，可作为诊断、病程疗效监测及预后的评价指标。肌酶升高常早于临床表现数周，晚期患者由于肌肉萎缩肌酶不再释放。故慢性PM和广泛肌肉萎缩的患者，即使处于活动期，肌酶水平也可正常。

(1)CK：95%的PM在其病程中出现CK增高，可达正常值的数十倍。CK有3种同Ⅰ酶：即MM、MB、BB。CK-MM大部分来源于横纹肌、小部分来自心肌；CK-MB主要来源于心肌，极少来源于横纹肌；CK-BB主要来源于脑和平滑肌。其中CK-MM活性占CK总活性的95%～98%。PM主要是CK-MM升高，CK-MB也可稍增高，多由慢性或再生的肌纤维所释放引起。晚期肌萎缩患者CK可以不升高。血清CK受下列因素的影响：长期剧烈运动、肌肉外伤或手术、肌电图操作、针刺、心肌梗死、肝炎、脑病及药物影响(吗啡、地西泮、巴比妥可以使CK的排出降低)，因此CK的特异性也有一定的限度。

(2)ALD：小部分CK不升高的PM其血清ALD升高，但其特异性及与疾病活动性的平行性不如CK。

(3)CAⅢ：为唯一存在于横纹肌的氧化酶，横纹肌病变时升高。对PM特异性较好，但临床应用较少。

(4)其他:AST、LDH 因在多种组织中存在,特异性较差,仅作为 PM 诊断的参考。

2.其他常规检查

血常规通常无显著变化,可有轻度贫血和白细胞增多,约 1/3 病例有嗜酸性粒细胞增高,ESR 中度升高,血清蛋白量不变或减低,血球蛋白比值下降,白蛋白减少,α2 和 γ 球蛋白增加。约 1/3 患者 C4 轻度至中度降低。C3 偶可减少。部分病例循环免疫复合物增高。多数 PM 患者的血清中肌红蛋白水平增高,且与病程呈平行关系,有时先于肌酸肌酶(CK)升高,也可出现肌红蛋白尿。

(四)进一步检查项目

1.免疫指标

由于本病是自身免疫性疾病,故在血清中存在多种抗体,可作为诊断及病情观察的指标。

(1)抗核抗体(ANA):PM 患者 ANA 的阳性率为 38.5%,DM 为 50%。

(2)抗合成酶抗体,其中抗 Jo-1 抗体(胞浆 tRNA 合成酶抗体)阳性率最高,临床应用最多。抗 Jo-1 抗体在 PM 的阳性率为 25%,主要见于 DM,阳性率为 8%~20%。儿童型 DM 及伴恶性肿瘤的 DM 偶见抗 Jo-1 抗体阳性。

(3)抗 SRP 抗体:仅见于不到 5%的 PM,其阳性者多起病急、病情重,伴有心悸,男性多见,对治疗反应差。

(4)抗 Mi-2 抗体为 PM 的特异性抗体。

(5)其他抗核抗体:多出现在与其他结缔组织病重叠的患者。抗 Ku、抗 PM-Scl 抗体见于与系统性硬化重叠患者。抗 RNP 抗体为混合性结缔组织病中常见抗体,抗 SSA、抗 SSB 抗体多见于与干燥综合征重叠的患者。抗 PM-1/PM-Sul 抗体:抗原为核仁蛋白,阳性率为 8%~12%,可见于与硬皮病重叠的病例。抗 PL-7 抗体;即抗苏酰 tRNA 合成酶抗体,PM 患者中阳性率为 3%~4%。抗 PL-12 抗体:即抗丙氨酰 tRNA 合成酶抗体,阳性率为 3%。

2.肌电图(EMG)

肌电图检查是一种常用的肌肉病变检查方法,它通过对骨骼肌活动时的电生理变化分析,从而断定肌肉运动障碍的原因、性质及程度,以协助诊断、判定预后。对早期表现为肌无力,而无明显肌萎缩者,肌电图检查可以做到早期发现。PM 和 DM 的异常 EMG 表现为出现纤颤电位、正锐波,运动单位时限缩短、波幅减小,短棘多相波增加,重收缩波型异常和峰值降低,但以自发电位和运动单位电位时限缩短为最重要。自发性电活动出现,提示膜的应激性增加,神经接头的变性或不稳定,或是由于肌肉节段性坏死分离终板和肌肉导致继发性失神经电位,也可能是肌纤维的变性和间质炎症所造成的电解质浓度改变,使肌纤维的兴奋性升高的结果。肌电图自发电位的出现量与 PM 和 DM 患者疾病时期有关。自发电位出现量多表示病变处于活动期,自发电位出现量少则表示病变处于恢复过程或在缓慢进展中或肌肉显著纤维化等。活动期与稳定期比较,运动单位时限缩短、波幅降低和病理干扰相的出现率没有明显差异,说明运动单位时限缩短、波幅降低和病理干扰相与 PM 和 DM 疾病分期没有直接关系。在多发性肌炎的发展过程中除了由于肌肉坏死变性而使一个运动单位异步化所形成的多相波外,还有肌肉的坏变引起的肌纤维失神经的影响,在修复过程中又有芽生所造成的时限长的多相波。

这些现象会在疾病的不同时期存在，它反映了疾病的不同时期神经、肌肉所处的功能状态。部分患者出现神经元损害的表现，并不代表有原发性神经源性病变，可能肌膜易激惹性增高所致，也可能是由于肌肉内神经小分支的受累或者肌纤维节段性坏死而导致部分正常的运动终板隔离而出现失神经性的改变。肌电图检查是诊断 PM/DM 的重要手段，选择合适的肌肉进行检查以获得较高的 EMG 阳性率。

3.病理检查

皮肤和肌肉活检是诊断此病的关键，光镜下可见 PM 的病理表现为：肌纤维膜有炎细胞浸润，且有特异性的退行性表现；DM 特征性的病理表现为：肌束周围萎缩和微小血管改变。有人认为，肌束周围萎缩是诊断 DM 的主要表现。肌束周围萎缩即肌束周边区肌纤维处于同一程度的萎缩，束周萎缩区包括变性坏死纤维、再生纤维和萎缩纤维。可能是由于一些损伤因素的持续存在造成了束周区肌纤维的反复坏死和不完全再生所致。电镜下的超微结构主要表现为：激活的淋巴细胞浸注，肌丝坏死溶解，吞噬现象，肌纤维内线粒体、糖原颗粒、脂滴明显增多。PM 的毛细血管改变轻微，而 DM 毛细血管改变较明显，主要有微血管网状结构病变、内皮细胞浆膜消失、胞浆内异常细胞器等。

4.影像学检查——核磁共振(MRI)

作为一种非创伤性技术，MRI 已用于许多神经肌肉疾病的诊断，国内研究 PM/DM 的 MRI 的表现为在常规自旋回波序列上，受累肌肉在 T2WI 上呈片状或斑片状高信号。T1WI 上呈等信号。提示肌肉的炎性水肿样改变。同时还发现 DM 的异常多发生在股四头肌，肌肉的 MRI 表现与肌肉的力弱，肌酶的升高，EMG 的表现，病理表现无必然相关性。

5.31P 磁共振波谱分析(31PMPS)技术

是唯一可测定人体化学物质无机磷(Pi)，三磷酸腺苷(ATP)，磷酸肌酸(Pcr)的非创伤性技术。Pi 和 Pcr 的比值是检测肌肉生化状态和能量储备的有效指标。Pi 和 Pcr 的升高常提示肌组织产生和利用高能磷酸化合物障碍。Park 等用该技术测得肌肉感染的患者发现，休息状态下 ATP、Pi、Pcr 均低于正常人。而运动时更低，而 ADP 增高。说明其与肌肉力弱程度和疲劳程度相关，本技术对肌肉力弱，而对肌酶正常的患者有重要意义。肌肉的 MRI 和 31PMRS 技术应用于临床诊断，对确定活检部位、观察病情演变及指导临床用药有重要意义。

【诊断对策】

(一)诊断要点

Bohan 和 Peter(1975)提出的诊断标准：①对称的四肢近端肌无力，面肌和颈肌均可累及；②血清肌酶升高；③肌电图提示为肌源性损害；④肌活检提示肌纤维变性、坏死和再生，间质内炎性细胞浸润；⑤典型的皮疹。具备上述 1～4 项者可确诊 PM；具备上述 1～4 项中的 3 项可能为 PM；只具备 2 项为疑诊 PM。具备第 5 条，再加上 3 项或 4 项可确诊为 DM；第 5 条加上 2 项可能为 DM；第 5 条加上 1 条，为可疑 DM。应注意有否合并其他结缔组织病的可能。对 40 岁以上的男性患者，需除外恶性肿瘤的可能。

血清酶是一种较客观、敏感的指标，它能较准确地反映出肌肉病变的程度，是诊断 PM 和 DM 较重要的化验指标。大多数活动期 PM 和 DM 患者 CK 明显增高，治疗后在疾病开始稳定、临床症状尚未好转时，稳定期 PM 和 DM 患者 CK 明显降低，CK-MB、AST、LDH、HBDH

均与CK有一致性,但升高幅度和动态变化均不及CK明显,说明cK的升高是PM/DM中最常见且是所有血清酶中最敏感的指标,可以作为监测疾病活动性的一个指标,CK的检测对诊断、指导治疗和估计预后具有重要意义。

(二)鉴别诊断要点

1.进行性肌营养不良症

此病患者学龄前起病,表现为近端肌无力,病程较缓,有家族史,既往无结缔组织病史,血清CK增高明显,肌电图提示肌源性受损,肌活检发现抗肌萎缩蛋白缺如,皮质类固醇治疗后可使患者的血清肌酶下降,但病情改善不明显。

2.慢性格林-巴利综合征

患者表现为四肢乏力,以远端为主,可伴有末梢型浅感觉障碍,肌电图提示周围神经受损,脑脊液提示蛋白细胞分离现象,患者无肌肉酸痛,血清肌酶不高等可与多发性肌炎鉴别。

3.重症肌无力

患者表现为四肢无力,眼肌麻痹很常见,受累肌肉呈无力或病态疲劳,症状常局限于某组肌肉,肌群重复或持续运动后肌力减弱,呈晨轻暮重规律性波动,活动后症状加重,休息后不同程度缓解。肌疲劳试验(Joily试验),新斯的明和依酚氯铵试验阳性,血清AChR-Ab测定,肌电图等可确诊。

4.线粒体肌病

属于遗传性疾病,患者以轻度活动后的肌肉病态疲劳为主要临床表现,休息可缓解。血清肌酶可增高,血乳酸和丙酮酸值增高。鉴别有困难者可分析运动前后乳酸与丙酮酸的浓度,运动前乳酸,丙酮酸浓度高于正常值,或运动后5分钟以上不能恢复正常水平为异常。肌肉活检可见破碎红纤维为其特征性改变,运用分子生物学方法检测线粒体DNA是确诊本病的金标准。

5.脂质沉积性肌病

常染色体隐性遗传,有家族史,是由于遗传因素致卡尼汀或肉毒碱棕榈转移酶缺乏引起肌纤维内脂肪代谢障碍,致使肌细胞内脂肪堆积而引起的肌病。临床表现与多发性肌炎相似,确诊主要根据肌肉病理和生化测定。肌肉活检的重要依据就是脂肪染色阳性,脂滴聚集以Ⅰ型纤维为重,但需要鉴别线粒体肌病和炎性肌病中肌纤维增多的问题。陈琳等认为,与原发性脂质沉积性肌病相比,肌炎患者肌纤维内脂滴增多的程度比较轻,或为散在单根纤维内脂滴堆积,或为普遍轻度到中度增多。

6.肌糖原累积病

一种遗传性疾病,由于糖酵解的关键酶突变引起糖原的合成与分解障碍,大量异常或正常的糖原累积在肝脏、心脏与肌肉而引起多种临床表现。临床主要表现为肌无力运动后肌肉酸痛和痉挛,又是伴有腓肠肌肥大,易误诊为多发性肌炎。确诊主要依靠糖原代谢酶的生化检查和肌肉活检。活检提示主要以空泡纤维为主,PAS染色阳性,多累及Ⅰ性纤维,纤维坏死再生及淋巴细胞浸润少见,电镜下可见大量糖原沉积。与多发性肌炎的肌纤维坏死和炎症细胞浸润不同。

7.甲状腺功能低下性肌病

最早的甲低性肌肉病是在1880年报道，之后陆续有相关报道。该病主要表现为不同程度的近端肌无力，肌痉挛，肌痛，肌肥大，反射延迟等。同时可以有甲状腺功能低下的表现，如黏液水肿，怕冷，行动迟缓，反应迟钝，心率减慢，腹胀厌食，大便秘结。但是甲状腺功能低下所致的全身性症状不能作为甲低性肌肉病的主要诊断依据，因为有的甲低患者并无明显的系统性症状，而以肌肉的症状为主。肌肉活检可见肌纤维形态和大小的改变，以及肌细胞坏死，中心核沉积，炎细胞浸润，核心样结构，Ⅰ型、Ⅱ型肌纤维的萎缩或肥大等。这些改变与多发性肌炎有很多相似之处，甲状腺功能的实验室检查及甲状腺素替代治疗有效（骨骼肌症状缓解，血清学指标恢复正常或趋于正常等）可予以鉴别。

（三）临床类型

1.Walton和Adams

最早指出，多发性肌炎和皮肌炎可表现为多种形式，根据病人的病因范围，年龄分布及伴发的疾病，可分为5型：

Ⅰ型：单纯多性肌炎，炎症病变局限于横纹肌。

Ⅱ型：单纯皮肌炎，单纯多发性肌炎合并皮肤受累。

Ⅲ型：儿童多发性肌炎或皮肌炎。

儿童型DM和儿童型PM：儿童型临床特征与成人DM/PM类似，均可表现对称性近端肌无力、肌痛，血清肌酶增高，肌电图呈肌源性损害，但儿童型也有其自身的特点，如肌萎缩、胃肠道受累、钙质沉着等较常见，而并发恶性肿瘤者少见，另外大部分患儿有发热，对称性大、小关节炎，腓肠肌疼痛，除皮疹与成人型相同外，还可有单纯性眼睑红斑；30%～70%患者出肌肉钙化，多见于肘、臀部的浅筋膜内；可伴有关节挛缩。儿童型的肌组织与成人基本相同，但最典型的改变是在病程的早期出现微血管病变或血管炎症，且其后可发展成为钙化灶。儿童型PM也具有自身的特征和转归：学龄儿童发病，呼吸道感染后出现肌肉症状，腓肠肌疼痛，步态异常，后逐渐波及大腿，伴肌肉肿胀。CK升高，对激素反应较好，预后比成人好，大部分患者在1～5天，少数在4～7周内完全恢复，本型因其症状轻易被忽视。

Ⅳ型：多发性肌炎（或皮肌炎）重叠综合征，约1/3的PM或DM合并sLE、RA、风湿热、硬皮病、Sjögren综合征或几种病变构成的混合性结缔组织病等。重叠综合征的发病率不清，据报道仅8%的SLE病例伴真正的坏死性炎症性肌病，硬皮病、风湿性关节炎等，接受D-_酶胺治疗的风湿性关节炎患者PM和DM的发病率增加。重叠综合征肌无力和肌萎缩不能单用肌肉病变解释，因关节炎引起疼痛可限制肢体活动，导致失用性肌萎缩。有些结缔组织病可伴发肌炎或多年后出现肌炎，疾病早期仅有肌肉不适、酸痛及疼痛，诊断有时依靠血清肌酶、EMG及肌肉活检。PM或DM可与风湿性关节炎、风湿热、系统性红斑狼疮、硬皮病及其他混合性结缔组织病并存。

Ⅴ型：伴发恶性肿瘤的多发性肌炎或皮肌炎。1916年Stertz首次报道了PM/DM与恶性肿瘤的相关性，并存率为5%～25%，大部分出现在DM，小部分在PM，其后不断有相关文献报道，但各报道之间恶性肿瘤的发生率（13%～42.8%）以及肿瘤分型差别较大。目前认为男性患者肿瘤综合征与肺癌和结肠癌、前列腺癌的关系最密切，女性患者与乳腺癌和卵巢癌关系密切。肿瘤可发生在所有的器官，但此型患者肌肉和皮肤均未见肿瘤细胞。约半数病人 PM 或 DM 症状先于恶性病变有时早 1～2 年或更多年。40 岁以上发生者尤其要高度警惕潜在的恶性肿瘤可能，应积极寻找病灶，定期随访，有时需数月至数年才能发现病灶。PM 或 DM 伴发症的发生率和病死率通常取决于潜在恶性肿瘤的性质及对治疗的反应，有时肿瘤切除可避免发生肌炎。PM/DM 易合并恶性肿瘤，且恶性肿瘤的发生可出现在 PM/DM 的任何时期。因此对于年龄较大(40 岁以上)的 PM/DM 患者应提高警惕，尤其是对于男性、合并系统损害、肿瘤血清学检测阳性的患者，应积极寻找肿瘤的证据，以避免延误病情。

2.以上的分类标准

对本病的诊断、治疗和预后有一定的指导作用，但由于患者起病方式、临床表现、实验室检查等方面变化很大，这些方法区分的各类型肌炎患者在临床、实验室、遗传学方面的差别不显著。而肌炎特异性抗体(MSAs)与某些临床表现密切相关，有更好的分类作用。以：MSAs 来区分 PM/DM，按阳性率高低主要分为三大类：抗合成酶抗体，以抗-Jo-1 抗体为主，临床表现为抗合成酶综合征，预后中等。抗 SRP 抗体易发生心肌受累，对免疫抑制剂反应差，有很高的病死率，预后差。抗 Mi～2 抗体主要见于 DM 对免疫抑制剂有很好的反应，一般预后良好。不同的 MSAs 分别与各自的临床类型相联系，对预后有判断价值。

其中抗 Jo-1 抗体阳性者常有特征性临床表现：器质性肺病、关节炎、雷诺现象、技工手等，合称为抗 Jo-1 抗体综合征。由于其临床表现多样化，容易延误诊治。其中以器质性肺炎为首发症状者最多见。由于在整个病程中以间质性肺炎为主要表现，且可出现在肌炎之前，临床甚至无肌炎表现，常被诊为“特发性肺间质病变”、“肺感染”、“类风湿性关节炎”，因此联合检测抗 Jo-1 抗体、肌酶及免疫学指标有利于诊断。患者在间质性肺炎的基础上，加之呼吸肌无力易致分泌物潴留和肺换气不足，吞咽困难增加了吸入性肺炎机会，激素、免疫抑制剂的应用也增加感染的机会，故抗 Jo-1 抗体阳性的 PM/DM 患者易发生肺部感染，也是主要的死亡原因之一。

【治疗对策】

(一)治疗原则

抑制免疫反应，改善临床症状，治疗原发病。

(二)治疗计划

1.一般治疗

急性期卧床休息，病情活动期可适当进行肢体被动运动和体疗，有助于预防肢体挛缩，每天 2 次，症状控制后的恢复期可酌情进行主动运动，还可采用按摩、推拿、水疗和透热疗法等。予高热量、高蛋白饮食，避免感染。

2.皮质类固醇

是 PM 和 DM 的一线治疗药物，泼尼松成人 0.5～1.0mg/(kg·d)，儿童剂量为 1～2mg/(kg·d)，多数患者于治疗 6～12 周肌酶下降，接近正常，待肌力明显恢复、肌酶趋于正常 4～8 周开始缓慢减量(一般 1 年左右)，减量至维持量 5～10mg/d 后继续用药 2 年以上；对病情发展迅速或有呼吸肌无力、呼吸困难、吞咽困难者，可选用甲泼尼龙成人 0.5～1.0g/d，儿童 30mg/(kg·d)，静脉冲击治疗，连用 3 天，之后改为 60mg/d 口服，根据症状及肌酶水平逐渐减量。在服用激素过程中应密切观察感染情况，必要时加用抗感染药物。激素使用疗程要足，减量要慢,可根据肌力情况和 cK 的变化来调整剂量,治疗有效者 cK 先降低,然后肌力收善,无效者 CK 继续升高。

应注意长期应用皮质类固醇减量停药后的不良反应和防治①反跳现象:皮质类固醇减量乃至停药过程中出现原有疾病加重。防止或减轻“反跳现象”的方法:“下台阶”阶梯减量的方法逐渐撤减皮质类固醇;②虚弱征群:长期、连续服用皮质类固醇而停用后会出现乏力、食欲缺乏、情绪消沉,甚至发热、呕吐、关节肌肉酸痛等。患者对皮质类固醇产生依赖性,对停用有恐惧感。主观感觉周身不适和疾病复发。此时须鉴别确实是“疾病复发”还是“虚弱征群”。防止方法:在疾病处于稳定期后或在停用前隔日服用皮质类固醇,以减少对垂体的抑制;③应激危象:长期用皮质类固醇后 HPA 轴功能被抑制,停用后该轴功能需要 9～12 个月或更长时间恢复。因此,各种应激状态时均应加大皮质类固醇用量,已停用者可再次应用。

3.硫唑嘌呤(AZA)

除激素外,硫唑嘌呤是临床上使用最悠久自身免疫性疾病的药物。AZA 的活性产物62MP,能抑制嘌呤生物合成而抑制 DNA、RNA 及蛋白合成。对细胞和体液免疫均有明显的抑制作用,但并不干扰细胞吞噬和干扰素的产生,为一种非特异性的细胞毒药物。对激素治疗无效或不能耐受的患者,可予口服硫唑嘌呤 2～3mg/(kg·d),初始剂量 25～50mg/d,渐增加至 150mg/d,待病情控制后逐渐减量,维持量为 25～50mg/d。无类固醇激素副作用,适于需长期应用免疫抑制剂的病人。

在人类 AZA 副反应发生率为 15%。主要副作用为骨髓抑制,增加感染机会,肝脏毒性,脱发,胃肠道毒性,胰腺炎以及具有诱发肿瘤危险。①骨髓抑制:最常见为剂量依赖性,常发生在治疗后的 7～14 天。表现为白细胞减少,血小板减少导致凝血时间延长而引起出血和巨幼红细胞性贫血。AZA 所致造血系统损害是可逆性的,及时减量或停用,大部分患者造血功能可恢复正常。②肝脏毒性:主要表现为黄疸。实验室检查异常:血清碱性磷酸酶,胆红素增高,和/或血清转氨酶升高。罕见的但严重危及生命的肝毒性为静脉闭塞性病。③胃肠道毒性:主要发生在接受大剂量 AZA 病人,表现为恶心呕吐,食欲减退和腹泻。分次服用和/或餐后服药可减轻胃肠道副作用。呕吐伴腹痛也可发生在少见的过敏性胰腺炎。其他包括口腔,食道黏膜溃疡以及脂肪泻。④致癌性和致畸性:对人类具有致癌性已经被公认。AZA 能致膀胱肿瘤和白血病。关于对人类的致畸性尚未见报道,但对动物(大鼠、小鼠、兔子、仓鼠)的致畸性已经得到证实(四肢、眼、手指、骨骼、中枢神经系统)。⑤过敏:不可预知,罕见并具有潜在致命危险的副作用是超敏反应,AZA 药物过敏反应表现多样,可从单一的皮疹到过敏性休克(如发热,低血压和少尿)。胃肠道过敏反应的特点为严重恶心呕吐。这一反应也可以同时伴发腹泻、皮疹、发热、不适、肌痛、肝酶增高,以及偶尔发生低血压。⑥增加感染机会。

AZA 为一种毒性药物,应该在严密监护下合理使用。AZA 与其他免疫抑制药物合用将明显增加其毒性作用,应注意监测外周血细胞计数和肝脏功能。

4.氨甲蝶呤(MTX)

MTX 剂量由 5mg 开始,每周增加 5～25mg,每周 1 次静脉注射,口服时由 5～7.5mg 起始,每周增加 2.5～25mg,至每周总量 20～30mg 为止,待病情稳定后渐减量,维持治疗数月或数年。儿童剂量为 1mg/kg。氨甲蝶呤可与小剂量泼尼松(15～20mg/d)合用,一般主张开始从小剂量泼尼松治疗时就与一种免疫抑制剂合用，DM 并发全身性血管炎或间质性肺炎时须采用此方案。

5.环磷酰胺(CTX)

对 MTX 不能耐受或不满意者可选用，50～100mg/d 口服，静脉注射重症者可 0.8～1.0g 静脉冲击治疗。用药期间应注意白细胞减少、肝肾功能及胃肠道反应。

6.环孢素 A(CsA)

环孢素 2.5～5.0mg/(kg·d)，使血液浓度维持在 200～300ng/ml，可能对 DM 患者更有益。主要副作用为肾功能异常，震颤，多毛症，高血压，高脂血症；牙龈增生。尽管其肾脏毒性是有限的，但为必须调整或停药的指征。①牙龈增生：常见的副作用，常发生在使用后的第 1 个月，服用 CsA 后 3 个月内就会出现明显牙龈增生。15 岁以下儿童更常见。钙离子通道阻滞剂硝苯地平(心痛定)能够加剧 CsA 所致的牙龈增生。②肾脏毒性：CsA 所致肾毒性为最常见但同时也是最严重的副作用。表现为 BuN 和 Scr 升高。临床上也可表现为水潴留，水肿，但常常不易被察觉。其肾毒性与药物剂量相关且停药或减量后可恢复正常。血浆浓度＞250ng/ml 肾毒性明显增加。CsA 的肾毒性分急性和慢性肾性两种。急性肾脏毒性发生在用药的开始 7 天内；亚急性毒性 7～60 天，CsA 的慢性毒性出现在 30 天以后。表现为不可逆肾脏功能异常。其临床特征为进行性的肾功能减退，影响病人的长期存活。一旦发生无有效的治疗方法。③肝脏毒性：发生在用药的第 1 个月并与药物剂量呈正相关。表现为肝功能异常(GOT，GPT，γ2GT 增高)以及血胆红素增高。肝脏毒性可在 CsA 减量或停药后逆转。④对水电解质的影响：高钾血症(常伴高氯性代谢性酸中毒)，低镁血症以及碳酸氢盐浓度下降。高尿血症也较常见，尤其是同时给予利尿剂治疗时更易发生而可能导致痛风。⑤神经系统副作用：震颤，手掌烧灼感，跖肌感觉异常，头痛，感觉异常，抑郁和嗜睡，视觉障碍(包括视神经乳头水肿、幻视)等。偶尔发生抽搐或癫痫发作等副作用。有报道，CsA 与大剂量甲基泼尼松龙同时使用，可发生抽搐或癫痫发作。中毒剂量表现醉酒感，手足感觉过敏和头痛等。⑥胃肠道副作用：腹泻，恶心呕吐，食欲减退和腹部不适等常见。其次可发生胃炎，打嗝和消化性溃疡。也有报道可出现便秘，吞咽困难和上消化道出血。⑦皮肤：多毛症(分布于脸、上肢和背部)。⑧内分泌副作用：高血糖，催乳素增高，睾酮下降，以及男子女性化乳房，糖尿病等 CsA 能增加早产发生率，CsA 能通过胎盘并可分泌入乳汁。至今尚未见有关正在哺乳的妇女使用该药的报道。⑨其他：例如肌病，可逆性肌损害伴肌电图异常。

CsA 肾毒性的防治①严格注意用药适应证和禁忌证，肝肾功能异常或肾组织病理检查有明显小管间质病变者慎用或禁用。②选择合适剂量，疗程并监测血药浓度调整用量。剂量一般每日 4～6mg/kg，分 12 小时口服给药，3 天后以血药浓度调整 CsA 剂量，总疗程一般不超过 2 年(足量 6～9 个月后开始减量)。③严密监测临床副作用，血压，肝肾功能，如 BUN，Scr，血清胆红素，电解质(尤其是钾和镁)。监测尿酶，微量蛋白等。④中药：冬虫夏草、丹参、人参总皂苷和粉防己碱对 CsA 引起的急性肾毒性有保护作用。

7.免疫球蛋白

对 PM 的治疗有益，0.4g/(kg·d)，静脉滴注，连用 5 天，每月 1 次，根据病情可适用数月。可减少免疫抑制剂的用量，但缺乏临床对照试验证实。血浆置换疗法可在免疫抑制剂无效时采用，去除血液中细胞因子和循环抗体，改善症状。

8.全身放疗或淋巴结照射

抑制T细胞免疫活性，对药物治疗无效的难治性PM病例可能有效，不良反应较大。

9.支持疗法和对症治疗

包括注意休息、高蛋白及高纤维素饮食、适当体育锻炼和理疗等。重症卧床患者肢体可被动活动，以防关节挛缩及失用性肌萎缩，恢复期病人应加强康复治疗。

10.中西医结合治疗

雷公藤兼有免疫抑制及糖皮质激素二者的作用特点，故可应用。某些中药替代激素治疗或联合使用时，可减少激素用量，从而降低其副作用。雷公藤为卫茅科雷公藤属长年生藤本植物，具有清热解毒、消肿、消积、杀虫、止血等功效。是迄今为止免疫抑制作用最可靠的中药之一。因其毒副作用较大，又有断肠草之称。目前临床上雷公藤有多种剂型，如汤剂、糖浆剂、颗粒剂、片剂、流浸膏剂、酊剂、擦剂、软膏剂等。

雷公藤多甙片为临床最常用的剂型，对免疫系统呈双向调节作用。在体外低浓度时促进T、B细胞增殖，高浓度时则呈抑制作用；在体内，低浓度时促进B细胞功能，但对T细胞功能无明显影响；高浓度则对T、B细胞功能均有抑制作用。对NK细胞的作用也是如此。

其毒副作用包括生殖系统毒性，肝脏损害、粒细胞减少和肾脏损害等，长期应用可导致肾间质纤维化，其中较为突出的是对生殖系统的影响。①生殖系统：对生殖系统有明显影响，不仅影响女性卵巢功能，也影响男性睾丸精子发育。因此，此药疗程不宜过长，一般用药疗程小于6个月，长期使用也可能引起生殖器官的难逆性损害。一般停药后，生殖系统功能有望恢复。②血液系统和骨髓抑制作用：白细胞及血小板减少，严重者可发生粒细胞缺乏、贫血和再生障碍性贫血。多在用药后1周出现，常同时伴有腹泻，停用本品后常于1周后可逐渐恢复正常。③肝肾功能的不良反应：本品可出现肝脏酶谱升高和肾肌酐清除率下降，这种作用一般是可逆的，但也有严重者发生急性肾功能衰竭而导致死亡。④皮肤黏膜改变：可达40%，表现皮肤色素沉着、皮疹、口腔溃疡、痤疮、指甲变软、皮肤瘙痒等。⑤其他不良反应：可致胃肠道反应，纵隔淋巴瘤，不宁腿综合征，听力减退，复视等。

为了减少雷公藤多甙的毒副作用，在临床用药过程中要严格掌握适应证和禁忌证，防止滥用本品；尤其青春期儿童慎用。肝、肾功能异常及造血功能低下者慎用；掌握好用药剂量和疗程：不超过每日1mg/kg，最大不超过30mg/d，疗程一般不超过6个月。对生殖系统副作用的防止：青春发育期慎用。对哺乳期妇女，雷公藤能通过乳汁影响婴儿，此阶段应禁止使用。控制用药剂量，适量联合用药，可提高疗效，减少不良反应。可与CsA等药物联用，增加药物疗效，降低用药剂量，减轻单独用药的副作用。在疾病的活动期，不宜单独使用雷公藤制剂。用药期间严密监测血常规，肝肾功能等。出现不良反应立即停药，并积极对症处理以达到安全、有效、合理的应用。

（三）治疗方案的选择

1.本病的治疗

通常联合应用免疫抑制剂和细胞毒性药物。一般说来，对激素反应好的PM、DM，应选择激素＋细胞毒性药物治疗；对激素抵抗的PM、DM，应选择细胞毒性药物IVIG治疗；对激素依赖的 PM、DM,应选择细胞毒性药物;对激素、细胞毒性药物均抵抗的 DM、PM,应选用甲基泼尼松龙+细胞毒性药物,如 MTX+CSA、IVIG 治疗。陈洁等认为在免疫抑制剂的使用中,MTX 的疗效优于 CTX 和硫唑嘌呤,故以 MTX 为首选。

难治性 PM、DM 可首选 IVIG、激素+CSA、CSA+IVIG,儿童型 DM 选用甲基泼尼松龙,合并有肺间质病变时选用环磷酰胺,皮炎治疗选用羟基氯喹、MTX、IVIG,钙盐沉着时加用阿仑磷酸钠、丙磺舒。激素、细胞毒性药物及丙种球蛋白推荐逐级、逐步经验治疗,前二者可一开始即联合应用。

2.部分难治性 PM/DM 的治疗

现有许多研究者采用静脉注入大量人体免疫球蛋白(IVIG)进行治疗,其机制是抑制 B 细胞产生有交叉反应基因型的自身抗体,抑制 T 细胞介导的细胞毒作用,对有血管病变的 DM 患者可改善血管壁病变。静脉注射 IVIG 的剂量为 0.4g/kg,连用 5 天后,可每月应用 1 次,Dalakas 等研究认为,应用大剂量的 IVIG:1g/kg,连续 2 天,每月 1 次,使用 4~6 个月,可使难性 PM/DM 获得明显的疗效。免疫抑制剂无效时,也有学者提出使用血浆交换及白细胞去除方法,去除血液中的细胞因子和循环抗体,是治疗难治性 PM/DM 的有效方法。对于难治性或危及生命的 PM/DM 患者,有学者提出使用全身放疗(TBI)。其作用机制是通过抑制周围淋巴细胞数量,从而影响其功能,卜{engstman 等应用抗肿瘤坏死因子 a 的单克隆抗体治疗 PM/DM 患者,取得了较好的疗效,认为是一种安全起效快的治疗方法。但这一方面只处于初步研究阶段,尚缺大样本的病例研究。

【病程观察及处理】

(一)病情观察要点

(1)注意生命体征,特别是呼吸功能,必要时予呼吸机辅助呼吸。

(2)四肢的肌力和肌张力情况,注意腱反射等的改变。

(3)心脏的功能,有否颈静脉怒张,下肢水肿等情况。

(4)监测药物的副作用,类固醇皮质激素引起的高血压、血糖增高等,细胞毒性药物引起的骨髓抑制等。

(5)定期复查血常规,肝肾功能等。

(6)对于进行血浆置换的患者,需观察其血压、神志等情况,注意低钾、低钙、过敏等并发症。

(二)疗效判断与处理

治疗的理想标准应该是主要临床症状肌肉力弱及皮疹消失,CK 水平恢复正常,激素完全撤除。但不是每个患者都能达到这一标准,因此需要一个现实的实际标准,即临床症状明显减轻,使用最小的激素维持量,CK 正常或下降,皮疹减轻。但有时临床症状减轻与 CK 下降不平行,或力弱有恢复而皮疹不减轻,因此如何确定治疗标准以评定疗效和正确选择治疗还需要进一步研究,是否不以临床改善作为主要判断,是否监测 CK 变化而不以 CK 正常作为治疗标准,是否不以皮疹消失作为用药标准。

【预后评估】

PM 和 DM 一般预后尚好,伴恶性肿瘤例外。成人及儿童的病程明显不同,大多数病例经皮质类固醇治疗后症状改善，也有许多病人遗留不同程度的肩部、臀部肌无力。20％的病人完全恢复，20％长期不复发。急性或亚急性PM起病即开始治疗预后最好，合并恶性肿瘤者用皮质类固醇治疗可减轻肌无力和降低血清酶水平，但数月后可复发，继续用药无效，如成功切除肿瘤可不再复发。发病数年后病死率约15％，儿童型DM、PM合并结缔组织病及恶性肿瘤病死率高。由于本病合并恶性肿瘤概率为9％～52％。对于中、老年患者，应每3～6个月随访1次，详细地检查有无肿瘤伴发。

【出院随诊】

患者出院后每2周复诊1次，出院以带口服药为主，注意肝肾功能、血常规等。出院后要注意休息，避免劳累，预防感冒，避免参加剧烈体育活动。

第三节　周期性瘫痪

【概述】

周期性瘫痪(periodic paralysis)是以反复发作的突发骨骼肌弛缓性无力为主要特点的肌肉病，发病时多伴有血清钾水平的改变，其病理生理学机制为肌膜不能兴奋。一直以来我们把周期性瘫痪按血钾浓度的变化分为：低钾性周期性瘫痪，高钾性周期性瘫痪和正常血钾性周期性瘫痪。近年来，随着对离子通道的结构和功能的深入研究，发现上述疾病均由肌肉膜离子通道的突变引起，由于周期性瘫痪可合并肌强直，因此将周期性瘫痪和肌强直归人离子通道疾病。离子通道为神经肌肉细胞膜上存在的许多蛋白复合体，调控细胞膜内外离子的运动，可分为电压门控通道和配体门控通道。这些通道通过关闭、开放、失活三种状态的转变，调节钠、钙、氯与钾等离子的转运，与静息电位的维持、动作电位的产生和复极化有关。周期性瘫痪与肌强直的发生均与上述离子通道突变有关。其中低钾性周期性瘫痪属于钙通道疾病，高钾性和正常血钾性周期性瘫痪属于钠通道疾病。

低钾性周期性瘫痪属于钙离子通道疾病，以反复发作的四肢弛缓性瘫痪为主要临床特点，严重时可累及呼吸肌，可伴有其他内分泌疾病。患者发作时伴有血清钾的降低，补钾后可完全缓解。常见的遗传类是常染色体显性遗传，女性外显率较低，国内报道病例多为散发性。该病定位于lq31～q32染色体，该区有编码骨骼肌钙通道的a-1亚单位基因，目前已经发现3个基因突变，导致至少有3种不同的核苷酸替换。骨骼肌二氢吡啶受体上的a-1亚单位位于横管系统，二氢吡啶受体是控制肌浆网释放钙的电压感受器和L型钙通道，这种突变可通过干扰去极化信号传递给肌浆网中RYR而损伤兴奋-收缩耦联和钙传导门控。钙通道功能减低如何引起低钾现象及肌无力发作还不清楚。一般认为低钾引起的去极化减少了钙离子的释放，直接或间接影响钠通道失活的电压门控制，以及肌纤维膜不能兴奋引起肌肉瘫痪，也可能与钠-钾-ATP酶有关。

本病发作时血钾降低，肌细胞内钾增加，膜电位过度超极化及膜电位下降，引起肌无力及瘫痪。血钾降低通常不能使正常个体出现瘫痪，该病患者对血钾减低异常敏感，提示其他因素发挥作用，血钾降低可为继发性现象。血钾降低不伴或很少伴尿钾排泄增加，可能由于发作时大量钾进入肌纤维所致。大量碳水化合物进入体内，使钾离子过度内流入细胞，易诱发肌无力，胰岛素可促进各种细胞转运钾的功能。间脑病变可伴周期性瘫痪，睡眠或过度疲劳时易发生，此时大脑皮质可能处于抑制状态，失去对下丘脑的控制。

【诊断步骤】

（一）病史采集要点

1.起病情况

起病突然，呈发作性。典型发作常出现在后半夜或凌晨，白天亦可发作，诱因包括饱餐（过量进食碳水化合物）、酗酒、过劳、剧烈运动、受凉、寒冷、感染、创伤、情绪激动、焦虑和月经，以及注射胰岛素、肾上腺素、皮质类固醇或大量输注葡萄糖液等。详细询问起病前诱因相当重要。

2.主要临床表现

（1）任何年龄均可发病，男性较多。临床表现为轻度或严重肢体无力，为对称性的弛缓性瘫痪，肢体肌较躯干肌受累早且严重，眼外肌、面肌、舌肌、咽喉肌、膈肌和括约肌通常不受累，严重病例可累及呼吸肌。病情在数小时达到高峰，轻者持续数小时或1～2天，重者持续数周。瘫痪发作的频率不等，多为数周或数月1次，个别病例可频繁发作甚至每日发作，也有数年发作1次或终生不发作或仅发作1次者。部分患者恢复时伴多尿、大汗及瘫痪肌肉酸痛及僵硬。发作期少数病例出现心脏传导功能障碍、室性期前收缩等导致死亡。发作高峰期腱反射减弱或消失，主要为细胞兴奋性降低所致。但有些患者出现腱反射正常或活跃，其原因可能与突然瘫痪引起焦虑、恐惧，使交感神经兴奋，引起腱反射正常或活跃有关。早受累的肌肉通常先恢复，发作间期正常。本病可完全恢复。患者一般没有感觉障碍的主诉。

（2）有些患者早年有畸形足，中年时发展为慢性进行性近端肌病，某些病例周期性瘫痪发作停止后很久才出现。

（3）发病前有些病人可有过度饥饿或烦渴、心悸、面部潮红、出汗、少尿、腹泻、紧张、疲劳、嗜睡、恐惧、肢体酸胀和麻木感等前驱症状，某些病人此时如活动减少能抑制发作。发作后头痛、虚脱、多汗，偶可腹泻。

（4）Andersen等首先注意到一种特殊类型的周期性瘫痪，特征是钾敏感性周期性无力、心室心律失常和畸形三联症等，畸形表现为身材矮小、舟状头、眼距过宽、宽鼻子、耳垂低，示指短小和短下颌等。瘫痪发作可发生在低钾、正常钾或高钾情况下。QT间期延长是共有的特征。

3.既往病史和家族史

要注意详细询问患者既往的类似发作史。很多低钾性周期性瘫痪患者可合并有内分泌系统疾病，如甲状腺功能亢进，因此询问内科疾病史的相关临床表现有助于诊断。特别注意多汗、怕热、易怒、多食消瘦等甲亢症状，有些醛固酮增多症的病人可出现阵发性高血压，皮肤黝黑等表现。有发作性瘫痪的家族史的病例也是支持诊断之一。

（二）体格检查要点

（1）一般情况基本正常。若患者以呼吸困难为主诉，需注意其呼吸循环等情况。

（2）要注意甲状腺有无肿大，能否听到血管杂音等。

（3）神经系统检查可发现四肢肌张力低下，肌力下降，近端肌较远端肌易受累，两侧对称，发作高峰期腱反射减弱或消失。一般无眼球运动障碍,无吞咽困难等。患者大小便功能一般正常。

(4)注意心脏的情况有房颤,心脏扩大,颈静脉怒张等情况需警惕甲亢心脏病的可能。常见体征有:心动过速,常为窦性,休息和睡眠时心率也快。心尖区第一心音亢进,常有Ⅰ～Ⅱ级收缩期杂音,另外可出现心律失常,尤其以房性期前收缩为主,可出现房颤或房扑。另外,如果血钾过低也会出现心律失常,应引起高度注意。

(5)注意血压的情况:合并醛固酮增多症的患者血压会出现增高,患者合并甲亢还会出现收缩压上升,舒张压下降,脉压增大等体征,有时还会出现周围血管征。严重低钾还会出现因血管扩张致血压下降。

(6)患者一般没有感觉障碍:有一部分患者可主诉麻木、肌肉酸疼等不适,但体格检查不能发现有阳性体征。

(三)门诊资料分析

1.血清钾

发作时常伴血清钾降低,散发性病例发作期血清钾一般降至3.5mmol/L以下,最低可达1～2mmol/L,尿钾减少,血钠可升高。某些发作血钾水平可接近正常,补钾治疗有效,可能与不同个体的敏感性有关。有些患者血钾恢复后肌无力仍可持续。恢复期血钾水平恢复正常。

2.心电图

当血清钾低于正常(3mmol/L)时可出现典型低钾性心电图改变,P-R间期、QRS波和Q-T间期延长,以及T波宽而低,出现U波等。重者T波倒置,S-T段下降,出现多源性期前收缩或房、室性心动过速,心室扑动、颤动,心脏骤停等。

(四)进一步检查项目

1.肌电图

显示瘫痪肌肉伴动作电位降低或消失,严重者超强度刺激周围神经或强烈主观用力均无反应。肌力下降出现于运动单位电位丧失和肌纤维表面动作电位传导阻滞前。发作间期诊断可借助激发试验,1小时内静脉滴注葡萄糖100g及普通胰岛素20U,通常滴注后1小时随血糖降低出现低血钾,发生瘫痪前可见快速感应电刺激引起肌肉动作电位波幅节律性波动,继而出现潜伏期延长、动作电位间期增宽和波幅降低,甚至反应消失。出现瘫痪后将氯化钾6～10g加于盐水1000ml中静脉滴注可中止发作。试验前须取得病人及家属的理解和同意,做好对付可能发生呼吸肌瘫痪、心律不齐等意外的准备。

2.肌酶

有一部分患者在无力发作时可出现肌肉酸痛伴血清肌酶的增高,特别是肌酸激酶,可达正常的20倍以上。血钾越低,肌酶升高越显著,肌酶的恢复较肌力及血钾的恢复慢,低钾性周期性瘫痪患者血清肌酶增高迟于血钾升高后1～2天,在刚出现临床症状且血钾降低时血清肌酶正常或轻度升高,2～3天后肌酶升高达到高峰,肌无力症状消失后2～3天肌酶逐渐恢复到正常水平。即肌无力,血钾降低及血清肌酶改变不同步。低钾后造成肌细胞代谢障碍,导致大量自由脂肪酸在肌细胞内堆积,使细胞膜的通透性增强,细胞内cK等释放入血,而引起血清肌酶升高。另外,低钾型周期性瘫痪主要病理变化为肌浆网的空泡化,肌原纤维被圆形或卵圆形空泡分隔。由此可以推测，骨骼肌细胞会发生继发性损害，导致肌酶的释放；还有研究认为，低钾性周期性瘫痪患者的骨骼肌钙通道有关位点突变后，间接改变了细胞上的其他膜通道功能，导致膜通透性增加，肌细胞内的有关酶大量释放入血。而低钾造成细胞膜通透性改变需要一定时间，只有血清钾低于一定程度，才会出现肌酶的改变。因此血清肌酶升高不应作为排除低钾性周期性瘫痪的一个指标。血清肌酶升高的程度与起病的急缓有关，起病越急，肌酶升高越明显。推测这可能与细胞膜功能和低钾的适应性有关。补钾治疗后肌无力恢复肌酶可降至正常范围。

3.甲状腺功能检查

甲状腺功能检查包括：血清游离甲状腺素（FT_4）与游离甲状腺原氨酸（FT_3）血清总甲状腺素（TT_4）与总甲状腺原氨酸（TT_3）测定，促甲状腺激素（TSH）测定，必要时可做促甲状腺激素（TSH）兴奋试验。患者 FT_4、FT_3（或 TT_4、TT_3）增高及 TSH 降低者符合甲亢，血 TSH 降低，FT_4、FT_3 正常符合亚临床甲亢。

4.其他内科检查

包括查醛固酮、肾素、24 小时尿 17-酮类固醇及 17-羟皮质类固醇等测定，以排除其他内分泌疾病。

5.肌肉活检

光镜下显示：肌纤维均匀增大，最显著的改变是肌浆空泡形成，尤其在疾病进展的晚期阶段。肌原纤维被圆形或卵圆形的空泡分隔，空泡内含透明液体，可能是水及某些 PAS 反应阳性颗粒。肌原纤维与线粒体均有病理改变，肌糖原局部灶性增加，分离的肌纤维可出现节段变性。

电镜研究发现，肌浆网空泡化和横管系统局限性膨大，空泡由肌浆网终末池和横管内膜细胞器增殖、变性和扩张形成，不论低钾性或高钾性，发作间期均可见钠含量增高和钾含量降低，发作期水分进入肌细胞内进一步引起钠和钙增加，这些改变与瘫痪的发生有关。病程较长及发作较多的患者，肌肉可见轻度病变，晚期活检可发现肌纤维空泡变性。

【诊断对策】

（一）诊断要点

诊断根据发作性全身肌肉无力，常出现在后半夜或凌晨，诱因包括饱餐（过量进食碳水化合物）、酗酒、过劳、剧烈运动、受凉、寒冷、感染、创伤等。神经系统检查发现四肢呈下运动神经元瘫痪，腱反射减弱或消失，面部肌肉一般不受累，发作时查血清钾降低，心电图可见低钾的表现。补充钾盐和乙酰唑胺治疗有效，有家族史，有内分泌疾病者更易确诊。

（二）鉴别诊断要点

1.高血钾型周期性瘫痪

发病年龄早，多发生于白天，早餐前后或运动后 20～30 分钟时，多在婴儿期和儿童期（10 岁前）发病，男女比例相等。饥饿、寒冷、感染、情绪低沉、妊娠、剧烈运动和钾的摄入可能诱发。肌无力发作持续时间较低钾型短，通常持续 15～60 分钟，有些患者肌无力出现可同时存在肌强直，患者血钾含量升高，用钾后症状加重。

2.正常血钾型周期性瘫痪

罕见，多于10岁前发病，主要表现为发作性肌无力，发作通常持续10天以上，常极度嗜盐，限制食盐可诱发，进食大量碳水化合物不会诱发，血清钾水平可正常。有些低钾性瘫痪的患者发作时血钾正常，此时可用静脉补充生理盐水来鉴别，正常血钾性瘫痪可恢复，而低钾性肌无力改善不明显。

3.周期性瘫痪伴心律失常(Andersen 综合征)

常染色体显性遗传，发病时血钾可高、低或正常，对钾盐敏感，儿童发病后可因心律失常需安置起搏器。病人表现为周期性瘫痪、室性心律失常和发育畸形(如身材矮小、眼距过宽)，心律失常发作前心电图可有Q-T间期延长。治疗应控制心律失常，发作时静脉滴注大量生理盐水可使瘫痪恢复。

4.Guillain-Barré 综合征

表现为四肢瘫，起病相对较慢，可有感觉异常或感觉障碍、神经根疼痛相当剧烈，有时为首发症状，颅神经受累，病程长，无复发，CsF可见蛋白-细胞分离，患者可有感染或免疫接种等诱因，用丙种球蛋白、激素等治疗有效。

5.重症肌无力

患者表现为四肢无力，眼肌瘫痪很常见，受累肌肉呈无力或病态疲劳，症状常局限于某组肌肉，肌群重复或持续运动后肌力减弱，呈晨轻暮重规律性波动，活动后症状加重，休息后不同程度缓解。肌疲劳试验(Joily 试验)，新斯的明和依酚氯铵试验阳性，血清 AChR-Ab 测定，肌电图等可确诊。

6.线粒体肌病

属于遗传性疾病，患者以轻度活动后的肌肉病态疲劳为主要临床表现，休息可缓解。血清肌酶可增高，血乳酸和丙酮酸值增高。鉴别有困难者可分析运动前后乳酸与丙酮酸的浓度，运动前乳酸、丙酮酸浓度高于正常值，或运动后5分钟以上不能恢复正常水平为异常。肌肉活检可见破碎红纤维为其特征性改变，运用分子生物学方法检测线粒体DNA是确诊本病的金标准。

7.多发性肌炎

患者表现为四肢近端无力，有肌肉压痛，腓肠肌最敏感。血清肌酶升高明显，肌电图提示明显的肌源性损害。

8.周围神经病

患者有运动感觉和自主神经功能损害的临床特点，以四肢远端为重。肌电图提示神经性损害，运动和感觉传导速度均有异常，无反复发作的特点，补钾治疗无效，血清钾无改变。

9.癔症性瘫痪

多在精神因素下诱发，白天发作较多，上下肢、远近端均可发作，腱反射无大改变，症状常因为暗示而加重或减轻，钾治疗无效。

10.须排除其他疾病引起的继发性血钾降低

如原发性醛固酮增多症、失钾性肾炎、肾小管酸中毒、17-α 羟化酶缺乏症，以及应用类固醇皮质激素，噻嗪类利尿剂引起的药物性低钾，胃肠道疾病引起的钾离子大量丧失等。这些疾病都有明显的病史，如腹泻、利尿剂的应用等，有内分泌等方面的异常，一般不难鉴别。

（三）临床类型

1.原发性低血钾型周期性瘫痪

临床表现如前述，有些患者有家族史，也有一部分为散发病例。

2.继发性低血钾型周期性瘫痪

除上述遗传性低血钾性瘫痪，短暂发作性肌无力与许多后天获得性钾代谢紊乱主要与低血钾有关，如甲状腺功能亢进、醛固酮增多症、17-α 羟化酶缺乏，钡中毒、摄食甘草酸（甘草酸中含有一种盐皮质激素活性物质）及滥用甲状腺激素等，慢性肾脏疾病及肾上腺功能不全的病人，大量长期利尿剂、通泻剂导致钾丢失病人，也可出现继发性低钾性无力（实际上是常见的病因），伴高血钾。肾衰竭的病人也可出现瘫痪。

（1）甲状腺功能亢进性周期性瘫痪（thyrotoxicosiswith periodk paralysis）：是继发性低钾型周期性瘫痪的常见类型。多发于青年男性（暴发型多发于女性），中国人和日本人多见。瘫痪发作与甲状腺功能亢进的严重程度无关，临床特点是：

①发作频率较高，每次发作持续时间较短，常于数小时至 1 日内，控制甲亢后发作可停止或明显减少；大部分发作与甲亢同时出现，但也有不一致的，有些患者可无明显的甲亢症状。瘫痪以对称性四肢为主，部分表现为单纯双下肢，也有一过性反射增高的。有些患者血钾正常，但补钾治疗可诱发，可能与血钾的个体差异有关。甲状腺功能亢进的症状、体征，如心慌、出汗、面红、口渴、胸闷、腹胀、烦躁、发热感和紧张等，多发生于甲状腺肿大和突眼病人，心律失常较常见，甲状腺功能检测异常，低血钾及心电图特点。

②肾上腺素试验：肾上腺素 10mg 在 5 分钟内注入肱动脉，同时用表皮电极记录同侧手部小肌肉由电极刺激尺神经诱发的动作电位，注射后 10 分钟内电位下降 30％以上为阳性，提示原发性低钾，甲亢者偶可阳性，仅出现在瘫痪发作时。

（2）原发性醛固酮增多性低钾性无力（hypokalemic weakness in primary aldo-steronism）：是肾上腺盐皮质激素醛固酮分泌过多所致的低钾性无力，由 Conn 等（1955）最先报道。

原发性醛固酮增多症的常见病因是肾上腺皮质腺瘤、肾上腺皮质增生等。本病肌纤维可见坏死和空泡形成，超微结构显示，坏死区伴退变空泡的肌丝溶解，未坏死纤维含有膜结合空泡，肌浆网扩张和横管系统异常，易损性可能与肌纤维坏死有关。

本病的临床特点：①本病不常见，持续醛固酮增多常伴高血钠、多尿和碱中毒，使病人易患强直性发作和低钾性无力。②本病女性多见，男性患病率不高，非选择性高血压患者发病率为 1％，一经确诊可有效治疗。③少见的情况是，继发性醛固酮增多症可由于慢性摄入甘草所引起，因甘草酸含有盐皮质激素。

【治疗对策】

（一）治疗原则

本病的治疗原则为：尽快终止肌无力的发作，补充钾离子，防止呼吸肌瘫痪和严重的心律失常，积极治疗原发病，避免诱因，预防复发。

治疗计划：

（1）急性发作的治疗可顿服 10％氯化钾或 10％枸橼酸钾 20～50ml，隔 2～4 小时再用一次直至好转，24 小时总量为 10～15g，病情好转后逐渐减量。在补钾过程中应定期检测血钾或心电图。静脉补钾较为复杂，用糖水补钾时可因大量糖水静脉滴注使血浆钾大量向细胞内转移，且葡萄糖在细胞内合成糖原需要大量消耗钾，往往使血清钾降低症状加重。用生理盐水补钾时，使血浆钠增高，肾脏近球小管和远曲小管对钠的吸收呈主动转运过程，钠主动重吸收时进行钾的分泌，在肾脏远曲小管和集合管分泌钾增多，经尿排出，使钾上升慢，并且静脉补钾有导致心搏骤停的危险，口服补钾上升快，除不能吞咽或剧烈呕吐的患者外，一般建议口服补钾。若静脉补钾待血钾升高后即予口服。

(2)预防发作可长期每日口服含氯化钾 5～10g 的无糖水溶液，无效时可给低碳水化合物、低钠、高钾饮食和缓释钾制剂，平时少食多餐，避免饱餐、寒冷、酗酒和过劳等。甲亢性周期性瘫痪用抗甲状腺药物治疗原发病可预防发作。预防性治疗首选碳酸酐酶抑制剂乙酰唑胺口服，250mg/次，1～4 次/日；钾潴留剂螺内酯 200mg 口服，2 次/日。

(3)中医中药治疗：周期性瘫痪属于祖国医学的痿症范畴，治疗以治痿独取阳阴之法，用参苓、白术散以健脾益气，温阳助运，使水谷精微得以传输，充养四肢肌肉而已痿症得愈。周期性瘫痪容易反复，因肝脾亏虚，痰瘀阻滞，治以补肝健脾，活血化痰，可用人参、杜仲大补元气，益肝健脾，龙骨敛阴固脱，海藻、昆布、海浮石化痰散结，瞿麦配人参破血通经。现代药理研究证明，方中药物含钾较高，高钾药物摄入可促使体内过多钠的排出，调整细胞钠与钾的比值，参与糖原和蛋白质的代谢，纠正机体因缺钾而引起的内分泌及能量代谢紊乱。中西医结合，氯化钾速补治标，中药缓图治本。

(4)治疗相关的内分泌疾病，如用地巴唑治疗甲状腺功能亢进等。

(二)治疗方案的选择

患者一经确诊都需要口服补钾治疗。24 小时可予钾盐 10～15g，有呕吐和吞咽困难者予静脉滴注。低碳水化合物，低钠饮食可预防发作，发作频繁可选用乙酰唑胺等，上述药物无效时可选用螺内酯。合并甲亢者除补钾治疗尚应用抗甲状腺药物及 β 受体阻滞剂，一般可在甲亢控制后不再发病，选用乙酰唑胺不能减少发作时可改用普萘洛尔。

【病程观察及处理】

(一)病情观察要点

(1)注意生命体征，需注意由于呼吸肌瘫痪所造成的呼吸衰竭，必要时予呼吸机辅助呼吸。

(2)心脏方面的情况，如心电图、心率等，有些病人会因为严重的低钾或高钾而导致心搏骤停，这在临床观察中很重要。

(3)观察患者肌力的改善情况，4～6 小时复查一次血清钾，注意腱反射的改变。

(二)疗效判断与处理

患者一般在补钾后 1～2 天内肌力恢复，但一些病人对缺钾的敏感性不同，血清钾恢复正常后症状还会持续一段时间，此时仍需要继续补钾治疗。

【预后评估】

本病预后良好，若合并其他内分泌疾病者，随着原发病的治愈，发作逐渐减少。原发性周期性瘫痪者，随着年龄的增长发作频率减少，50 岁以后罕有发作。有一些患者多次发作后出现持续的肌弱，甚至肌肉萎缩，预后欠佳。

【出院随访】

患者出院后每月复诊一次，出院以带口服氯化钾为主，注意避免饱餐（过量进食碳水化合物）、酗酒、过劳、剧烈运动、受凉、寒冷、感染、创伤、情绪激动等诱因。

第九章　神经系统变性疾病

神经系统变性性疾病包括一大类病因不明的、以进行性神经细胞变性为特点的神经系统异常疾病，通常起病隐袭、缓慢进展、体征对称、脑脊液检查多无异常，病理表现神经元缺失、无特异性细胞反应。包括脑部变性性疾病，如痴呆等，以及脊髓变性性疾病，如运动神经元疾病等。

第一节　痴呆

【概述】

痴呆是由于脑功能障碍而产生的获得性、持续性智能损害综合征，临床上具有以下精神活动领域中至少3项受损：语言、记忆、视空间技能、情感或人格和认知（概括、计算、判断等），并影响了个人的工作、日常生活和社交活动。老年期痴呆指发生在老年期（≥60岁）的痴呆，最常见的痴呆类型包括老年性痴呆（也称阿尔茨海默病，Alzheimer'Disease，AD）和血管性痴呆（vascular dementia，VaD）。

【诊断步骤】

（一）病史采集要点

1.起病情况

痴呆可隐匿起病，持续进行性加重，见于变性疾病所致痴呆，如老年性痴呆；也可急性或亚急性起病，呈阶梯样病程，见于血管性痴呆。

2.主要临床表现

包括：①记忆力障碍：早期近记忆障碍，晚期远记忆障碍；②认知障碍：思考困难，常识理解和判断能力下降，可有失认、失用；③计算力减退；④定向障碍；⑤人格精神行为改变；⑥语言障碍：失语、失读、失写。

3.既往病史

了解有无高血压、糖尿病、血脂异常，卒中病史；有无脑部外伤、手术史；有无其他内科疾病史，如甲状腺疾病，恶性贫血，重要脏器功能障碍等；有无精神疾病以及药物使用情况。

（二）体格检查要点

1.神经系统检查

注意有无神经系统定位体征。

2.精神状态检查

包括意识、定向、记忆、语言、运用、视空间、计算及概括能力。神经心理学测查是重要的认知功能障碍的诊断方法。量表检查：①认知功能检查：常用简易精神状态检查（MMSE），长谷川痴呆量表(HDS-R),韦氏成人智力量表,韦氏记忆量表;②生活能力检查:日常生活功能水平量表(ADL),成人生活能力问卷;③抑郁量表:Hamilton 抑郁量表、老年抑郁量表;④与血管性痴呆的鉴别量表:Hachinski 缺血量表等。

(三)门诊资料分析

(1)神经系统检查:应注意有无锥体束征和锥体外系体征。

(2)进行血液常规、肝。肾功能检查,甲状腺功能检查,叶酸、维生素 B_{12} 等检查排除其他引起认知功能下降和人格改变的疾病。

(3)神经心理学检查了解哪些领域出现功能障碍。痴呆的诊断必须结合病史和临床表现,不能单用智能筛查量表判断是否痴呆。如果临床上有认知功能障碍,但量表检查正常,应追踪观察、定期复查。

(四)进一步检查项目

1.颅脑 MRI

可了解颅内情况,如有无脑萎缩、脑缺血、脑梗死、脑出血、脑肿瘤、脑积水等。MRI 是检测脑缺血损伤的敏感方法,了解脑萎缩的程度,还可测量大脑内侧颞叶体积,而海马萎缩是预测 MCI 是否转化为 AD 的有效指标。

2.代谢成像技术

PET 技术可提高 AD 的早期诊断的准确度。

3.脑脊液生物标志物检测

可测定 Aβ 和 Aβ42,总 tau 蛋白和磷酸化 tau 蛋白,其中以 Aβ42/Aβ40 的比值和磷酸化 tau 蛋白对鉴别 AD 有意义。

【诊断对策】

(一)痴呆的诊断要点

1.是否存在痴呆

世界卫生组织国际疾病分类(ICD-10)痴呆的诊断要点:诊断痴呆的基本条件是存在上述的足以妨碍个人日常生活的记忆和思维减退。典型的记忆损害影响新信息的识记、贮存和再现,但以前学过的和熟悉的资料也可能会丧失,这种情况尤其见于痴呆晚期。痴呆不仅仅是记忆障碍,还有思维和推理能力的损害,以及观念的减少。信息摄入过程受损,使病人逐渐感到难以同时注意一个以上的话题。如果痴呆是唯一的诊断,则需证明意识清晰。应证明上述症状和功能损害至少存在 6 个月,方可确定痴呆的诊断。

2.痴呆的程度(ICD-10 标准)

轻度:其智能障碍影响到病人的日常生活,但病人仍能独立生活,完成复杂任务有明显障碍;中度:智能障碍影响到病人的独立生活能力,需他人照顾,对任何事物完全缺乏兴趣;重度:完全依赖他人照顾。

(二)痴呆的鉴别诊断要点

1.健忘(正常老化)

正常老人常有健忘的主诉,但与 AD 的记忆障碍显著不同。正常老人的神经心理学测验表明即刻记忆(注意力)正常,记住新知识能力(近记忆)正常或稍减退,但提示可改善。无视空问和人格障碍,自知力和社会活动正常。

2.轻度认知功能障碍(mild cognitive impairmet,MCI)

指有记忆障碍和/或轻度的其他认知功能障碍,但个体的社会职业或日常生活功能未受影响,排除其他病因,是介于正常老化和与轻度痴呆之间的一种临床状态。

3.其他精神综合征

抑郁,谵妄,神经症,人格障碍,遗忘综合征,慢性精神分裂症等常被误诊为痴呆。通过仔细询问病史,包括现病史及既往的精神病史,详细的精神状态检查,大多精神病综合征是可以区别的。

(三)老年期常见痴呆疾病的诊断

1.老年性痴呆(也称阿尔茨海默病 Alzheimer'Disease,AD)

(1)AD的痴呆特点为以认知缺陷为特征,记忆障碍突出,可有失语、失算、失用、失认等,并导致患者社交、生活或职业功能的缺损。隐匿起病,早期出现记忆、语言和结构障碍,可有淡漠和多疑,可出现幻觉;中期出现失语、失算、失用、失认,判断和概括能力下降,不安并频繁走动;人格相对完整,无神经系统定位体征。后期智能全面严重衰退,出现明显运动障碍,强直痉挛、肌阵挛、癫痫,成为屈曲性四肢瘫,大小便失禁。

(2)世界卫生组织国际疾病分类(ICD-10)AD 的诊断标准:①有痴呆;②潜隐性起病和缓慢加重;③无可致痴呆的全身性和脑部疾病的临床和实验室证据,且无提示局灶性脑损害的、局灶性神经系统定位体征突然发生的病史。

2.血管性痴呆(vascular dernentia,VaD)

(1)VaD 的诊断要点:必须有痴呆;符合脑血管病的诊断,临床检查有局灶性神经系统症状和体征,符合 CT 和 MRI 上相应病灶,可有/无卒中史;痴呆发生于卒中后 3 个月内,并持续 6 个月以上。VaD 的认知损害表现多样,多呈斑片状缺损,主要是注意力、信息处理和执行功能的障碍。

(2)ICP-10VaD 的诊断标准:①痴呆;②病情阶梯式恶化,缺陷呈零星分布;③局灶性神经系统症状和体征;④有确切的脑血管病病史、体检和实验室证据,与这些功能障碍有病因学关系。

3.路易体痴呆(Dementia with Lewy Bodies,DLB)

(1)临床特点:累及注意、记忆和较高级皮层功能的波动性认知障碍;波动性意识错乱和谵妄,大多有明显的视幻觉,继而偏执性错觉;常有无故跌倒或短暂的意识模糊或丧失。

(2)ICD-10 路易体痴呆的诊断标准:①波动性认知损害累及记忆和高级皮质功能(如语言、视空间功能、运用技巧);突出的发作性意识错乱(如谵妄)和清醒期呈波动性。②下列至少 1 项.a.视和/或听幻觉,常伴有继发的偏执错觉;b。轻度自发的锥体外系体征或神经安定剂敏感综合征.c.反复意外地跌倒和/或短暂意识障碍。③尽管波动的症状模式可持续较长时间(几周至几个月),谵妄不可能永久持续。病情进行性发展,常迅速地达到严重的晚期痴呆。④排除其他躯体疾病引起的波动性认知改变。⑤既往没有明确的卒中史,脑影像学无缺血性损害的证据。

4.颞叶痴呆及 Pick 病

(1)额颞痴呆及 Pick 病的临床特点:以早期人格改变、自知力差和社会行为衰退、早期语言障碍而遗忘出现较晚为特点,视空间功能和认知功能障碍也出现较晚。SPECT 显示选择性脑前部血流减少。CT 示额和/或颞叶萎缩,不同于 AD 的弥漫性萎缩。

(2)额颞痴呆及 Pick 病的诊断

1)起病较早(50～60 岁),可有家族史;

2)进行性痴呆;

3)有额叶病变的特征,如欣快、情绪反应不明显、社交能力差、失抑制、淡漠或不安;

4)在记忆障碍出现之前先有行为及语言障碍;

5)CT、MRI 显示额叶前颞叶不对称性萎缩;

6)病理检查见额、颞叶萎缩,组织学见.Pick 小体者为 Pick 病;无:Pick 小体者为额颞痴呆。

5.其他变性疾病引起的痴呆

如帕金森病,进行性核上性麻痹,亨廷顿病,肝豆状核变性等也可引起痴呆,但发病形式及临床表现各有其特征,神经系统检查常常能发现相应体征。

6.脑部器质性病因所致痴呆

脑外伤、肿瘤、感染、脑积水、中毒、癫痫等可导致痴呆,通过询问病史、神经系统检查,特别是颅脑 CT 或 MRI 检查可确诊。

7.其他可致痴呆的疾病

维生素 B_{12} 缺乏,叶酸缺乏,甲状腺功能低下可致痴呆,通过询问病史,体格检查及相应血液生化、内分泌、叶酸、维生素 B_{12} 检查等可明确诊断。

【治疗对策】

(一)治疗原则

早期诊断,早期治疗,综合治疗。

(二)治疗目标

痴呆的治疗目标是:①去除病因;②改善症状,表现为认知功能增强,总体功能好转和行为障碍得到改善;③延缓或阻止症状的发展。

(三)治疗

1.病因治疗

正常颅压脑积水、代谢性疾病(维生素 B_{12}、叶酸缺乏)、颅内感染、中毒性脑病、硬膜下血肿和脑肿瘤等,经过去除病因治疗,其痴呆症状可获好转。脑血管病急性期积极治疗原发病,尽量减少神经细胞损伤对防止痴呆的发生有重要意义。

2.对症治疗

可以改善 AD 症状并且延缓疾病的进展,目前主要的对症治疗药物有中枢性胆碱酯酶抑制剂和谷氨酸盐受体拮抗剂等,钙拮抗剂(尼莫地平)、麦角碱类、吡咯烷类、抗氧化剂等,以及改善精神症状和行为障碍的治疗。

临床用药:

(1)中枢性胆碱酯酶抑制剂(如多萘哌齐,加兰他敏,卡巴拉汀,石杉碱甲)(选其中一种)多萘哌齐 5～10mg,qd;或卡巴拉汀 3mg,bid,或石杉碱甲 100mg,bid。

(2)谷氨酸盐受体拮抗剂:如 NMDA 受体拮抗剂,美金刚 10mg,bid。

(3)钙拮抗剂 尼莫地平 30mg,bjd。

(4)改善脑循环和脑代谢药物:双氢麦角碱,吡拉西坦,银杏叶制剂等。

(5)抗精神行为异常:除环境干预和行为治疗外,可用精神药物控制部分症状。应选择锥体外系副作用较少的药物,从较小剂量开始,缓慢加量。常用药物:再普乐,利培酮等,以及抗焦虑抑郁药物。

3.康复治疗

认知治疗,音乐治疗,物理治疗,体育锻炼治疗等。

【病程观察及处理】

观察要点及疗效判断及处理(可通过量表测定及了解日常表现)。

(1)认知功能。

(2)日常生活活动。

(3)总体的临床反应。

如果在治疗中出现新的问题,应查找原因,对因、对症治疗。

【预后评估】

AD 及其他变性疾病引起的痴呆,其智能持续进行性衰退而无缓解,且无特效治疗,病情会越来越严重。VaD 的发病与卒中有关,积极控制血管危险因素,预防卒中,治疗卒中,就能减少 VaD 的发生,控制病情,延缓痴呆发展。

【出院随访】

(一)带药

长期用药。

(二)检查项目与周期

3～6 个月进行神经心理学复查。

(三)门诊随诊

定期门诊随诊。

(四)应注意事项

(1)保持生活环境和生活节律的稳定,避免搬家,陌生环境会加重病情。

(2)防走失,避免单独外出,身上备写有姓名、住址和家人联系电话的卡片。

(3)注意安全,防止摔倒和发生意外;尊重病人人格和自尊,避免激惹,减少精神行为症状。

(4)培养、保持兴趣,训练做力所能及的家务,或做有兴趣的手工活动,保存现有日常生活能力,延缓发展。

(5)注意均衡营养、适当锻炼身体,治疗原有疾病。

第二节　运动神经元疾病

【概述】

运动神经元疾病是一组病因未明的选择性侵犯脊髓前角细胞、脑干运动神经元、皮质锥体细胞以及锥体束的慢性进行性变性疾病，多有上和/或下运动神经元损害的表现，表现为肌无力和萎缩、锥体束征的不同组合，通常可以分为以下4型。

【诊断步骤】

（一）肌萎缩性侧索硬化

为最常见的类型，病变累及脊髓前角细胞、脑干运动神经元和锥体束。

病史采集要点：

（1）起病情况：多于40岁后隐袭发病，缓慢进展，男性较多。

（2）主要临床表现：上、下运动神经元损害同时并存：首发症状常为双上肢远端手指同时或先后出现无力、萎缩，并向肢体近端、躯干和面部发展，少数患者可先从下肢开始起病，后期可发生延髓麻痹。可有主观感觉异常如麻木、疼痛感等，而无客观感觉异常，括约肌功能一般不受累。病情持续进展，平均病程3～5年，最终可因呼吸肌麻痹或肺部感染死亡。

（3）既往病史：病因不明，多无明确的相关疾病史，部分患者呈家族性发病。

多有上肢病理征和肌束颤动，以后出现双下肢对称性痉挛性瘫痪，肌张力增高，腱反射亢进和病理征阳性。

（二）进行性脊肌萎缩症

少见，病变仅累及脊髓前角细胞。

1.病史采集要点

（1）起病情况：多于30岁后隐袭发病，缓慢进展，男性较多。

（2）主要临床表现：下运动神经元损害表现首发症状常为双上肢远端手指同时或先后出现无力、萎缩，并向肢体近端、躯干和面部发展，多伴肌束颤动；少数可从下肢无力、萎缩开始起病，无客观感觉异常，括约肌功能一般不受累。病情进展较慢，平均病程可在10年以上，晚期可因呼吸肌麻痹或肺部感染死亡；延髓麻痹者存活时间较短。

（3）既往病史：病因不明，多无明确的相关疾病史，部分患者呈家族性发病。

2.体格检查要点

肌张力和腱反射均降低，无病理反射。

（三）进行性延髓麻痹

少见，病变累及脑桥和延髓运动神经核。

1.病史采集要点

（1）起病情况：中年以后隐袭起病，缓慢进展，男性较多。

（2）主要临床表现进行性构音不清、吞咽困难、饮水呛咳和咀嚼无力；咽喉部肌肉和舌肌萎缩，伴肌束颤动，咽反射消失。无客观感觉异常，括约肌功能一般不受累，病情进展较快，多在

1～3 年内死于呼吸肌麻痹或肺部感染。

(3)既往病史:病因不明,多无明确的相关疾病史,部分患者呈家族性发病。

2.体格检查要点

呈延髓性麻痹表现,早期为真性延髓性麻痹,后期可因皮质延髓束损害而出现真性和假性延髓性麻痹并存。

(四)原发性侧索硬化

罕见,病变仅累及锥体束。

1.病史采集要点

(1)起病情况:中年或更晚隐袭起病,缓慢进展,男性较多。

(2)主要临床表现:首发症状为双下肢对称性痉挛性瘫痪,而后可延及双上肢,后期可出现假性延髓性麻痹症状,一般无肌萎缩和肌束颤动。无客观感觉异常,括约肌功能一般不受累,病情进展较慢,存活时间较长。

(3)既往病史:病因不明,多无明确的相关疾病史,部分患者呈家族性发病。

2.体格检查要点

呈上运动神经元损害表现,四肢肌张力增高,腱反射亢进和病理征阳性。

3.门诊资料分析

血常规和血生化多无异常,血肌酸磷酸肌酶可轻度增高。

4.进一步检查项目

(1)影像学检查。

(2)脑脊液检查多正常。

(3)脑电图检查多正常。

(4)神经电生理肌电图检查呈典型神经元性改变,有时可见束颤或纤颤电位,神经传导速度正常。

(5)肌肉活检可见神经元性肌萎缩的病理改变,但无特异性。

【诊断对策】

(一)诊断要点

世界神经病学联盟 1994 年提出的肌萎缩性侧索硬化的诊断标准如下:①确诊:延髓与 2 个脊髓部位(颈、胸或腰骶),或 3 个脊髓部位上、下运动神经元体征;②拟诊:2 个或更多部位上、下运动神经元体征,部位可以不同,但某些上运动神经元体征必须在下运动神经元缺损的上部;③可能:仅 1 个部位上与下运动神经元体征,或在 2 个或更多部位仅有上运动神经元体征,或下运动神经元体征在上运动神经元体征的上部;④疑诊:至少 2 个部位下运动神经元体征。

(二)鉴别诊断要点

1.脊髓型颈椎病

可有手肌萎缩、四肢腱反射亢进、病理征阳性等表现而需鉴别,本病常有上肢、肩颈痛和感觉障碍,颈椎照片可发现骨质增生、变性、椎间孔变窄、脊髓受压等,上肢体感诱发电位异常,胸锁乳突肌肌电图一般正常。

2.延髓和脊髓空洞症

可有双手肌萎缩、肌束颤动、四肢腱反射亢进、延髓肌损害等，但多为不对称性节段型分离性痛温觉障碍，常合并 Arnold-Chiari 畸形，MRI 可发现延髓或脊髓空洞。

3.颈髓和脑干肿瘤

可有上肢肌肉萎缩、腱反射亢进和病理征阳性、根痛和脊髓传导束型感觉障碍，以及椎管梗阻、脑脊液蛋白增高等。椎管造影、CT 或.MRI 可予以鉴别。

4.颈段脊髓蛛网膜炎

为反复发作的不对称性的感觉障碍、可有脊髓受压表现，椎管造影可显示梗阻或粘连。

5.多灶性运动神经病

为对称性下运动神经元损害，肌无力以上肢为主，一般无锥体束损害和感觉障碍。肌电图有 3 个以上部位的传导阻滞和纤颤波，血清神经节苷脂抗体滴度增高，免疫抑制剂和免疫球蛋白治疗有效。

（三）临床类型

可参见“诊断步骤”相关内容。

【治疗对策】

（一）治疗原则

无特效治疗，主要为对症支持治疗。

（二）治疗计划

保证足够营养，必要时胃管鼻饲；预防肺部感染，呼吸困难时可气管切开；积极功能锻炼等。胞磷胆碱，三磷酸腺苷，辅酶 A、B 族维生素和维生素 E 等神经营养药物可试用。力如唑可能通过降低中枢谷氨酸兴奋性毒性作用而延缓病情发展，成人 50mg 口服，每日 2 次，可能延长患者存活期。

（三）治疗方案的选择

目前各种药物治疗和康复训练均不能逆转病程，以对症支持治疗为主。

【病程观察及处理】

鼓励尽量参与社会活动，维持生活自理能力，提高生活质量，进行康复训练。

【预后评估】

病程通常 4 年，常因呼吸肌麻痹、肺部感染而死亡，良好护理和医疗可延缓病程，延长患者存活期。

【出院随访】

(1)出院带药。

(2)定期门诊复查和取药。

第三节　多系统萎缩

【概述】

多系统萎缩是一组原因不明的神经系统多个部位进行性萎缩的变性疾病或综合征，病变主要累及小脑、脑桥、下橄榄核、纹状体、黑质、交感和副交感神经核等部位。这些部位损害的不同组合，可构成多种病理过程和临床表现相似的疾病。其基本病理特征为中枢神经系统广泛的神经元萎缩、变性、缺失和反应性胶质增生。

【诊断步骤】

(一)特发性直立性低血压

又称神经源性直立性低血压、Shy-Drager 综合征，病变部位位于胸腰髓侧角的交感神经细胞、脑干和骶髓的副交感神经细胞，以及其神经节和神经纤维，基底节和小脑也可受累。主要病理改变为变性和萎缩。

1.病史采集要点

(1)起病情况：多在中年隐袭起病，缓慢进展，男性较多。

(2)主要临床表现：直立性低血压：卧位时血压正常，站立时血压降低 20～40mmHg 以上，出现头晕、眼花、全身乏力、共济失调等，甚至晕厥。多伴有其他自主神经功能症状，如性功能减退、括约肌功能障碍、皮肤温度和出汗异常等。部分患者可出现进行性神经系统损害，如锥体外系、小脑、锥体束等损害而产生相应症状。

(3)既往病史：病因不明，多无明确的相关疾病史，可有家族史。

2.体格检查要点

自主神经功能检查异常：皮肤划痕试验减弱或消失、Valsalva 试验无反应、皮肤发汗试验减弱或消失等。

3.门诊资料分析

血常规和血生化多无异常。24 小时尿儿茶酚胺排泄量降低，直立时肾素释放减少。

4.进一步检查项目

CT、MRI 检查：部分患者可发现脑干、小脑萎缩。

(二)橄榄桥脑小脑萎缩

可分为遗传型和非遗传型，前者也称 Menzel 型，多为常染色体显性遗传。主要病理改变为小脑、桥脑、下橄榄核萎缩、细胞消失和胶质增生，基底节和大脑皮质也可受累。

1.病史采集要点

(1)起病情况：多在中年后隐袭起病，缓慢进展，男性略多。

(2)主要临床表现：肢体共济失调，言语不清，眼球活动障碍，呈“慢性眼活动”，后期眼球固定。

(3)既往病史：病因不明，多无明确的相关疾病史，部分患者呈家族性发病。

2.体格检查要点

可伴有锥体束征、锥体外系征、视网膜色素变性、颚痉挛或痴呆等。

3.门诊资料分析

血常规和血生化多无异常。

4.进一步检查项目

CT、MRI检查:可见脑干、小脑萎缩。

(三)纹状体黑质变性

少见,主要病理改变为壳核、苍白球和中脑黑质等处神经元缺失和胶质增生。

1.病史采集要点

(1)起病情况:中年或更晚隐袭起病,缓慢进展,男性较多。

(2)主要临床表现:进行性肌强直、运动迟缓和步态异常,表现类似帕金森病,但左旋多巴治疗无效;后期可出现自主神经损害和小脑损害表现,如排尿异常、少汗或多汗、晕厥、性功能不全、步态不稳、共济失调等。

(3)既往病史:病因不明,多无明确的相关疾病史,部分有家族史。

2.体格检查要点

可见上述锥体外系和小脑体征,少数可有锥体束征。

3.门诊资料分析

血常规和血生化多无异常。

4.进一步检查项目

CT、MRI检查可发现壳核、苍白球等处萎缩。

【诊断对策】

1.诊断要点

诊断主要依靠病史和临床表现,并结合CT、MRI等影像学检查。

2.鉴别诊断要点

应与其他可引起脑干、小脑、基底节等处病变的疾病相鉴别,如多发性硬化、脑积水、慢性酒精或药物中毒等,这些疾病有各自相应的临床特点,肌电图、诱发电位、CT或MRI等检查有助于鉴别。

3.临床类型

按病变累及部位不同,可分为纹状体黑质变性、橄榄桥脑小脑萎缩、特发性直立性低血压等多种类型。

【治疗对策】

(一)治疗原则

无特效治疗,主要为对症支持治疗和功能锻炼。

(二)治疗计划

特发性直立性低血压

1.一般处理

体姿调整如平卧时适当抬高头部,穿弹力衣裤或长袜,改变体位时应缓慢等措施,可减轻发作;食盐疗法可提高直立血压。

2.药物治疗

(1)选择性外周交感神经系统 α_1 受体拮抗剂:盐酸米多君可增加外周血管阻力,提高直立血压。常用2.5mg口服,每日2次,可酌情调整。

(2)非甾体类消炎止痛药物:如吲哚美辛25～50mg,每日3次,可减少血液在外周血管内的积聚。

(3)激素类药物:如9α氟氢可的松可增加水钠潴留,改善直立血压,常从0.1mg口服,每日1次开始,逐渐增量,直至症状缓解,卧位型高血压慎用。

(4)拟交感药物:如麻黄素、间羟胺、苯丙胺等,疗效多不理想。

纹状体黑质变性和橄榄桥脑小脑萎缩

可试用胞磷胆碱,毒扁豆碱及三磷酸腺苷,辅酶A、B族维生素等神经营养药物。

(三)治疗方案的选择

目前各种药物治疗和康复训练均不能逆转病程,以对症支持治疗为主。

【病程观察及处理】

鼓励尽量参与社会活动,维持生活自理能力,提高生活质量,进行康复训练。

【预后评估】

病程数年至数十年,后期可因呼吸肌麻痹、肺部感染而死亡,良好护理和医疗可延缓病程,延长患者存活期。

【出院随访】

(1)出院带药。

(2)定期门诊复查和取药。

参考文献

[1]吴江.神经病学(八年制).北京:人民卫生出版社,2010.
[2]刘鸣,谢鹏.神经内科学.北京:人民卫生出版社,2008.
[3]刘晓加,吕田明.临床神经内科急诊学.北京:科学技术文献出版社,2009.
[4]刘学伍,迟兆富,焉传祝等.神经病学新理论新技术.北京:人民军医出版社,2009.
[5]刘运林,王凤霞,张庆春等,神经内科诊疗技术及典型病例分析,天津:天津科学技术出版社,2010.
[6]韩济生,神经科学,北京:北京大学医学出版社,2010.
[7]黄如训.神经病学,北京:高等教育出版社,2010.
[8]贾建平.神经内科疾病临床诊疗规范教程.北京:北京大学医学出版社,2010.
[9]曾进胜.神经内科疾病临床诊断与治疗方案.北京:科学技术文献出版社,2010.
[10]张淑琴.神经疾病症状鉴别诊断学.北京:科学出版社,2009.
[11]蒋国卿,麻继红,景利娟等.神经内科疾病诊疗手册.上海:第二军医大学出版社,2009.
[12]李云庆.神经科学基础.北京:高等教育出版社,2010.
[13]李正仪.神经内科手册.北京:科学出版社,2008.
[14]梁庆成,易芳,李进.神经内科速查.北京:人民军医出版社,2009.
[15]高维滨,高金立,吕芳等,神经疾病现代中西医治疗.北京:人民军医出版社,2011.
[16]郭玉璞,王维治.神经病学.北京:人民卫生出版社,2006.
[17]王维治,罗祖明.神经病学.第5版.北京:人民卫生出版社,2009.
[18]吴江,贾建平,崔丽英.神经病学.第1版,北京:人民卫生出版社,2005.
[19]张文武.急诊内科学.北京:人民卫生出版社,2004.
[20]史玉泉.实用神经病学,第2版.上海:上海科学技术出版社,1994.
[21]毛俊雄,李春岩,张祥建.石家庄:河北科学技术出版社,2000.